全国高等学校改革试验创新教材

供基础医学、临床医学、麻醉学、医学影像学、口腔医学、法医学、药学、护理学等专业用

医学细胞生物学

主 编 李铁臣

副主编 宫 磊 杨建课

编 者（以姓氏笔画为序）

朱晓蕾 李铁臣 杨建课 何 静

汪 萍 张志坚 宫 磊 高继光

人民卫生出版社

·北 京·

图书在版编目（CIP）数据

医学细胞生物学/李铁臣主编. —北京：人民卫生出版社，2021.7（2024.8重印）

ISBN 978-7-117-31772-6

Ⅰ.①医… Ⅱ.①李… Ⅲ.①医学-细胞生物学-医学院校-教材 Ⅳ.①R329.2

中国版本图书馆 CIP 数据核字(2021)第 120736 号

人卫智网	www.ipmph.com	医学教育、学术、考试、健康，购书智慧智能综合服务平台
人卫官网	www.pmph.com	人卫官方资讯发布平台

医学细胞生物学

Yixue Xibao Shengwuxue

主　　编：李铁臣
出版发行：人民卫生出版社（中继线 010-59780011）
地　　址：北京市朝阳区潘家园南里 19 号
邮　　编：100021
E - mail：pmph @ pmph.com
购书热线：010-59787592　010-59787584　010-65264830
印　　刷：廊坊十环印刷有限公司
经　　销：新华书店
开　　本：787×1092　1/16　　印张：16
字　　数：399 千字
版　　次：2021 年 7 月第 1 版
印　　次：2024 年 8 月第 4 次印刷
标准书号：ISBN 978-7-117-31772-6
定　　价：59.00元

前　言

医学细胞生物学是医学与细胞生物学交叉而形成的学科。细胞生物学是当今生命科学领域最活跃、发展最快的领域之一，新技术、新理论、新成果不断涌现，细胞生物学向医学领域渗透所形成的医学细胞生物学也成为医学领域最具发展潜力的学科之一。结合本校及兄弟院校的办学特点、办学情况、学科发展及社会对医学人才培养的新要求，我们组织了教学一线的教师编写了本教材。

本教材以实用性为主，旨在激发学生的学习兴趣、培养学生的自主学习能力，突出学科的医学特色，兼顾学生的创新性培养。教材在编写过程中，先后经历了 4 个学年的教学实践、反复修改，最终确定了本教材包括三篇（十四章）：细胞生物学概论篇、细胞的基本结构与功能篇和细胞的基本生命活动篇。本教材的特色在于：①全面、简洁、生动、有一定的知识延展性和启发性。在不影响反映学科全貌的前提下，尽量避免与其他医学基础学科知识的重复，力求内容简洁、严谨、生动。适度介绍前沿进展，启发引导学生深入学习、关注学科发展。②医学特色突出。各章在阐述细胞生物学基础知识的基础上，进一步介绍了相应知识与医学的关联或在医学中的应用，突出了学科的医学特色，提高了学生的学习兴趣及对本门课程重要性的认识。③创新性强。教材每章正文前设有导读，引导学生进入学习意境；章节末设有知识点关联图和习题，旨在帮助学生建构完整的知识结构体系、提升学生的思辨和自主学习能力。在图片选择上，编者们在参考原有一些经典图片后，结合自身多年的教学经验和体会，进行了优化和再创作，有助于学生掌握相关知识点。④编者均为奋战在教学一线的教师，具有认真的教学态度、丰富的教学经验和严谨的科研精神，为本教材的成功编写提供了根本保障。

在本教材即将与读者见面之时，我的内心充满了感激。感谢所有编者的辛勤付出和无私奉献，在繁忙的教学、科研之余数易其稿，精益求精；感谢安徽省教学研究重大项目（2016jyxm1074）的支持；感谢皖南医学院已毕业和在读的医学本科生，是你们给了我们编写本教材的勇气和动力。

由于我们的专业水平和写作能力有限，本教材难免存在不足甚至错误之处。希望使用本教材的老师和同学们提出宝贵意见，以便再版时修正。

李铁臣
2021 年 6 月

目　录

第一篇　细胞生物学概论

第二篇　细胞的基本结构与功能

第三篇 细胞的基本生命活动

第一篇　细胞生物学概论

第一章　绪　　论

“一切生命的关键问题都要到细胞中去寻求答案”。

——细胞生物学家 E. B. Wilson

生物界中绚丽多彩，纷繁复杂，一堆霉菌、一只蝴蝶、一朵野菊、一只大熊猫，它们形态各异、大小相差数十倍，但神奇的是这些生物的基本结构相同，均由细胞(cell)构成。细胞是生物有机体的基本结构和功能单位。生命从细胞开始，而细胞生物学就是一门带着我们走进细胞世界来探索生命奥秘的学科。

第一节　细胞生物学的概念与研究内容

一、细胞生物学的概念

细胞是组成人类和所有生物体的基本单位(病毒、类病毒除外)。恩格斯说：“在整个有机界里，所看到的最简单的类型是细胞；它确实是高级有机体的基础”。无论是单细胞的细菌还是多细胞的动物、植物和人类，它们的新陈代谢、生殖发育、分化、遗传、变异、衰老及死亡等重大生命活动都是以细胞为基础。

细胞生物学(cell biology)以细胞为研究对象，是研究和揭示细胞的基本生命活动规律的科学，它以动态的、系统的观点从显微、亚显微和分子水平上研究细胞的结构、功能和一系列的生命活动过程。

细胞生物学的特点是将细胞的细微结构与分子组装和变化结合起来研究细胞的生命活动规律及其与整体的关系。对细胞某些结构和功能的深入研究，逐渐发展出一些分支学科，如膜生物学、细胞生理学、细胞遗传学、干细胞生物学等。

二、细胞生物学的研究内容

细胞生物学的研究内容主要分为细胞的结构与功能、细胞重要的生命活动两大基本部分，它们紧密相连、不可分割，大体归纳为以下几个方面：

(一) 生物膜

生物膜是细胞重要的结构基础，由细胞质膜和细胞内膜构成。细胞质膜的出现是一次飞跃，它使细胞既独立于环境存在，又能通过生物膜与周围环境进行有选择的物质交换而维持生命活动，这才有了真正意义上的生命体。细胞核及绝大部分细胞器是以生物膜为基础构建而成的。近年来，人们发现哺乳动物细胞基因组中约三分之一基因是用来编码膜蛋白的，其种类极其丰富。探索膜蛋白在物质运送、信息传递、能量转换和细胞识别等过程中的作用以及解析膜蛋白的结构，尤其是三维结构等成为细胞分子生物学研究的热点，并发展成为膜生物学。此外，磷脂双分子层与膜蛋白的相互关系仍然是生物膜结构与功能研究的重要方面。

（二）细胞器

细胞器作为细胞的基本结构组分，是细胞功能的主要承担者。真核细胞中的细胞器主要有线粒体、核糖体、内质网、溶酶体、高尔基体、中心体等。其中，线粒体参与许多细胞重要的生命活动，如能量代谢、细胞凋亡、细胞信号转导及脂质、氨基酸和铁的代谢等。对于线粒体结构与能量转换机制的研究日益深入，使我们对这种细胞器有了新的认识。而由高尔基体、溶酶体与内质网等细胞器构成的内膜系统在物质运输、加工、分选方面的研究也取得了新的进展。

（三）细胞核与染色体

细胞核是细胞遗传与代谢的调控中心，是遗传物质 DNA 储存、复制、转录与加工的场所。DNA 与蛋白质结合，以染色质的结构形式存在于细胞核中。分裂期，染色质凝集形成染色体。染色质动态变化与基因表达调控关系的研究成为细胞核研究最活跃的领域，也是后基因组时代生命科学重要的研究内容。核仁是转录 rRNA 与装配核糖体亚基的部位，核孔复合体沟通着核质之间物质与信息的交换，对核仁及核孔复合体内更多成分的鉴定，将有助于进一步阐明二者的功能。

（四）细胞骨架体系

细胞骨架体系是一类特殊的连续相的细胞器，在细胞生物学研究中占有重要地位。广义的细胞骨架概念包含细胞质骨架、核骨架。细胞骨架不仅在维持细胞形态、承受外力、保持细胞内部结构的有序性方面起重要作用，还参与一系列重要的生命活动。细胞骨架纤维的成分、结构、发挥不同作用时的动态变化以及细胞骨架结合蛋白与调控蛋白的功能是科学家们重点关注的内容。核骨架参与染色质、染色体的构建，且与基因表达密切相关。

（五）细胞增殖与分化

成人由约 2×10^{14} 个细胞构成，细胞类型多达 200 多种，这些细胞的结构和功能各不相同，是细胞增殖和分化的结果。细胞增殖和分化是细胞重要的生命活动，也是个体生长和发育的基础。

细胞（增殖）周期［cell（proliferation）cycle］是指一个细胞经过一系列生化事件而复制它的组分，然后一分为二，这种周期性的复制和分裂过程，称为细胞周期。细胞正常的分裂、增殖、分化与衰老维持着机体自身的稳定，细胞周期异常会导致这一系列过程的紊乱，而易引发肿瘤等疾病。对细胞增殖基本规律及细胞周期调控机制的研究有助于揭示细胞癌变的机制和更好地开展肿瘤防治工作。

细胞分化（cell differentiation）是指在个体发育中，由单个受精卵增殖而来的细胞在形态结构、生化组成及功能等方面形成明显的稳定性差异的过程。一个受精卵是如何通过分裂与分化而发育为复杂的有机生命体？其中的奥秘至今未完全揭示。目前，人们发现细胞分化的实质是基因的选择性表达，是胚胎细胞逐渐从“全能”到“多能”“单能”，最后演变为“终末细胞”的过程。细胞分化的分子基础是细胞固有基因在时间与空间上的精确、严格而有序的表达。在基因选择性表达过程的任一环节出现错误，都有可能造成细胞异常分化或癌变。在对细胞分化与癌变关系的研究中，许多研究表明癌细胞的诱导分化是可能的，但对于癌细胞的逆转，还需要对细胞分化及调控机制做更深入的研究。

干细胞（stem cell）是指一类具有自我更新和分化潜能的未分化（或低分化细胞）的原始细胞，根据其不同发育阶段可分为胚胎干细胞和成体干细胞。近些年，通过细胞重编程（cellular reprogramming）已经可以将已分化的细胞去分化变成具有多种分化潜能的干细胞。如将 *Otc3/4*、*Sox2*、*Klf4* 和 *c-Myc* 基因导入人纤维芽细胞可使其变成具有多种分化潜能的诱导多能干细胞（induced pluripotent stem cell，iPSC）。iPSC 技术的建立是细胞生物学在干细胞研究领域的重大突破，打破了多能干细胞临床应用中细胞来源和伦理问题的局限，可以有效实现患者特异性 iPSC 的建立及个性治疗，开辟了细胞重编程和再生医学的全新领域，成为生命医学的研究热点。

（六）细胞衰老与死亡

细胞衰老与死亡是生物界的普遍现象。细胞衰老（cell aging，cell senescence）是指细胞的形态结构与生理功能逐渐衰退与丧失的现象。细胞总体的衰老导致个体的老化。细胞衰老的调控多集中于分子水平上的研究，如探索衰老相关基因、癌基因或抑癌基因等肿瘤相关基因与细胞衰老的关系、染色体端粒与衰老的关系等。

细胞死亡（cell death）是细胞生命现象的结束。目前发现细胞死亡的方式主要有细胞凋亡、细胞坏死和细胞焦亡。细胞凋亡（cell apoptosis）是指细胞在特定条件下，遵循遗传机制调控的“死亡程序”来主动结束自己生命的过程，也称为程序性细胞死亡。细胞凋亡与生物体生长、发育以及很多疾病的发生都有着密切的关系。找出细胞凋亡的关键调控基因、阐明其作用机制将是研究细胞死亡的重点工作。细胞焦亡是最近发现的一种新的细胞死亡形式，其与炎性疾病、自身免疫性疾病及肿瘤均有关系，是细胞死亡机制研究的另一重要命题。

（七）细胞信号转导

多细胞的生物个体，通过细胞间信息传递保持细胞群体和机体整体活动的协调一致。细胞间信息传递主要由细胞外信号分子（如神经递质、激素和旁分泌因子等）介导，这些信号分子与细胞表面（或内部）受体相结合，引起细胞内级联反应，从而实现对细胞的调节，这一过程称为信号转导（signal transduction）。细胞信号转导一直是细胞生物学研究中最受关注的领域之一，其研究主要围绕信号转导通路中各种信号分子之间的相互关系而展开。近几十年来的研究表明细胞内存在着多种信号转导方式和途径，各种方式和途径之间又有不同层次的交叉调控，形成一个复杂的调控网络。

（八）细胞工程

细胞工程（cell engineering）是细胞生物学与发育生物学、遗传学的交叉领域，主要是应用一系列细胞生物学和分子生物学方法，对细胞进行改造，或产生新的细胞，使其具有新的遗传特性或生物学特性。细胞工程在细胞培养技术的基础上，发展了细胞融合、染色体工程、胚胎移植和细胞核移植等技术。通过动物体细胞杂交而获得单克隆抗体技术的创立，是细胞工程的重大成就。此外，核移植技术也取得突破性进展，如 2017 年我国科学家孙强、刘真等人首次实现非人灵长类动物的体细胞克隆，研究人员选取胎猴成纤维细胞进行原代培养，取其细胞核注入到已去核的卵母细胞内，使发展为胚胎，然后植入代孕猕猴体内孕育，最终克隆猴“中中”和“华华”诞生。这一突破为利用体细胞克隆技术制作脑疾病模型猴，以进行重大脑疾病的机制和诊治研究带来了光明的前景（图 1-1）。

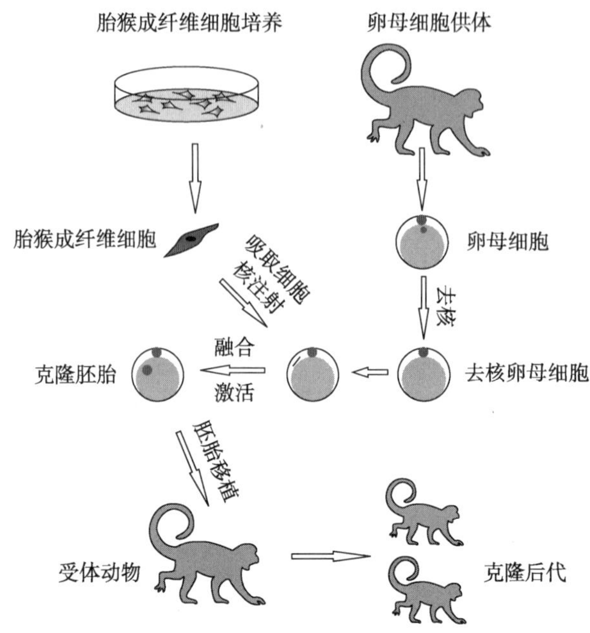

图 1-1　克隆猴的体细胞核移植技术流程图

第二节　细胞生物学的发展简史

随着显微镜技术的不断发展及各种实验技术手段的进步，细胞生物学经历了细胞的发现及细胞学说的创立、经典细胞学、实验细胞学以及亚显微与分子水平的细胞生物学四个发展阶段。

一、细胞的发现和细胞学说的创立

1665 年，英国科学家 R. Hooke 用自制的放大倍数不太高（放大 40～140 倍）的显微镜观察软木（栎树皮）组织时，发现了许多类似蜂窝状排列的小室，他称为"细胞"，但当时他所观察到的细胞其实是植物细胞的细胞壁。之后，荷兰科学家 A. V. Leeuwenhoek 用自制能放大 300 倍的显微镜观察到了大量动植物的活细胞与原生动物，1683 年又在牙垢中观察到细菌。德国植物学家 M. J. Schleiden（1838）和动物学家 T. Schwann（1839）在自己的研究和前人工作的基础上提出：一切动植物都是由细胞组合而成，细胞是一切动植物的基本单位，这就是著名的"细胞学说"（cell theory）。1855 年，德国科学家 R. Virchow 明确提出"一切细胞只能来自原来的细胞"的论点，并指出机体的一切病理现象都是基于细胞的损伤。这些观点进一步完善了细胞学说。细胞学说的建立对生物学的发展具有重要的意义，也是细胞生物学发展的起点。

二、经典细胞学阶段

细胞学说建立后，对细胞的观察和研究引起人们的广泛关注，各种细胞器和细胞分裂活动相继被发现，从而进入了经典细胞学阶段。

（一）原生质理论的提出

1835 年，E. Dujardin 把根足虫和多孔虫细胞内的黏稠物质称为肉样质（sarcode）；1839

年，著名的显微解剖学家 J. E. Purkinje 把填满动物神经细胞的胶状液体物质描述为原生质（protoplasm）。1861 年，德国解剖学家 M. Schltze 提出原生质理论，指出原生质是“生命的物质基础”，并证明在所有的细胞里，不论是动物细胞或植物细胞，也不论它们的结构是复杂还是简单，它们的原生质基本上都是相似的。1880 年，Hanstein 提出“原生质体”（protoplast）概念，细胞的概念也进一步演绎为具有生命活性的小团原生质。原生质理论建立后，学者们把细胞核周围的原生质称作细胞质（cytoplasm），把细胞核中的原生质称为核质（karyoplasm）。

（二）细胞分裂的研究

1841 年 R. Remak 观察到鸡胚血细胞的直接分裂（direct division）。1879 年，W. Flemming 在动物细胞观察到细胞的间接分裂过程，并将其命名为有丝分裂（mitosis）。到了 19 世纪 80 年代末，T. Boveri 和 E. Strasburger 分别在动物和植物中证实配子发生过程中，染色体数目减少一半。1905 年，J. B. Farmer 和 J. E. Moore 把有性生殖的生物配子发生过程中这种染色体数目减半的分裂方式命名为减数分裂（meiosis）。

（三）细胞器的发现

随着显微镜技术的进步、石蜡切片方法及各种染色方法的发明，一些细胞器相继被发现。1890 年 V. Beneden 和 T. Boveri 在观察细胞分裂时发现了中心体；1894 年 R. Altmann 发现了线粒体；1898 年 C. Golgi 发现了高尔基体。

三、实验细胞学阶段

从 20 世纪初到 20 世纪中叶，随着新技术、新方法在细胞研究领域的应用及相邻学科的渗透，细胞生物学研究从形态结构的观察深入到对细胞生理功能、生物化学、遗传发育机制的研究，逐渐形成细胞生理学、细胞化学、细胞遗传学等分支学科，这一阶段称为实验细胞学阶段。

实验细胞学的创立源自 Hertwig 对海胆和蛔虫卵发育中核质关系的实验研究。此后，人们广泛应用多种实验手段和方法来研究细胞的各种生化代谢和生理功能。1902 年，T. Boveri、W. Sutton 和 W. Cannon 把染色体的行为与 G. Mendel 的遗传因子联系起来，提出遗传的染色体学说。1909 年 W. J ohannsen 把遗传因子命名为“gene”（基因）。1910 年，T. H. Morgan 通过大量的遗传学实验明确提出遗传因子（基因）定位排列在染色体上。这样，细胞学与遗传学相结合形成了细胞遗传学。

1909 年组织培养技术建立，使人们可以在体外直接观察细胞形态和活动，极大地推动了实验细胞学的发展。1943 年，A. Claude 使用高速离心机从活细胞中分离出细胞核及各种细胞器，再进一步研究这些细胞器的生理功能、化学组成等，从而使细胞学与生理学相融合，形成细胞生理学。

1924 年，R. Feulgen 发明了对细胞内 DNA 特异性检测的方法。1940 年 J. Brachet 创立了甲基绿-派洛宁染色法来测定细胞中的 DNA 与 RNA 的方法；同年，T. Casperson 采用紫外光显微分光光度法检测 DNA 在细胞中的含量，这些研究汇聚在一起逐渐形成了细胞化学学科。

四、亚显微与分子水平的细胞生物学

1933 年，德国科学家 E. Ruska 等人设计制造出第一台电子显微镜（electron microscope，EM），其分辨率及放大倍数远远超过了光学显微镜。电子显微镜的应用和 20 世纪中叶分子生物学的发展，标志着细胞生物学开始步入亚显微与分子水平的研究。

（一）电子显微镜技术使细胞的形态学研究深入到亚显微水平

自20世纪40年代起，电子显微镜技术不断发展，放大倍数从最初的一万倍提升到几十万倍，分辨率也由50nm提高到零点几个纳米。应用电子显微镜人们发现了光镜下看不到的细胞器，如内质网、溶酶体、核糖体等；观察到光镜下已发现的细胞器（如高尔基体、线粒体等）内部更细微的结构。20世纪80年代扫描隧道显微镜和原子力显微镜的发明，使人们对细胞的研究从亚显微结构水平深入到大分子结构水平。

（二）分子生物学的兴起和发展促进了细胞生物学发展

1953年J. Waston和F. Crick发现了DNA分子的双螺旋结构；1958年，Crick提出了"中心法则"，指出遗传信息的流向是DNA→RNA→蛋白质；1961年遗传密码被揭示，之后DNA重组技术、PCR技术、测序技术相继问世，一系列对细胞内大分子的研究成果标志着分子生物学的诞生。20世纪80年代以后，细胞生物学和分子生物学相互渗透，获得了快速发展。细胞膜结构模型日益完善；细胞内物质的加工、分选、运输和定位机制被进一步揭示；线粒体内ATP的生成机制以及各种细胞器的功能被进一步阐明；细胞连接、细胞信号转导、细胞周期调控、细胞衰老与死亡、细胞分化方面的研究日新月异。

第三节 细胞生物学与医学

医学是以人体为对象，探究疾病的发生、发展机制，并对疾病进行诊断、治疗和预防的一门综合性学科。在医学发展的历史长河里，尤其是生命科学出现之前，医学主要是一门经验科学，其发展很大程度上依赖于经验的积累，发展缓慢。直到细胞生物学的兴起及向医学领域的渗透，使得医学研究深入到细胞水平，人们对很多疾病的发生、发展有了新的认识。而医学与细胞生物学相结合的学科——医学细胞生物学（medical cell biology）也成为基础医学范畴内的一门重要学科，其从细胞和分子水平探讨人体各种生命活动的规律以及疾病发生、发展的机制，为疾病诊断、治疗和预防提供策略和依据。

一、细胞生物学研究对阐明疾病发病机制具有重要的意义

细胞是人体结构和功能的基本单位。疾病是细胞在内、外因素的作用下发生病理改变的结果。对疾病发病本质的揭示和根本治疗离不开细胞、亚细胞和细胞内分子水平的探究。如通过对家族性高胆固醇血症（一种遗传性高脂蛋白血症）患者皮肤成纤维细胞的体外培养和实验研究，M. S. Brown和J. L. Goldstein等发现了细胞膜上的低密度脂蛋白受体及由其介导的一种大分子物质特异性跨膜运输方式，阐明了家族性高胆固醇血症主要的发病机制——低密度脂蛋白受体缺陷，为此获得了1985年的诺贝尔生理学或医学奖。又如1959年，Lejeune通过对3例先天性智力低下患儿细胞中染色体的研究发现了第一种、也是最常见的染色体病——唐氏综合征。

二、细胞生物学研究促进了疾病诊疗水平的提高

随着细胞信号转导、细胞周期调控、细胞连接等方面的研究不断深入，细胞癌变及扩散的机制等医学研究也不断取得突破，越来越多的原癌基因、抑癌基因及肿瘤转移相关基因被发现。这些基因大多在肿瘤患者出现临床症状之前就有了改变，对其检测有助于实现肿瘤

的早期诊断。又如血栓是造成心绞痛、心肌梗死等心脏病的重要原因。血凝块的形成始于血小板的聚集，对存在于血小板表面的一种特异性整联蛋白结构及功能的研究，使人们设计出新型抗凝血药物，能阻止血小板的聚集，预防血管内血凝块的形成。此外，在细胞分化方面，基因特异性表达及调控机制的研究促进了细胞治疗及再生医学的迅速发展，使用正常细胞或再生的组织器官来替代病变细胞或组织器官的功能逐渐成为可能。医学与细胞生物学紧密结合，相互渗透，不断激发出新的研究课题，一方面推动着医学细胞生物学这门学科纵深发展，另一方面也为保障人类健康，帮助人类战胜更多疾病做出新的贡献。

思考题

1. 细胞生物学的主要研究内容。

（李铁臣）

第二章　细胞生物学的研究方法

【导读】细胞生物学研究方法有很多，凡是用来解决细胞生物学问题的方法都属于细胞生物学研究方法。虽然它们的原理及操作步骤各不相同，但大多是利用细胞及其分子的性质，以不同的方式或过程来展示细胞的生命活动。

细胞生物学是研究细胞在显微水平、亚显微水平和分子水平的各种生命活动的学科。细胞形态学观察与组分分析相结合是当代细胞生物学研究中常采用的实验方法，该方法为揭示生物大分子在细胞内的空间定位、相互关系及功能提供了有力的帮助。

细胞形态学观察包括细胞形态结构观察和细胞组分形态结构观察。细胞形态结构观察是以完整的细胞为研究对象；细胞组分形态结构观察是以各个细胞组分为研究对象。细胞的形态结构取决于它们的功能及所处的环境，形态结构和功能的相关性与一致性是很多细胞的共同特点。将组成细胞的部件逐一拆分，则构成细胞组分。研究与分析细胞组分的功能以及彼此间的相互关系有助于对细胞整体功能的把握。在掌握了细胞及其组分的功能后，我们可以根据需要培养细胞并将之用于细胞融合、单克隆抗体和干细胞工程等细胞工程。本章将从细胞形态的结构观察、细胞组分的分离纯化与鉴定、细胞成分的显示、细胞培养与细胞工程等方面，介绍有关细胞生物学的研究方法，侧重于实验方法的基本原理及其所解决的科学问题，以便读者通过了解细胞生物学方法的概况，为今后从事生物医学研究打下基础。

第一节　细胞形态学观察方法

细胞（尤其是哺乳动物的细胞）体积小且结构复杂，超越了肉眼的分辨能力。若想研究细胞及其组分的结构形态，必须借助显微镜。显微镜技术经历了光学显微镜技术、电子显微镜技术和纳米显微镜技术的发展阶段。细胞生物学研究的需求，促使显微镜技术的更新，而显微镜技术的进步，也推动了细胞生物学研究的创新。

一、光学显微镜技术

从 1665 年英国人 R. Hooke 应用自制显微镜发现“细胞”到 19 世纪 30 年代德国植物学家 M. J. Schleiden 和动物学家 T. Schwann 提出细胞学说（cell theory），再到当代细胞生物学的发展，显微镜都扮演着推动者的角色。近年来，各种新型示踪分子、光学原理以及图像处理等技术的应用，使光学显微镜技术的作用日益重要。光学显微镜在研究细胞形态结构与功能，特别是生物大分子在活细胞中的定位、动态变化和相互作用等方面展示了新的活力。

光学显微镜(light microscope)是细胞生物学研究的最常用设备，是一种利用光学原理将人眼所不能分辨的微小物体放大并成像，以供研究人员读取微小物体结构信息的光学仪器。光学显微镜主要由照明系统、放大系统和机械系统三部分组成。

衡量光学显微镜成像能力的主要指标是显微镜的分辨率(resolution,R)而非放大倍数。分辨率是指能够区分相邻两点的最小距离。能够区分的两点的距离越小，则显微镜的分辨率越高。普通光学显微镜的分辨率又分为横向分辨率 $R_{x,y}$ 和纵向分辨率 R_z，二者可按以下公式计算

$$R_{x,y}=0.61\lambda/n\cdot\sin\theta, R_z=2\lambda/(n\cdot\sin\theta)^2$$

公式中 $n\cdot\sin\theta$ 称为物镜的镜口率，又称数值孔径(numerical aperture,NA)，物镜上一般都标有 NA 值，NA 值越大分辨率越高；n 为聚光镜和物镜之间介质的折射率(空气约为 1，油浸镜的镜油为 1.3~1.5)；θ 为标本对物镜镜口张角的半角(通常 θ 的最大值可为 70°)；λ 为照明光源光波的波长(人眼敏感的波长为 0.555μm，白光一般采用 0.527μm)。从上面的两个公式可以看出，分辨率的数值正比于光源光波的波长，反比于物镜的镜口率。分辨率的数值越小分辨率越高，所以缩短光源光波的波长、增大物镜的镜口率(或者说增大聚光镜与物镜之间介质的折射率 n，如将物镜浸入到镜油中以提高介质的折射率等)可提高显微镜的分辨率。

根据光源光波的波长、照明方式和反差方式等，可将光学显微镜分成不同类型。

(一) 普通光学显微镜

普通光学显微镜理论上的横向分辨率 $R_{x,y}$ 为 0.25μm，纵向分辨率 R_z 为 0.55μm。由于生物样本性质和显微镜制作工艺的限制，光学显微镜实际应用中的 $R_{x,y}$ 约为 0.5μm，R_z 约为 1μm。普通光学显微镜可观察到细胞中的线粒体、中心体、核仁、高尔基体和染色体等细胞组分，这些细胞结构称为显微结构(microscopic structure)。线粒体是普通光学显微镜通常能观察到的细胞内的最小结构。

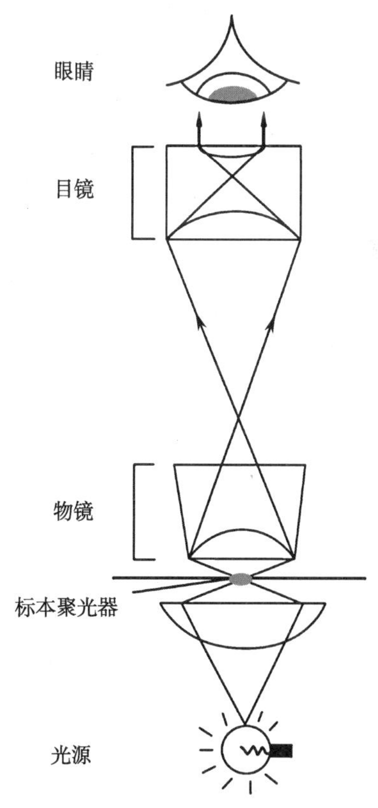

图 2-1　普通光学显微镜的成像示意图

普通光学显微镜的放大系统一般由物镜和目镜组成。物镜靠近被检物体，进行第一次放大，形成倒立的实像；目镜靠近眼睛，将倒立实像转换成正立的虚像并再次放大(图 2-1)。

物体经过两次放大后，总放大倍数为物镜放大倍数与目镜放大倍数之乘积。物像的清晰度取决于放大倍数和人眼分辨率。在物像放大一定倍数之后，清晰度往往会提高，但放大倍数增加到一定数值后，受人眼分辨率的限制，物像清晰度将不再改变。该数值称为光学显微镜的最大放大倍数，可用下面的公式表示：

$$\text{最大放大倍数}=\frac{\text{人眼分辨率}}{\text{光镜分辨率}}$$

最大放大倍数是光学显微镜放大倍数的极限值，超过最大放大倍数不会提高清晰度，属于无效放大。普通

光学显微镜虽然可直接用于观察单细胞生物或体外培养细胞，但是未经处理的细胞在普通光镜下几乎是看不见的，所以必须对生物样本进行固定（fixation）、包埋（embed）、切片和染色处理。

固定处理是用固定剂（fixative）浸渍生物样品标本。固定处理后的生物样品标本与生物大分子交联，与蛋白质的游离氨基基团形成共价键，使得细胞及其成分保持在原有位置上，并在包埋、切片和染色等处理过程中不会出现移位或丢失的人工假象。生物标本的固定剂种类很多，常用的有乙醇、甲醇、甲醛、戊二醛和冰醋酸等。固定剂的选用类型可根据生物样本的种类及研究对象而定，有时还可采用混合固定液。

为了能清晰地观察到生物样本的细胞或组织结构，样品需先用石蜡进行包埋处理，然后经切片机切削成厚度为 1～10μm 的薄切片（section），再将薄切片置于载玻片上，经脱蜡、染色、二甲苯透明及树脂封片等处理后，置于显微镜下观察。

研究发现，一些纺织用染料可改变透射光线的波长，用于生物组织的着色时对细胞的特殊部位具有选择性。如最常用的碱性染料苏木精（hematoxylin）对负电荷分子有很高的亲和性，能很好地显示细胞内 DNA、RNA 和酸性蛋白质的分布，并使细胞核染色为蓝紫色；酸性染料如伊红（eosin）可使细胞质染色为红色；为了显示整体细胞形态并使细胞内 DNA、RNA 和酸性蛋白质更清晰，往往在用苏木精染色同时用伊红进行复染；苏丹染料（sudan dye）在脂肪中的溶解度比在乙醇中大，所以苏丹染料的乙醇饱和溶液能使脂肪着色。还有其他有机染料，如孔雀绿（malachite green）、苏丹黑（sudan black）和考马斯蓝（coomassie blue）等与细胞内某一特殊亚细胞成分有特异的亲和性。

（二）荧光显微镜

荧光显微镜（fluorescence microscope）是以特定波长光源激发生物样本中的荧光分子，从而产生可见颜色荧光的显微镜。荧光显微镜可以呈现强反差的彩色图像，是目前显微水平上对特异蛋白质、核酸、糖类、脂质以及某些离子等组分进行定性定位研究的最有力工具。

荧光分子（又称荧光染料）可使被检样品呈现不同色彩，可用于对某些细胞成分进行染色或标记。对细胞内特定离子有特异亲和性或依赖于细胞内酶的催化作用才能发出荧光的荧光染料称为活体荧光染料。目前，能用于细胞生物学研究的荧光染料达百余种。常用的有联脒基苯吲哚、Hoechest33258、Hoechest33342、吖啶橙（acridine orange）、碘化丙啶（propidium iodide）、荧光黄（fluorescein）和罗丹明（rhodamine）等。联脒基苯吲哚能快速进入活细胞中与 DNA 结合并对其染色；Hoechest33258 和 Hoechest33342 可以显示染色体；吖啶橙能对细胞 DNA 与 RNA 同时染色，显示不同颜色的荧光，DNA 呈绿色，RNA 呈红色；碘化丙啶可以染 DNA；荧光黄受到蓝光激发后可产生强烈的绿色荧光，罗丹明受到黄绿色光激发后可辐射出深红色的荧光，用荧光黄和罗丹明各自与一种抗体耦联，则可用来检测两种不同抗原分子在同一细胞中的分布情况。使用多种活性荧光染料还可实时观察活细胞内相关分子的动态变化。

荧光在暗背景映衬下形成的成像反差强，使得荧光显微镜检测灵敏度较高。近代研究提供了四种荧光滤色镜，提高了荧光显微镜的亮度、清晰度和对比度。荧光显微镜生物样本制备技术包括免疫荧光技术和荧光素直接标记技术。免疫荧光技术是将免疫学方法（抗原-抗体特异结合）与荧光标记技术结合后用于研究特异蛋白抗原在细胞内分布的方法，主要包括荧光抗体的制备、生物样本的处理、免疫染色和观察记录等过程。荧光素直接标记技术是直接使用荧光素来标记细胞内目标的技术。如将标记荧光素的纯化肌动蛋白纤维注射到培养细胞中，可以观察到肌动蛋白分子组装成肌动蛋白纤维；将可产生绿色荧光蛋白（green fluorescent protein，*GFP*）基因和某种蛋白基因融合，在细胞中转染表达这种融合蛋白，便可在活细胞状态下观察到目标蛋白的动态变化。不同荧光分子的激发光波长范围不同，所以同一生物样本可以用两种以上的荧光标记，从而同时观察不同成分在活细胞的定位与变化。

（三）相差显微镜和微分干涉显微镜

相差显微镜（phase-contrast microscope）就是利用光的衍射和干涉现象，将透过生物样本的可见光的相位差转换为振幅差的显微镜。相差显微镜的原理为：光线在密度不同组织或结构内的传播速度和折射率均不相同，导致光线透过细胞后会产生相位差；将透过细胞的两束光合并后利用光的干涉将相位差换算成振幅差，振幅差的显示形式为明暗差异，如此将细胞内密度不同的组织或结构区分开来。

相差显微镜与普通光学显微镜有两处明显的区别：一是在生物样本处增加一个"环状光阑"；二是在物镜后增加一块"相差板"。环状光阑的作用是使透过聚光器的光线形成空心光锥，焦聚到生物样本上；相差板的作用是将直射光或衍射光的相位推迟四分之一波长，使得光线的明暗差别增强。

相差显微镜是以细胞组织或结构密度不同为依托，运用光的干涉与衍射现象，形成明暗差异的观察结果，无需对生物样本做其他处理，所以可以用来观察活细胞，甚至研究细胞核和线粒体等细胞器的动态变化。生物学实验室常用倒置相差显微镜（inverted phase-contrast microscope）观察培养细胞的结构，其特点是光源和聚光镜在载物台的上方，相差物镜在载物台的下方，更方便观察培养器中的活细胞。值得一提的是，相差显微镜的相差板吸收了光源近 70%的光线，用强光源才能获得较理想的观察结果，所以要尽量缩短观察时间以免伤害活细胞。

微分干涉显微镜（differential-interference microscope）是以相差显微镜为基础，以平面偏振光为光源的显微镜，其原理是：自物镜发出的单束光由棱镜分离成距离很近的两束光，在不同的时间透过生物样本的相邻部位，然后由另一棱镜将这两束光聚合，将生物样本的组分按密度大小分成高凸和低凹的成像。与相差显微镜相比，微分干涉显微镜的图像边缘没有光晕，分辨率更高，立体感强，图像质量明显提高。微分干涉显微镜更适合研究活细胞。

在微分干涉显微镜上安装高分辨率的录像装置，则可用来观察并记录活细胞中的颗粒及细胞器的运动。计算机辅助微分干涉显微镜可进一步提高生物样本的反差并降低图像的背景噪声，可分辨出单根微管（直径约 24nm）等难以在常规光学显微镜下观察的显微结构。如录像增差显微镜（vedio-enhance microscope）可以直接观察颗粒物质沿微管运输的动态过程。

（四）暗视野显微镜

暗视野显微镜（dark-field microscope）是利用光的衍射和反射现象制成的显微镜。暗视野显微镜使用特殊的聚光镜或中央遮光板挡住中央光束，过滤掉其他光线，只允许经生物样本反射和衍射的光线进入物镜，因而物体边缘在黑暗背景下呈现明亮的像。暗视野显微镜的分辨率是普通光学显微的 50 倍，可观察到直径为 4～200nm 的颗粒。暗视野显微镜使用特殊照明方式成像，无需对细胞做其他处理，故适用于观察活细胞内的细胞核、线粒体、液体介质中的细菌和真菌等。

（五）激光扫描共聚焦显微镜

激光扫描共聚焦显微镜（laser scanning confocal microscope，LSCM）是以单色激光作为光源，在传统光学显微镜上增加共轭聚焦装置，并利用计算机对观察对象进行数字图像处理的一类显微镜。普通光学显微镜观察生物样本只能得到二维图像，且因漫反射光线参与最终成像，降低了图像的反差和分辨率。研究人员渴望得到生物样本三维图像和提高显微镜分辨率的需求促使激光扫描共聚焦显微镜的问世。

共聚焦是指物镜和聚光灯同时聚焦于一点。激光经物镜成像面上的针孔聚集成一点，然后照射到生物样本上，过滤掉偏离该点的光线，使得只有从生物样本焦平面发出的光线参与成像，有效抑制了背景噪声，提高信噪比，使图像的分辨率更高。每个焦平面可形成一个二维图像，调整焦平面的位置则可获得一系列的二维图像，图像信息经计算机分析重建，即可得到生物样本的完整三维图像，并可从空间的任意角度观察生物样本的整体结构。

LSCM 多用于检测发射荧光或荧光标记的物质，其 $R_{x,y}$ 和 R_z 基本达到了光学显微镜分辨率的理论极限值。LSCM 可辨别细胞内许多复杂物质的三维结构，包括构成细胞骨架纤维的网络系统、染色体及基因的排列等，还可观察胚胎发育的动态过程等。因 LSCM 操作简便，且可观察活细胞，故在细胞生物学的研究中被广泛应用。

二、电子显微镜技术

光学显微镜受照明光源波长的限制，分辨率无法超越 0.2μm 的极限值。理论上，以电子束为照明光源的显微镜的分辨率可达到 0.002nm，但电磁透镜的相差远大于玻璃透镜的相差导致了电镜的实际分辨率不超过 0.1nm。电子显微镜（electron microscope，EM）是以电子束为光源，以电磁透镜为聚焦设备的显微镜。用电子显微镜检查金属材料，可以清晰看到相邻的原子间的距离（0.2nm）。实际运用中，受电子束的能量密度高的影响以及生物样本制备工艺的限制，电子显微镜的分辨率只能达到 2nm 左右，可以观察细胞膜、细胞核、高尔基体、核糖体、线粒体、中心粒等细胞器的精细结构。电子显微镜下观察到的细胞的结构称为亚显微结构（submicroscope structure）或超微结构（ultrastructure）。

电子显微镜主要由电子束照明系统、成像系统、真空系统和记录系统组成。电子束照明系统包括电子枪和聚光镜。电子枪由阴极、聚焦极和阳极三部分组成。成像系统包括物镜、中间镜和投影镜等，均为精密的圆筒件，里面设置有线圈，改变线圈内电流的大小即可调节圆筒内磁场的强度。成像系统组合在一起形成一个电磁透镜，电磁透镜内部形成一个对称于镜筒轴线的空间电场或磁场，当电子束经过磁场时轨迹向轴线弯曲形成聚焦。电磁透镜的作用相当于光学显微镜中的光学透镜，只是光学透镜的焦点位置固定，而电磁透镜的焦点位置可以调节。真空系统由两级真空泵组成，二者持续抽气以保持电子枪、镜筒及记录系统处于高度真空状态，利于电子的运动。记录系统由荧光屏或感光胶片或电荷耦合器件（charge coupled device，CCD）组成，用于显示电子成像并记录（图 2-2）。

常用的电子显微镜有透射电子显微镜（transmission electron microscope，TEM）、扫描电子显微镜（scanning electron microscope，SEM）和超高压电子显微镜（ultra high voltage electron microscope，UHVEM）等。

（一）透射电子显微镜

透射电子显微镜简称透射电镜，其基本原理为：照明光源是钨丝释放的电子束，钨丝作为阴极置于约 2m 高的镜筒顶端。为防止电子与空气分子碰撞而发生散射，采用二级真空泵持续工作以保持镜筒高度真空状态。由钨丝发射的电子沿镜筒向下方阳极运动，阴极和聚焦极与电子自身的空间电荷建立的静电场发生作用，形成一定形状的电子束。沿镜筒设置的精密线圈产生轴对称磁场，当电子束经过磁场时轨迹向轴线弯曲形成聚焦（如同光学显微

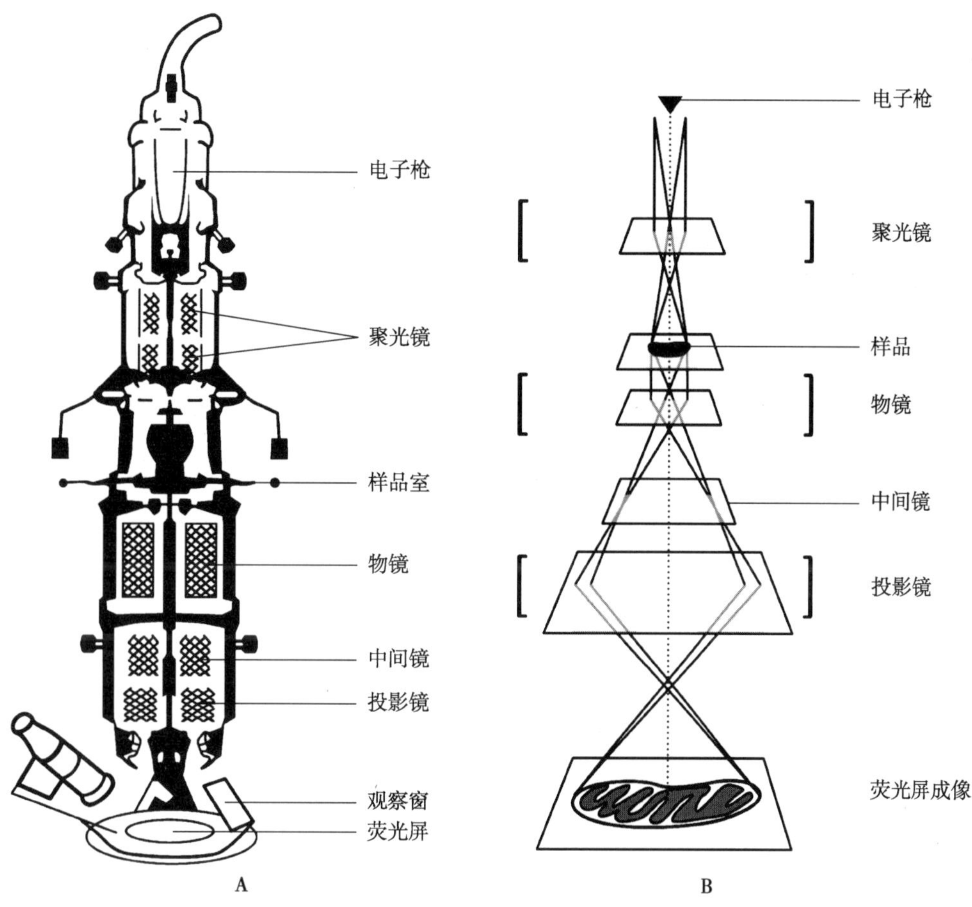

图 2-2　电子显微镜的基本结构(A)和成像原理(B)

镜中光线被玻璃透镜聚焦),生物样本经气闸送入镜筒,置于电子束的通道上。电子束穿过生物标本时部分电子发生散射,只有剩余的电子成像,经物镜和投影镜等放大后投射到照相底片上或荧光屏上(图 2-3)。电子散射的多寡决定于生物样本内部密度的大小,且因散射的电子不参与成像,故生物样本密度大的部分散射电子较多而形成暗区,生物样本密度小的部分散射电子少而形成明区。透射电子显微镜的总体设计与光学显微镜相似,但要大得多,且上下颠倒。目前,透射电子显微镜的分辨率为 0.1~0.3nm,放大倍数可达百万倍,已能在电镜照片上看到大分子的粗糙轮廓。

电镜观察的生物样本需特殊制备,这是因为:①生物样本必须置于高度真空的环境,含水的组织或细胞会破坏真空环境,所以必须对生物样本做死亡和脱水处理;②电子的穿透能力较弱,生物样本必须足够薄;③细胞主要由原子序数较小的碳、氢、氧和氮组成,这些原子散射电子的能力较弱,形成的明暗反差较小,需要对生物样本进行电子染色。

透射电镜切片的制备技术包括超薄切片技术、负染色技术和冷冻蚀刻技术。

1. **超薄切片(ultra thin section)技术**　为了获得较高的分辨率,生物样本的切片厚度一般为 40~50nm,为细胞直径的几百分之一,故称为超薄切片。物体必须具备一定的刚度和塑性才能被切成如此厚度的切片,故需将生物样本包埋在特殊介质中以获得所需的刚度和塑性。为了防止包埋过程破坏生物样本的精细结构,需先将生物样本进行固定。

(1) 固定:固定是保持生物样本真实性的重要步骤。所谓真实性包括:生物样本形态结

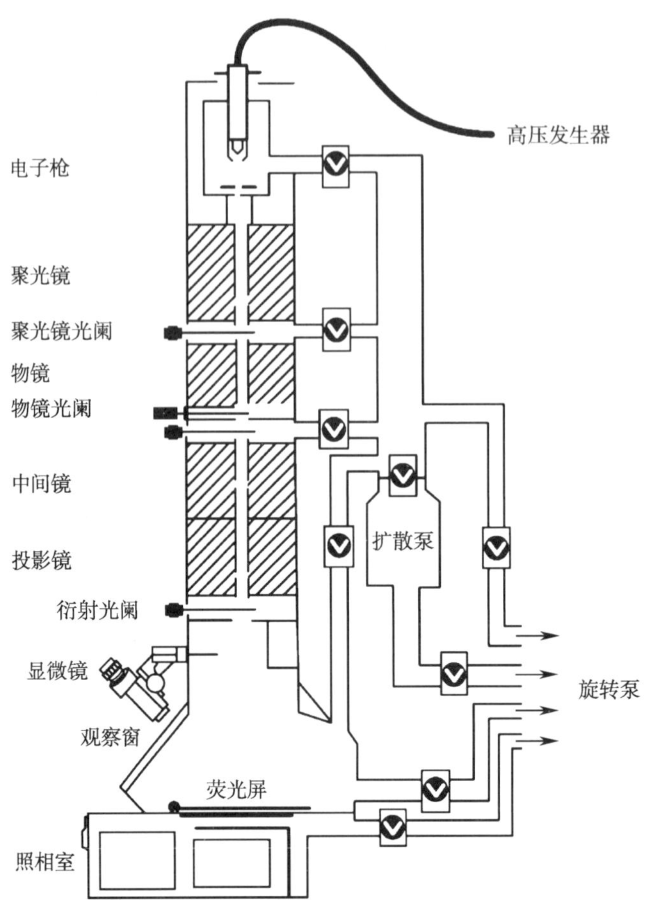

图 2-3 透射电子显微镜结构及原理图

构不变性、生物样本细胞内的结构和成分保持位置不变性和生物样本原有性质不变性(如抗原性等)。超薄切片常用的固定剂为锇酸、戊二醛、高锰酸钾、甲醛和多聚甲醛等。戊二醛在蛋白质分子之间形成共价键将它们交联固定;锇酸可与蛋白质共价结合,还对多种成分(尤其脂类)有良好的固定效果。此外,还可用高频微波进行物理固定。通常快速处死动物和取材,并在低温(0~4℃)下固定,以防止酶的自溶造成超微结构的破坏。生物样本的表面积也不宜过大,以便固定剂快速渗透。固定完成后使用50%、70%、80%、95%、100%和100%的脱水剂对生物样本做逐级脱水处理。脱水处理可利于包埋剂均匀地渗透到生物样本之内。常用的脱水剂如乙醇、丙酮等。

(2) 包埋:包埋的目的是给细微结构提供均匀良好的支撑,使获得的超薄切片连续完整并具有足够的强度,且能耐受电子轰击和高温。在完成两次100%脱水剂脱水处理后,将生物样本浸透在包埋剂内,置换掉脱水剂。经过包埋处理,生物样本变成具有足够硬度的包埋块,以便进行超薄切片。目前常用的包埋剂是环氧树脂,它在电镜下是完全透明的。在配制包埋剂时,需添加硬化剂十二烯基琥珀酸酐和甲基内次甲基四氢苯二甲酸酐以及增韧剂邻苯二甲酸二丁酯。此外,还可添加加速剂提高包埋块的硬化速度,如2、4、6-三(二甲胺基甲基)苯酚。

(3) 切片:切片厚度可通过样品杆的金属热膨胀或机械伸缩来控制。切片刀的材质多为二氧化硅或钻石,最常用的是玻璃刀。切片需置于直径3nm的具有支持膜的金属载网(铜网或镍网)上进行染色和观察。

（4）染色：切片干燥后即可进行染色处理。因生物样本在电镜下形成的明暗反差较小，通常需用重金属的盐类浸染样品进行电子染色，以增大反差。不同成分对"染料"的亲和力有所不同，如锇对脂类溶液着色，宜适于观察细胞的各种膜性构造；铅盐适于染蛋白质；醋酸铀适于染核酸。

应用超薄切片技术可观察绝大多数细胞的超微结构。此外，超薄切片技术还可以与放射同位素自显影、细胞化学、免疫化学以及原位杂交等技术相结合，在超微结构水平完成蛋白质与核酸等组分的定性、定位及半定量研究。

2. **负染色技术（negative staining technique）**　负染色技术又称阴性染色，是利用重金属在电镜下不显示结构的特性，用重金属盐（磷钨酸钠或醋酸双氧铀）溶液对铺展在载网上的生物样本四周堆积而加强其外周电子密度，使生物样本显示负反差的染色技术。纯化后的细胞组分或结构，如线粒体、核糖体、蛋白颗粒以及细胞骨架纤维甚至病毒等，可通过负染色技术观察其精细结构，分辨率可以达到 1.5nm 左右。

3. **冷冻蚀刻技术（freeze etching）**　冷冻蚀刻技术的生物样本制备过程包括冰冻断裂和蚀刻复型两步，故又称为冰冻断裂-蚀刻复型技术。在液态氮（-196℃）或液态氦（-269℃）中将生物样本迅速冷冻，然后在低温下进行断裂。冷冻的生物样本往往从结构相对"脆弱"的部位（即膜脂双分子层的疏水端）裂开，显示出镶嵌在膜脂中的蛋白质颗粒。经过一段时间冰的升华（又称蚀刻）进一步增强图像"浮雕"样的效果。再用铂等重金属进行倾斜喷镀，形成对应于凹凸断裂面的电子反差。接着用碳进行垂直喷镀，在断裂面上形成一层连续的碳膜。最后用消化液把生物样品消化掉，将复型膜移到载网上，用电子显微镜进行观察。

冷冻蚀刻技术主要用来观察膜断裂面上的蛋白质颗粒和膜表面形貌特征。冰冻蚀刻技术得到的图像富有立体感，生物样本无需包埋甚至也不需要固定，因而能更好地保持生物样本的真实结构。在冷冻蚀刻技术的基础上又发展了快速冷冻深度蚀刻技术（quick freeze deep etching），该技术主要用于观察细胞中的细胞骨架纤维及其结合蛋白，拓宽了该技术的应用范围。

4. **电镜三维重构技术与低温电镜技术**　生物大分子的三维结构是当今生命科学研究领域的核心课题之一。电镜三维重构技术是将电子显微镜技术、电子衍射与计算机图像处理结合在一起而形成的一种分析技术，适用于分析难以形成三维晶体的膜蛋白、病毒和蛋白质-核酸复合物等大的复合体三维结构。电镜三维重构技术的基本步骤是：先在不同的倾角下对生物样本（如蛋白质二维晶体）进行拍摄得到一系列电镜图片，然后经傅里叶变换等数学处理，进而展现出生物大分子及其复合物三维结构的电子密度图。

最早建立并发展该技术的是英国科学家 A. Klug，并因此获得 1982 年诺贝尔化学奖。近年来，在电镜三维重构技术的基础上发展了低温电子显微镜技术（cryo-electron microscopy）。低温电子显微镜的生物样本无需固定、染色和干燥处理，直接包被在约 100nm 厚度的冰膜中，在电镜内-160℃低温下利用相位衬度成像。该技术具有更高的分辨率，能够更加真实地展示出生物大分子及其复合物表面与内部的空间结构。随着低温电镜技术的日趋完善，后期又建立和发展了诸如研究核糖体的三维结构及其在蛋白质合成中的动态变化的单颗粒（single particle）技术以及研究细胞和细胞器三维精细结构的电子扫描断层成像技术（electron tomography）。电镜三维重构技术、X 射线晶体衍射技术以及磁共振分析技术，是当前结构生物学（structural biology）领域用于研究生物大分子空间结构及其相互关系的主要实验手段。

（二）扫描电子显微镜

扫描电子显微镜又称扫描电镜，是利用两个电子束同步扫描生物样本，从而得到具有三维结构图像的显微镜。扫描电镜的电子枪发射出的电子束被磁透镜聚焦成极细的电子“探针”，在生物样本表面进行“扫描”，激发生物样本表面放出二次电子。二次电子的多少取决于生物样本表面的起伏形态和电子束的投射角。二次电子由探测器收集并被闪烁器转换为光信号。光信号根据二次电子的多少出现明暗变化，从而得到生物样本表面的立体图像(图 2-4)。

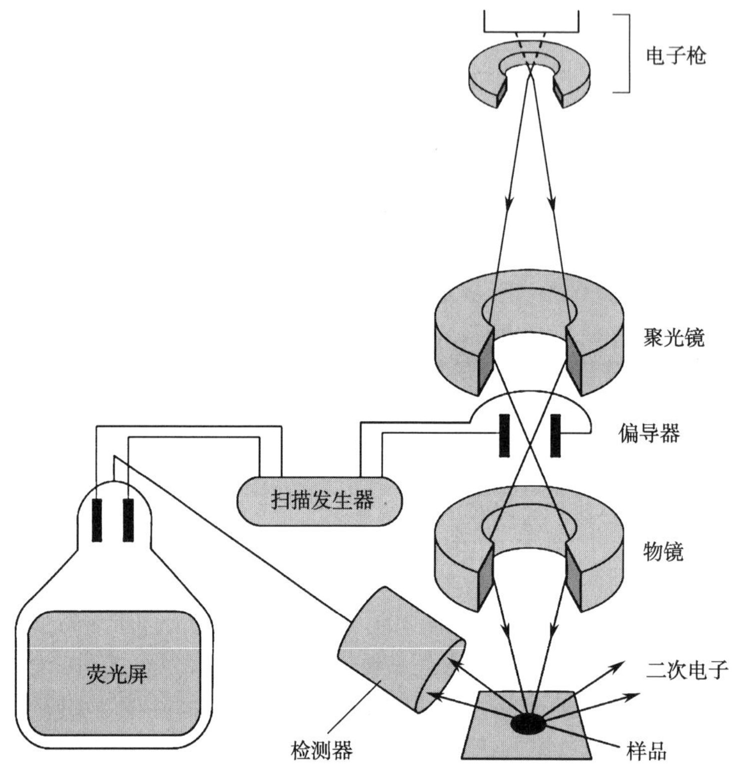

图 2-4　扫描电镜原理示意图

扫描电镜的分辨率不如透射电镜，仅有 3nm 左右，多用于细胞整体或组织的观察。但扫描电镜无需其他数据处理即可得到生物样本表面的三维图像，且生物样本制作简单、周期短，无需做超薄切片和染色处理。扫描电镜生物样本制作步骤是固定、脱水、干燥和喷镀金属膜。为获得原形不变的细胞结构，需对生物样本进行干燥处理。为了防止干燥处理后细胞变性扭曲，保持细胞真实的形态结构，常用空气干燥法、冷冻干燥法以及临界干燥法进行干燥处理。为了使生物样本导电和增加生物样本产生的二次电子数量，通常先在生物样本表面喷一层薄碳膜，然后在碳膜上镀一层金属膜。

（三）超高压电子显微镜

受电子穿透能力的影响和追求高分辨率的需求，做成超薄切片的生物样本基本处于死亡状态。为了观察活细胞或组织，出现了加速电压为 1 000~5 000kV 的超高压电子显微镜。在超高压环境下，电子的穿透能力大大提高。超高压电子显微镜可观察 3~10μm 的厚切片，最高分辨率可达 0. 15nm，能识别直径只有 0. 19nm 的氧、氮等原子，获得较好的电子衍射信息并减少电子束对生物样本的辐射损伤。它主要用于观测材料、矿物、生物样本、器件的显微结构，获得电子衍射图，对样品微观组织、结构、缺陷等定性、定量分析，可对样品在加热、拉伸、电子辐照等条件下微观组织的变化过程进行动态观测。

尽管电子显微镜的分辨率高，但是目前尚不能用于观察活的生物样本，且难以观察细胞的全貌，因此在很多研究中仍需要光学显微镜与电子显微镜相结合。

三、纳米显微镜技术

随着科学技术研究的深入，显微镜分辨率的需求越来越高。这种需求促使了显微镜从光学显微镜时代过渡到电子显微镜时代，再到如今的纳米显微镜技术时代。纳米显微镜技术是纳米生物学使用的显微技术的统称，主要包括扫描隧道显微镜（scanning tunnel microscope，STM）和原子力显微镜（atomic force microscope，AFM）。

（一）扫描隧道显微镜

扫描隧道显微镜是利用量子力学的隧道效应，基于近场扫描原理设计制造的。使用针尖直径为原子尺度的精密探针在生物样本的表面进行扫描，探针针尖与生物样本之间保持大约 1nm 的间隙，在针尖和样品间施加 50~100mV 的低电压，二者之间就会产生隧道电流，此即为隧道效应。

扫描隧道显微镜有恒流和恒高两种工作方式。保持探针针尖的绝对高度不变（恒高方式），针尖与样品表面的瞬时距离产生变化，隧道电流随之变化，同步记录隧道电流的变化，转换为图像信号显示出来即可得到生物样本表面原子水平的微观信息。利用反馈系统控制隧道电流保持恒定（恒流方式），通过计算机系统控制针尖在生物样本表面扫描，针尖与生物样本表面之间的瞬时高度保持不变方可实现隧道电流恒定。生物样本表面并非平面，所以针尖会随着生物样本表面的凹凸而起伏，这样就得到了生物样本表面的三维立体信息。恒高方式适用于生物样本的表面平坦且组成成分单一（如由同一种原子组成）的情形，而恒流方式获取图像信息全面，显微图像质量高，应用广泛。

STM 的主要特点包括以下几个方面：①原子尺度的高分辨率，侧分辨率为 0.1~0.2nm，纵分辨率 0.001nm；②较高的适应能力，能在真空、大气、液体等多种环境下工作；③非破坏性测量，无需高能电子束照明，避免了对生物样本的辐射和热损伤。

STM 已应用于生命科学的各个研究领域，已直接用其观察到自然状态下 DNA 分子双螺旋结构中的大沟和小沟、大肠埃希菌环状 DNA 的结构、RNA 和蛋白质等生物大分子及生物膜、病毒等结构。

（二）原子力显微镜

原子力显微镜是利用探针来操纵和测量生物样本的形貌和力学性质的显微镜，由扫描隧道显微镜发展而来，弥补了扫描隧道显微镜不能观察绝缘体的缺陷。原子力显微镜通过检测原子之间的接触、原子键合、范德华力等呈现生物样本表面的纳米结构特性，获得相应的微观信息。

原子力显微镜的探针置于一个弹性系数很小的微悬臂的自由端。探针针尖与生物样本表面轻轻接触，针尖的原子与生物样本表面的原子之间存在微弱的排斥力。排斥力产生的弯矩导致微悬臂弯曲。微悬臂的弯曲导致自由端产生位移。监测器可将这种微弱的位移变化转换为电流的变化。通过移动生物样本平台使探针在被检测材料的表面逐点做快速扫描时，样品表面微细结构特征的三维坐标数据就被转换为图像信息并准确地呈现在屏幕上。

原子力显微镜的工作范围与扫描隧道显微镜相似，可在固态、液体和气态下工作，但其分辨率不及后者，目前主要用于观察活细胞的表面和生物大分子空间伸展及其结晶体的表面，如肌动蛋白聚合动力学中自组织纤维的多态性分析。原子力显微镜可操作单个分子，我们可通过检测操作后引发的生物化学反应，研究生物大分子及大分子化合物的功能，即进行分子手术（molecular surgery）。

以扫描隧道显微镜和原子力显微镜为代表的纳米显微技术实现了人们直接观察和操控原子的梦想，也使纳米技术进入生命科学的研究领域。纳米技术与生命科学的结合，产生了21世纪最典型的交叉学科——纳米生物学，而纳米生物学的发展使人们对生物大分子复合物和细胞生理活动的认识进入到前所未有的领域。

第二节 细胞组分的分析方法

细胞组分分析常与细胞形态学观察相结合，用以揭示生物大分子在细胞内的空间定位、相互关系和功能，是研究细胞生物学的重要手段。细胞裂解后，各种细胞组分混合于浓稠的匀浆（homogenate）内，通过科学手段将细胞组分分离与纯化，是细胞生物学研究细胞组分的必需步骤。通过显色剂或其他化学方法可判定特定细胞成分在细胞中的分布与相对含量。

一、细胞组分的分离与纯化

（一）细胞裂解

细胞裂解是改变细胞通透性和活性的重要实验方法，目的是打破生物膜的分隔作用，获得亚细胞结构和功能分子。细胞裂解会引起渗透压变化和多种水解酶的释放，这些反应会破坏细胞器，失活甚至降解细胞的功能分子，因此需要在裂解液中加入渗透压维持剂和蛋白酶抑制剂等成分。尽可能保护各种亚细胞结构固有的功能和细胞功能分子的活性，是细胞裂解的基本原则。细胞裂解包括机械裂解和化学裂解。

1. **机械裂解** 机械裂解可避免损伤亚细胞结构，如低渗透压、超声震荡、强制通过微孔、机械破碎或研磨等。机械裂解后细胞膜及内质网膜等破裂为断片，断片立即自我封闭成小泡，细胞内各种亚细胞结构（如细胞核、高尔基复合体、线粒体、溶酶体、过氧化物酶体的蛋白等）基本不受损伤。内质网形成的小泡通常称作微粒体（microsome）。这些膜性成分与细胞的蛋白、核酸、多糖、离子等功能性分子悬浮在细胞裂解液中，形成浓稠的匀浆。

2. **化学裂解** 化学裂解通常使用去垢剂作为裂解液。去垢剂能溶解细胞的膜性结构，破坏蛋白分子之间的疏水相互作用，提高蛋白的溶解性。去垢剂包括离子型（如阴离子去垢剂十二烷基硫酸钠）、非离子型（如 TritonX-100 和 NP-40）和兼性离子型（如 CHAPS）等几类。离子型去垢剂溶解膜的作用强，使细胞裂解充分，但易引起蛋白质变性。非离子型去垢剂作用温和，无法彻底裂解细胞，但在适当浓度下可选择性地抽提细胞质蛋白。非离子型和兼性离子型去垢剂不影响蛋白的等电点，常用于双向电泳样品制备。一般可根据样品的来源及实验目的来确定去垢剂类型。

尿素、盐酸胍、异硫氰酸胍等离液剂（chaotropic agent）也常应用于细胞裂解，但因其易使蛋白和膜脂变性，故常用于无需保持蛋白活性的样品制备以及细胞 DNA 和 RNA 的抽提。

（二）细胞组分的分级分离

根据细胞各组分和生物大分子的密度和体积的差异，使用不同的介质，以不同的速度将细胞各组分分别分离出来的方法称为细胞分级分离法（cell fractionation）。根据分离对象和目的可将细胞分级分离法分为两种：差速离心法和密度梯度离心法。差速离心法用于制备和纯化亚细胞结构和功能分子；密度梯度离心法用于分析和测定生物样本中大分子的种类和性质（如相对分子量）。

1. **差速离心法**　差速离心法（differential centrifugation）是利用生物样本中各组分的沉降系数不同从低速到高速进行逐级分离的方法，常用于分离细胞核、线粒体等亚细胞结构。在密度相同的介质中，颗粒沉降速度与其直径成正比，颗粒越大沉降越快。先用低速离心将大的组分（如细胞核）和未破坏的细胞沉降到管底，形成小的沉降团块；再用较高的离心速度将较大的颗粒（如线粒体和溶酶体）沉降成块；继续提高离心速度并加长时间可分离出微粒体（破碎的内质网）和核糖体等较小的颗粒（图 2-5）。

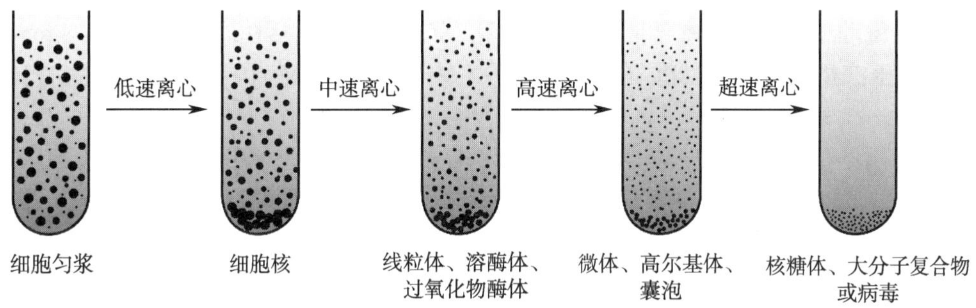

图 2-5　用差速离心法分离细胞匀浆中的各种细胞组分

逐渐提高离心速度可使细胞匀浆按成分分离，亚细胞成分越小，所需离心力越大。图中所示各步离心的数值如下：低速 1 000g，10min；中速 20 000g，20min；高速 80 000g，1h；超速 150 000g，3h

离心沉降前各种颗粒在介质中是均匀分布的，某些慢沉降颗粒被裹到快沉降颗粒的沉降块中，使得一次分级分离所得到的组分纯度不高，需进行多次离心操作以去除杂质。在等渗缓冲液中用物理方法使细胞裂解并进行离心，所获得的细胞匀浆包含多种细胞器。这些具有完整膜性结构的细胞器表面分布着各种特异性的蛋白质，如位于线粒体外膜参与蛋白转运的 TOMM22 以及位于过氧化物酶体表面参与蛋白转运的 PM70。利用能够识别这些标志蛋白的磁珠，无需再进行高速离心，即可将膜性细胞器从细胞匀浆中分离出来。将细胞匀浆用 100 000g 超速离心，则可使各种细胞器和线粒体沉降下来，上清部分包含分布于细胞内细胞器之间的液相成分，即细胞质溶胶。细胞质溶胶是细胞内蛋白质合成和主要生化反应进行的场所，含 RNA 及大量蛋白质。差速离心法适于大小差别较大颗粒的分离，如细胞器的初步离心分离。

2. **密度梯度离心法**　密度梯度离心（density gradient centrifugation）是用一定的介质（如甘油、蔗糖和氯化铯）在离心管内形成连续或不连续的密度梯度，将细胞悬液或匀浆铺放于溶液表面，通过重力或离心力作用使生物样本中的组分以不同的速度沉降，从而分层分离。密度梯度离心包括速度沉降和等密度离心两种。

（1）速度沉降：速度沉降（velocity sedimentation）使用密度比被分离颗粒小的介质，形成平缓的密度梯度，细胞或细胞组分在该类介质中按各自的沉降系数沉降，从而达到分离的目的。速度沉降主要用于分离密度相近而大小不一的细胞组分。

（2）等密度离心：等密度离心（isodensity centrifugation）使用密度比被分离颗粒大的介质，使细胞组分在连续密度梯度的介质中经足够大的离心力和足够长的离心时间，沉降或漂浮至与自身密度相等的介质处，并停留在那里达到平衡，形成沉降带，从而将不同密度的细胞组分分离。等密度离心方法灵敏，适用于分离不同密度的细胞组分。然而等密度离心需要的离心力大、离心时间长，易对细胞造成损伤，所以该方法只适合分离细胞组分而不适合分离细胞。

（三）蛋白质的分离与鉴定

蛋白质是细胞内的最主要成分，参与形成细胞的各种结构，几乎是细胞所有功能的执行者。因此，分离与鉴定各种目的蛋白是当今细胞生物学不可缺少的技术。蛋白质的分级分离与纯化通常需要综合运用多种分离手段才能完成，包括盐析、有机溶剂沉淀、各种常规层析、高压液相层析（high performance liquid chromatography，HPLC）等。

1. **层析法**　层析法（chromatography）又称色谱法或色层分析法，是利用蛋白质分子的大小、形状以及所带电荷等差异，使各种蛋白质以不同程度分布于固态相和流动相中，进而利用各组分随流动相前进的速率不同将它们分离。常用层析法包括柱层析（column chromatography）和高压液相层析。柱层析可在一般实验室内完成，高压液相层析则需要造价昂贵的精密仪器。

柱层析用不溶性固体颗粒填充塑料或玻璃柱，形成固态相。将蛋白质混合液加到柱子上，根据蛋白质的特性，用特殊溶剂洗脱，溶剂组成流动相。洗脱过程中，不同蛋白质在固态相和流动相中的分配系数不同，造成不同程度的滞留，从柱子底部流出的时间也不同，从而可被分别收集。

根据充填颗粒的不同，常用的柱层析可分为以下四种：①离子交换层析，充填颗粒带有正电荷或负电荷，蛋白质按其表面电荷分布而被分离；②凝胶过滤层析，充填颗粒为多孔性的凝胶颗粒，根据蛋白质的大小将其分离；③疏水性层析，将疏水性基团共价结合在充填颗粒上，因不同蛋白质表面疏水区域会有强弱的差异，故流出柱的速度也不尽相同；④亲和层析，把能够与蛋白质表面特定部位进行特异性结合的分子共价连接于惰性多糖类颗粒上，如酶的底物、特异性抗体或抗原，根据蛋白质亲和性差异将其分离。分离纯化重组蛋白最常用的方法即为亲和层析。

除了带有特殊标签的人工表达蛋白质外，很难找到针对某种特定蛋白质的特异性亲和层析法。因此，大多数蛋白质需要使用多种方法才能够达到分离纯化的目的。普通柱层析法由于充填颗粒的不均匀，使通过柱的液相流量不均，导致分离能力下降。高压液相层析是将直径为 3~10μm 的微小球型树脂用特殊装置均匀充填在层析柱中，由于颗粒小且充填紧密，必须加高压才能使液相流过。高压液相层析通常使用不锈钢层析柱，因分离时间短，效率高，常用来分析各种大小分子。

2. **电泳**　由于氨基酸带有正电荷或负电荷，导致蛋白质通常也带有净正电荷或净负电荷。如果将含有蛋白质的溶液加上电场，蛋白质分子就会按照其大小、形状以及净电荷多少在电场中移动，该项技术即为电泳（electrophoresis）。最早使用淀粉等多孔性基质为支持体来分离水溶液中的蛋白质混合液，随着科技的进步，丙烯酰胺逐渐成为最常用的支持体。

（1）聚丙烯酰胺凝胶电泳：在 20 世纪 60 年代中期，利用阴离子表面活性剂十二烷基硫酸钠（sodium dodecyl sulfate，SDS）进行改良的聚丙烯酰胺凝胶电泳（SDS polyacrylamide gel electrophoresis，SDS-PAGE）成为常规的蛋白质分析方法。丙烯酰胺单体交联聚合形成的聚丙烯酰胺凝胶作为支持体，根据需要控制凝胶孔的大小。先将待分离的蛋白质样品置于 SDS 溶液中，SDS 的疏水端与蛋白质的疏水区相结合，带负电荷的亲水端互相排斥，使折叠的蛋白质分子变成伸展的多肽链。此外，需加入还原剂如 2-巯基乙醇或二硫苏糖醇使蛋白质分子中所有的 S—S 键断裂。SDS 加还原剂的处理使蛋白质分子游离于溶液中，也使蛋白质各亚基之间分开。由于所有蛋白质都带有大量负电荷，蛋白质自身原有的电荷可忽略不计,故在电场中,所有蛋白质均向正极迁移。因小分子比大分子较易通过凝胶网孔,故而迁移较快。经过电泳,复杂的蛋白质混合物基本按照分子量大小依次被分离,染色后即可观察到整齐排列的条带。

（2）等电聚焦电泳:蛋白质是否带电荷,是带正电荷还是带负电荷,这些是由溶液的 pH 决定的。当溶液在某一 pH 时,某种蛋白质刚好不带电荷,此 pH 即为该蛋白质的等电点(isoelectric point)。所有蛋白质都有自己特定的等电点。在等电点时,蛋白质分子的净电荷为零,在电场中不会移动。等电聚焦电泳(isoelectric focusing)是在丙烯酰胺凝胶两端形成电场,使含有不同等电点的两性电解质在电场中形成 pH 梯度,样品中所有蛋白质在电泳时都向自己的等电点处迁移,最后聚焦于等电点相应的 pH 位置上,形成分离的蛋白质区带。

（3）双向电泳:单一方向的蛋白质电泳如 SDS-PAGE 和等电聚焦,都难以避免蛋白质因分子量或等电点的相近或相同而导致相互重叠。如果把等电聚焦与 SDS-PAGE 结合起来进行双向电泳,却能够产生良好的分离效果。双向电泳的基本步骤是先在长条状凝胶介质中进行等电聚焦电泳,然后将凝胶条横放于聚合好的平板 SDS-丙烯酰胺凝胶上再进行垂直电泳。

应用实验室自制普通凝胶进行双向电泳,可辨认千种以上不同的蛋白质分子。如果是使用商业化的条状等电点凝胶及平板 SDS-丙烯酰胺凝胶,再加上精密的仪器设备,则可使分辨数量和效果显著增加。目前,双向电泳法仍被广泛应用,尤其是在初步筛选、分析正常与异常组织、细胞中蛋白质的表达情况等方面依然不可替代。此外,双向电泳显现的差异蛋白质条带或点,可结合质谱技术进行进一步的鉴定,单向或双向后的 SDS-PAGE 也可通过蛋白质印迹技术检测特定目的蛋白质分子。

（四）核酸的分离纯化与鉴定

1. 利用差速离心沉淀法分离纯化核酸　核酸在细胞中总是与蛋白质分子结合,以复合物的形式存在。因此,我们所进行的核酸分离纯化过程就是让核酸与细胞内的其他组分分离,并去除纯化剂的污染,保持核酸一级结构的完整性。

细胞核中的染色体 DNA 是长的线性分子,相对来说,较为稳定,纯化过程中产生的机械剪切力即可使其断裂。线粒体中的 mtDNA 是环形分子,需以线粒体为原始材料才能获得高纯度的 mtDNA。而 RNA 分子较不稳定,且 RNA 酶广泛存在,因此,RNA 纯化过程中最重要的注意事项即为防止 RNA 的降解。

核酸的高负电荷磷酸骨架使其比蛋白、脂类、多糖等细胞内其他组分具有更高的亲水性,通过选择性沉淀和差速离心使核酸先分离出来,纯化时再加入相应的核酸酶,即可选择性地保留 DNA 或 RNA 分子。

异硫氰酸胍等离液剂能够使细胞的膜脂和蛋白变性,从而释放出核酸分子,因此是核酸抽提液的主要成分。而氯仿则可去除脂类,导致更多的蛋白变性,易于核酸的分离纯化。同 RNA 相比,DNA 分子量高,易于集聚,如在细胞裂解后高速离心,则 RNA 分子保留在上层水相中,与 DNA 分离开来。而蛋白酶 K 可水解细胞内的蛋白和膜蛋白,使 DNA 酶或 RNA 酶失活,导致细胞裂解,由于其不易失活,65℃时仍能保持活性,故常添加于 DNA 抽提液中。钠离子能够中和磷酸骨架上的负电荷,于酸性条件下促进 DNA 分子的疏水复性,加入乙醇后进行低温孵育,即可有效沉淀出 DNA 分子。而异丙醇能够降低水溶液的极性,可用来沉淀 RNA 分子。此外,硅胶膜也能够有效吸附溶液中的核酸分子,广泛应用于全自动核酸纯化技术当中,满足了后基因组时代大样本核酸分析的需求。

2. 利用凝胶电泳法鉴定核酸　经过离心沉淀分离纯化所获得的核酸分子,可通过凝胶电泳鉴定核酸的纯度、完整性及片段大小。实验室常用的核酸电泳支持体主要有琼脂糖与丙烯酰胺两大类。核酸分子的每个单核苷酸都带有一个负电荷，在碱性条件下均向阳极移动，因此可根据碱基的数目分离核酸。故而，与蛋白质电泳相比，核酸电泳更为简单。

琼脂糖凝胶电泳可根据待测核酸分子的大小来调节琼脂糖的浓度，具有操作简单、电泳速度快、样品不需要事先处理、结果观察方便等优点，但其分辨率相对较低，不适合分离 100 碱基以下的核酸分子。而丙烯酰胺凝胶电泳则可将两条仅相差一个碱基的 DNA 片段分开，分辨率高，常用于 500 碱基以下的 DNA 片段的分离与测序。

在琼脂糖凝胶电泳基础上发展的 DNA 印迹法（Southern blotting）和 RNA 印迹杂交（Northern blotting）技术等，也是分子细胞生物学中检测特异性 DNA 序列或 mRNA 的常用方法。

二、细胞成分的显示方法

为了测定细胞中蛋白质、核酸、多糖和脂类等组分，通常用显色剂与特殊基团特异性结合，以细胞内部或表面形成的有色沉淀物或结合物在细胞中的定位与颜色深浅，判定某种物质在细胞中的分布与相对含量，并且还可以揭示细胞的微细结构。

DNA 显示最常用的是福尔根（Feulgen）反应法，其原理是：在酸性环境条件下，DNA 能够解开脱氧核糖和嘌呤碱基之间的双链，使脱氧核糖的醛基暴露，暴露的自由醛基与希夫试剂（Schiff’s reagent）中的亚硫酸品红结合并呈现出紫红色化合物，该方法可用作 DNA 的定性/定位以及定量分析。DNA 和 RNA 也可同时显示，常用的方法有甲基绿-派洛宁法（methyl green-pyronin method）和吖啶橙荧光显示法。甲基绿分子有两个正电荷，易与聚合程度高的双链 DNA 结合，使 DNA 在显微镜下呈绿色或蓝绿色，派洛宁分子只有一个正电荷，易与聚合程度较低的 RNA 结合，使细胞质和核仁呈现出红色。而吖啶橙对 DNA 和 RNA 均有亲和力，并且还有稳定的分色性能，因此在荧光显微镜下 DNA 呈现出亮绿色或黄绿色荧光，而胞质及核仁 RNA 呈现出橘红色荧光。

糖原显示最常用的方法是过碘酸雪夫反应（PAS 反应），其原理是利用过碘酸的氧化作用打开 C—C 键，生成醛基，醛基与碱性品红反应形成紫红色化合物，该反应多用于检测植物中的淀粉、纤维素、果胶、壳聚糖、透明质酸和动物细胞中的黏蛋白等。

四氧化锇与不饱和脂肪酸反应呈黑色，用以证明脂滴的存在。而深红色的苏丹Ⅲ则是通过简单扩散进入脂滴中，并在脂滴中溶解使其呈现出红色。

蛋白质成分的检测也有多种方法。在米伦反应（Millon reaction）中，氮汞试剂与蛋白质侧链上的酪氨酸残基反应形成红色沉淀。在重氮反应中，氢氧化重氮与酪氨酸、色氨酸和组氨酸反应形成有色复合物。蛋白质中的—SH 基可以用能够形成硫醇盐共价键的试剂进行检测。

由于大多数固定剂对酶都有失活或钝化作用，在对细胞中某种酶进行定性研究时，要尽可能保持它们的活性，以期反映活细胞时的真实状态。因此，常采用新鲜标本的快速冷冻切片，或以冷丙酮、甲醛进行短时间固定，尽量保持酶的活性，然后再将样品（细胞或组织切片）与相应的底物（即该酶催化反应的作用物）进行共孵育。例如检测碱性磷酸酶的格莫瑞（Gomori）方法是用甘油磷酸酯做底物，由于酶水解释放的磷酸根在碱性条件下与钙离子反应形成不溶性的磷酸钙，进而转变成金属银或硫化铅、硫化钴或其他有颜色的化合物，金属沉淀或颜色的存在部位即碱性磷酸酶在细胞中的存在部位。乳酸脱氢酶常用的方法是四唑盐法，其原理是细胞中的乳酸脱氢酶可使底物乳酸钠脱氢，经辅酶Ⅰ，将氢传递给四唑氮蓝，后者被还原成甲臜而呈现蓝紫色。

第三节　细胞培养和细胞工程

几乎所有的高等生物(包括动物和人)的组织都是由许多种不同类型细胞组成的。了解某一种细胞的生命活动过程,常需要大量的同种细胞,这就要求从组织中分离和纯化目的细胞,并能够在体外进行培养。细胞的分离和培养是研究细胞生物学的基本技术,也是细胞生物学前沿领域(如干细胞、细胞工程等)研究和应用的实验基础。

一、细胞培养

细胞培养(cell culture)是指细胞在体外的培养技术,即无菌条件下,从机体中取出组织或细胞,模拟机体内正常生理状态下的生存条件,让它在培养皿中继续生存、生长和繁殖的方法。通过细胞培养,可以获得大量同一时期且形状相同或相似的细胞,从而便于研究该细胞的形态结构及各种功能机制。

(一)细胞培养的全过程必须在无菌环境下进行

细胞培养的全过程必须在无菌环境下进行。为避免环境中的微生物及其他有害物质的影响,需要特殊的无菌室。无菌室应包括操作间和缓冲间两部分。操作间要求有供无菌操作的超净工作台、观察细胞的倒置显微镜、离心细胞的小型离心机以及用于复苏细胞和预热培养基的水浴锅等。细胞所需的 O_2 和 CO_2 则由接有二氧化碳钢瓶的培养箱提供。CO_2 可缓冲和维持培养基适宜细胞生长的 pH。细胞生长所需要的营养物质则可由培养基供给。目前实验室常用的基础培养基有 DMEM、RPMI-1640、IMDM、F12 和 Eagle 氏培养基等,虽然它们的组成有差异,但都含有细胞所必需的氨基酸、维生素和微量元素等成分。基础培养基只能提供细胞生长的简单营养物质,在实际培养时,可能还需添加激素、血清和生长因子等,血清为最主要添加成分,因其含多种生长因子,可促进细胞增殖。不同的细胞培养需要不同的培养基,可根据培养细胞的种类和实验目的添加适宜成分。

(二)细胞培养的主要方式是原代和传代培养

体外培养的动物细胞可分为原代培养和传代培养。原代培养(primary culture)指从生物体内取出细胞后立即进行培养,直至成功进行首次传代培养之前的培养过程。任何动物细胞的培养均需从原代细胞培养做起。当原代细胞经增殖达到一定密度后,为避免生存空间不足或密度过大造成细胞营养障碍,影响细胞生长,需将细胞分散,从一个培养器以一定比例移到其他几个培养器中进行扩大培养,即为传代培养(secondary culture)。移一次习惯上称为"一代",但并不代表细胞仅分裂一次,在此过程中,细胞可能增殖了 3~6 次。传代培养可使细胞重复传代数周、数月以至数年。细胞若反复进行传代,不仅会消耗大量培养皿和培养基,且随着传代次数的增加,因体外生长时间过长,易引起细胞特性发生改变。目前多数组织来源的细胞也很难在体外"永生"。这就需要我们将培养的细胞及时冷冻于液氮(-196℃)中长期保存,需要时将细胞复苏后再培养。

(三)来源于体内的细胞可以在体外建系

原代培养的细胞经首次传代培养成功后繁殖的细胞群体称为细胞系(cell line)。来源于人和动物正常组织的细胞,体外传代次数一般为 10~50 次,例如,从胎儿分离得到的成纤维细胞可传 50 代,来源于成人肺组织的成纤维细胞只能传 20 余代,而来源于恶性肿瘤组织的细胞却能在体外无限繁殖、传代。目前实验室广泛应用的 Hela 细胞系,就是 1951 年从一位叫 Henrietta Lacks 的妇女身上取下的宫颈癌细胞培养而成的“永生”细胞，故名 Hela 细胞系。

在某些特殊条件下，如放射线照射、化学致癌物处理或癌基因转染等，来源于动物组织的细胞，遗传性发生改变，变成可无限生长的“永生”细胞系，具有癌细胞的特点。在细胞建系过程中，无论是从肿瘤组织培养建立的细胞群，还是正常组织细胞经特殊诱导后产生的“永生”细胞群，均需对其进行生物学鉴定。可以通过细胞克隆方法获得具有基本相同遗传性状的细胞群体，即用单细胞克隆培养或通过药物筛选的方法从某一细胞系分离出单个细胞，并由此繁殖形成的细胞群体，此细胞群可称为细胞株，它在培养过程中保持特性和标志，具有有限的分裂潜能，通常可分裂 25~50 次。

细胞培养的用途非常广泛，不仅用来研究细胞本身的生物学特性，而且可通过改变培养条件，用特殊理化因子或生物因子处理，来观察它们在形态、结构、行为和基因等方面的改变，从而获得细胞生长、分化、死亡、衰老以及癌变等规律。

二、细胞工程

细胞工程是生物工程的重要领域之一。细胞工程所涉及的主要技术包括细胞培养、细胞分化的定向诱导、细胞融合和显微注射等。通过细胞融合技术发展起来的单克隆抗体技术已取得重大成就。细胞工程与基因工程结合，前景尤为广阔。

（一）细胞融合与单克隆抗体技术

两个或多个细胞融合成一个双核或多核细胞的现象称为细胞融合（cell fusion），也即细胞杂交（cell hybridization）。在自然情况下，体内或体外培养的细胞发生融合现象，称为自然融合，如受精过程。若在体外用人工方法促使相同或不同的细胞间发生融合，则称为人工诱导融合。人工诱导细胞融合的手段有病毒（如灭活的仙台病毒）、聚乙二醇（PEG）、电击和激光。植物细胞融合时，需先用纤维素酶去掉细胞壁，然后才便于原生质体融合。

基因型相同的细胞形成的融合细胞称为同核体（homokaryon），基因型不同的细胞形成的融合细胞称为异核体（heterokaryon）。融合后形成的杂交细胞在培养过程中会发生染色体丢失。实验表明，种内杂交即亲本细胞亲缘关系比较近的，所得杂交细胞的核型比较稳定，在连续培养中染色体丢失的速度较慢。但异种亲本细胞如人、鼠杂交细胞中，人的染色体很快丢失。

细胞融合已成为细胞遗传、免疫、肿瘤和培育生物新品种的重要手段。1975 年，英国科学家 C. Milstein 和 G. J. F. Köhler 借助于聚乙二醇将产生抗体的 B 淋巴细胞同骨髓瘤细胞融合，成功建立了 B 淋巴细胞杂交瘤技术（B-lymphocyte hybridomas technique）并用于制备单克隆抗体（monoclonal antibody），他们因此获得了 1984 年诺贝尔生理学或医学奖。目前，杂交瘤技术已成为制造单克隆抗体的主要途径。

单克隆抗体技术最主要的优点是可以用混合性的异质抗原制备出针对某单一性抗原特定抗原表位的同质性单克隆抗体。单克隆抗体技术与基因克隆技术相结合，不仅为分离和鉴定新型蛋白质和基因开辟了一条广阔途经，而且对临床诊断与治疗也有重要作用。

（二）显微操作技术与动物的克隆

真核细胞是由细胞核和细胞质两大部分组成的，细胞的正常生命活动都是在这两部分密切配合下进行的，两部分之间有一定的相互关系，为了探明它们相互作用的机制，科学家们创建了细胞拆合技术。所谓拆合技术就是将核与质分离，然后把不同来源的细胞质和细胞核相互组合，形成核质杂交细胞。根据使用方法的不同，细胞拆合可以分为物理法和化学法两种类型。最早使用的核质分离技术是用机械方法或短波光把细胞核去掉或使之失活，然后用微吸管吸入其他细胞核，组成新的杂交细胞。这种核移植必须用显微操作仪进行操作。而化学法则是用细胞松弛素 B 处理细胞，细胞出现排核现象，再结合离心技术，将细胞拆分为核体和胞质体两部分，该法可一次性获得大量纯度高于 90% 的胞质体。显微操作技术是早期建立的一种实验胚胎学技术，即在显微镜下，用显微操作装置对细胞进行核移植、显微注射、胚胎移植以及显微切割等。

细胞拆合、显微注射与现代分子生物学技术相结合，使这些经典的胚胎学技术展现出极大的潜力，它们不仅成为研究细胞核质关系、某种 mRNA 或蛋白质功能的重要手段，而且在转基因动物以及高等动物的克隆等研究中也取得了重大成绩。

知识点关联图

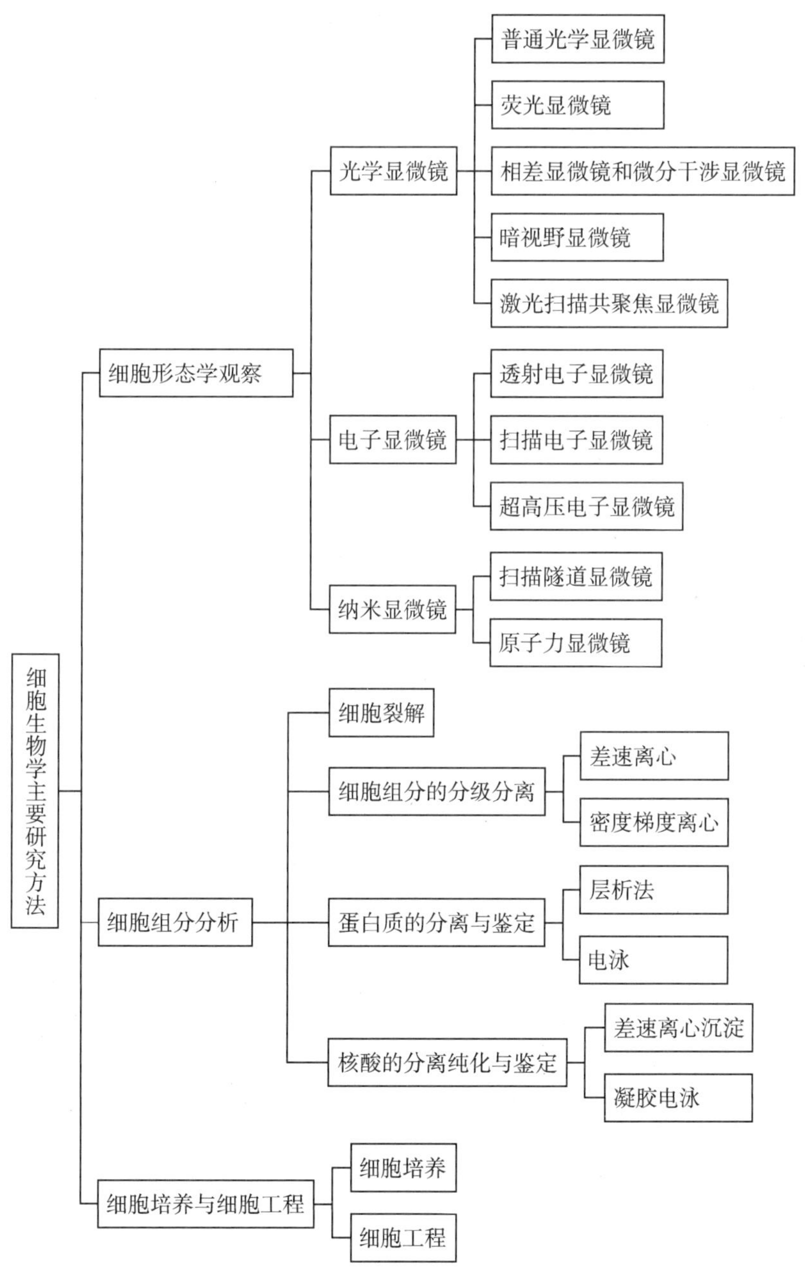

思考题

1. 光学显微镜与电子显微镜技术有哪些不同？为什么电子显微镜不能完全替代光学显微镜？

2. 试举1~2例说明电子显微镜技术与细胞分子生物学技术的结合在现代细胞生物学中的应用。

3. 细胞组分的分离与分析有哪些基本的实验技术？哪些技术可用于生物大分子在细胞内的定性与定位研究？

4. 为什么说细胞培养是细胞生物学研究的基本技术之一？

（何　静）

第三章　细胞的类型、物质基础与进化

【导读】 目前发现，地球上被命名的物种已超过200万种，各种生命形式千差万别，但不同物种细胞之间具有显著的基本共性，如类似的结构形式、遗传方式、代谢机制和相似的化学组成。同时，不同细胞之间又存在大小、形态、功能等方面的多样性，比如有直径12cm的鸵鸟卵，也有直径0.1μm的支原体。形态与功能的统一性是不同生物共同遵循的基本原则。

细胞是构成目前已知生物有机体的基本结构和功能单位，可表现出复杂的生命现象。地球上的生物体除了非细胞生物——病毒之外，都是由细胞组成的。目前，已知具有细胞结构的生物体包括原核生物和真核生物两大类，两种生物的细胞结构和功能也各不相同。根据组成生物体的细胞数目不同，可将生物体划分为单细胞生物和多细胞生物，任何生物体都是物质运动的特殊形式。经过漫长的进化过程，自然界呈现千姿百态的生物种群。细胞各项生理功能是由组成细胞的分子物质来实现的，包括无机分子、有机分子和生物大分子。本章将介绍细胞的类型、结构及物质基础，为进一步学习医学细胞生物学打下基础。

第一节　细胞的类型和结构

生命是从细胞开始的，细胞是生命活动的基本单位，一切生物体无论简单或复杂都是由细胞构成（病毒除外）。20世纪60年代，细胞生物学家H. Ris根据细胞的结构将细胞分为原核细胞与真核细胞两类，由此延伸把整个生物界划分为原核生物和真核生物。

一、原核细胞

原核细胞（procaryotic cell）是自然界现存的最原始细胞，因没有典型的核结构而得名。与真核细胞相比，细胞体积小而简单，直径由0.1~10μm不等，无细胞核，只有一条裸露的DNA链，集中到细胞质的某个区域形成拟核，细胞内没有膜性结构的细胞器，只有核糖体。现有的原核生物主要包括：支原体、立克次体、蓝绿藻、裂殖菌、螺旋体等。虽然没有复杂结构，但它们对生态环境的适应性及地球上的分布广度比真核生物要大得多。

（一）最小最简单的细胞——支原体

支原体（mycoplasma）的结构非常简单，大小介于细菌和病毒之间，直径为0.1~0.3μm，可通过滤器，是细胞培养过程中常见又难以去除的污染源。在固体培养基表面菌落小（直径0.1~1.0mm），呈特有的“油煎蛋”状。支原体与医学关系密切，可引起脑炎、肺炎、胸腔炎、尿道炎和关节炎等疾病。

支原体是唯一一种没有细胞壁的原核细胞，细胞膜由磷脂双分子层构成，其中胆固醇含量高，比其他原核生物的质膜更具韧性，但两性霉素 B 和皂素等物质可通过作用于胆固醇而破坏支原体质膜，引起支原体死亡。支原体细胞内含分散存在的环状双链 DNA 分子，既无核区，更无细胞核，唯一可见的细胞器是 70S 核糖体，参与蛋白质的合成。支原体无鞭毛，无运动能力，可寄生在细胞内，通过直接分裂或出芽的方式进行繁殖(图 3-1)。

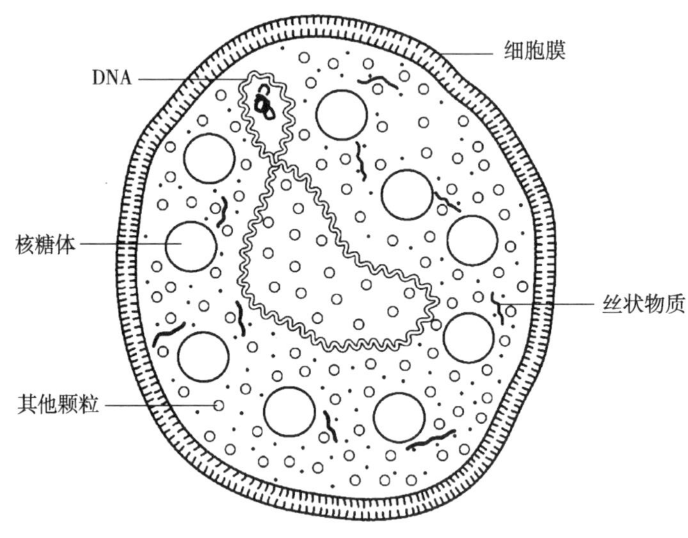

图 3-1　支原体结构模式图

(二) 原核细胞的典型代表——细菌

细菌(bacteria)具有典型的原核细胞结构，在自然界中广泛存在。它体积较小，种类多，直径为 1~10μm，包括球菌、螺旋菌和杆菌等，且大多数细菌都有致病作用。

1. **表面结构**　细菌的表面结构包括：细胞壁、细胞质膜及其特化结构(荚膜、鞭毛等)。细菌的外表面有一层坚固的细胞壁，主要成分不是纤维素和果胶，而是肽葡聚糖。青霉素的抑菌作用主要通过抑制肽葡聚糖的合成，从而实现抑制细胞壁的形成，最后起到杀菌作用。因此，细胞壁中肽葡聚糖含量高的革兰氏阳性菌要比含量低的革兰氏阴性菌对青霉素更敏感。另外，细胞壁的成分对细菌的抗原性、病毒的敏感性及致病性具有重要意义。

有些细菌的细胞壁外有一层具有保护功能的结构——荚膜(capsula)，在感染真核细胞后，可保护细菌免受细胞的吞噬；除此之外，还具有保护细菌免受干燥和营养物质的影响。某些细菌有鞭毛，是细菌的运动器官，结构与真核细胞的鞭毛也完全不一样。

细菌的细胞膜是一种典型的生物膜，由磷脂双分子层与镶嵌蛋白构成，厚度在 8~10nm。除了具有选择透过性外，细菌的细胞膜上还含有丰富的酶类，如呼吸链酶类、细胞色素酶及合成细胞壁的酶等。

2. **细胞质**　细胞质是细菌代谢的主要场所，含有丰富的核糖体，每个细菌中含有 5 000~50 000 个核糖体，大部分游离于细胞质中，少部分附着于细胞膜内侧，用于合成细菌自身所需或运送到胞外的蛋白质。细菌核糖体的沉降系数为 70S，由 50S 大亚基和 30S 小亚基组成。

细菌胞质内没有细胞核，只有一个环状 DNA 分子聚集的核区，称为拟核或类核。细菌 DNA 分子的结构特点是重复序列少，编码基因连续的排列在一起，无内含子。在细菌中除核区 DNA 外，还存在能进行自我复制的环状 DNA 分子，即质粒。质粒可赋予细菌各种抗性，但并非细菌代谢所必需，失去质粒细菌仍可存活，在遗传工程中经常被用为 DNA 片段的载体。

二、真核细胞

真核细胞(eucaryotic cell)与原核细胞相比，遗传信息量大，结构和功能更加复杂，出现了有核膜包围的细胞核及具有膜性结构的细胞器。本节主要以动物细胞为例，介绍真核细胞的基本知识，细胞结构、功能及生命活动将在本书后续章节中进行详细介绍。

(一) 真核细胞的形态结构与大小

高等生物体由数百种形态各异的真核细胞组成，形态结构与其所处的部位及功能有关。一般而言，游离型细胞多类似于球形，如红细胞和淋巴细胞等；组织中的细胞一般呈多角形、立方形和梭形，如上皮细胞多为扁平形或立方形，具有收缩功能的肌肉细胞多为梭形，具有接收和传导各种刺激的神经细胞常呈多角形和树枝状突起，反映出细胞的形态、结构与功能密切相关。不同类型的细胞大小差异很大，一般用微米(μm)和纳米(nm)作为描述细胞大小的单位。大多数细胞的直径为 10~20μm，但有些细胞较大，如人卵细胞约为 100μm，一些动物卵细胞甚至可达几个厘米。

(二) 真核细胞的基本结构

在光学显微镜下，真核细胞的内部结构可分为细胞膜或质膜(cell membrane)、细胞质(cytoplasm)、细胞核(nucleus)三部分(图 3-2)。真核细胞是以生物膜的进一步分化为基础，使细胞内部构建形成许多更为精细的，具有专门功能的结构单位，各自分工又相互协作，是一个有序的整体。结构特点主要有以下几点：

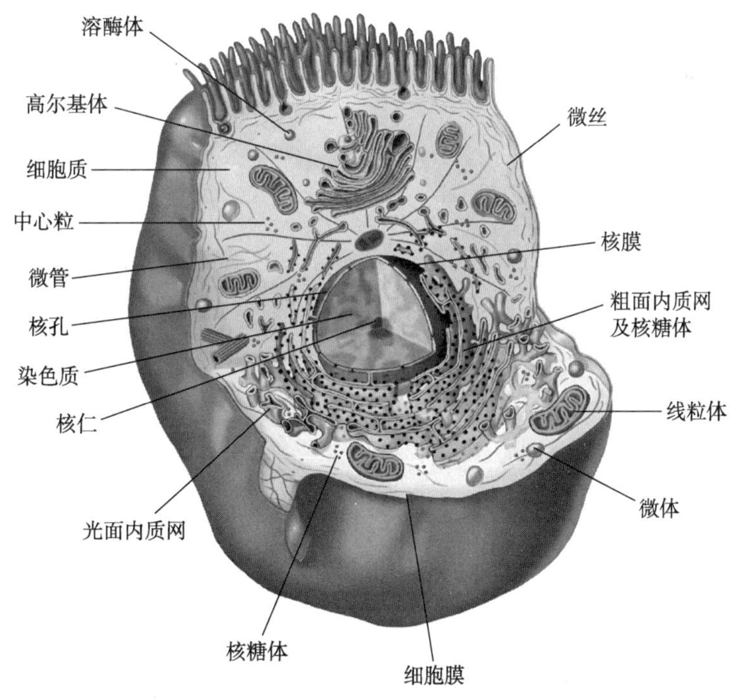

图 3-2　真核细胞的结构模式图

1. **生物膜系统**　生物膜系统是指以生物膜(biological membrane)为基础而形成的多种膜性结构或细胞器,包括细胞膜、内质网、高尔基复合体、线粒体、溶酶体、过氧化物酶体及核膜等。这些膜性结构具有相似的单位膜(unit membrane)结构,即电镜下呈现两暗一明的三层结构,膜厚度在8~10nm之间。这些膜性结构各自含有其特殊的酶系或蛋白质,能独立地执行不同功能。

2. **遗传信息传递与表达系统**　DNA、RNA及蛋白质共同组成遗传信息储存、传递和表达的复杂系统。真核细胞中遗传信息的载体DNA与蛋白质结合形成染色质,DNA修饰酶及转录因子等共同调控染色质上基因的转录,转录获得的mRNA经修饰后穿过核膜进入细胞质,在核糖体的作用下翻译成蛋白质。

3. **细胞骨架系统**　细胞骨架(cytoskeleton)是由一系列特异的纤维状结构蛋白组成的网状系统,对细胞形态及内部结构的空间分布具有重要作用。广义的细胞骨架可分为细胞质骨架与核骨架,但它们又是相互联系的。细胞质骨架主要由微丝、微管和中间纤维等组成,具有组织特异性,参与细胞运动、细胞内物质运输、细胞分裂及信息传递等过程。细胞核骨架由核纤层蛋白与核基质组成,参与基因表达、染色质构建及排布等进程。

4. **胞质溶胶**　细胞内除去细胞器和细胞骨架,剩余的可溶性细胞质基质为胞质溶胶(cytosol)。胞质溶胶占细胞体积的一半左右,是均质且半透明的液体,其主要成分是蛋白质,是细胞内各种代谢反应的主要场所。

原核细胞与真核细胞均含有脂质和蛋白质构成的质膜,遗传物质均为DNA,都利用核糖体合成蛋白质,并能独立完成各项生命活动。然而,真核细胞的结构和功能要比原核细胞复杂精细(表3-1)。

表3-1　原核细胞与真核细胞的比较

比较项目	原核细胞	真核细胞
内质网、高尔基体、内质网、溶酶体	无	有
核膜、核仁、线粒体、过氧化物酶体	无	有
细胞骨架	有细胞骨架蛋白	有
核糖体	有,70S	有,80S
DNA分子结构	少量,环状	含量较多,线状
染色质或染色体	仅有一条裸露的DNA分子,没有组蛋白结合	含有2条以上DNA分子,与组蛋白结合,可形成染色体
基因结构特点	无内含子,无大量的DNA重复序列	含有内含子和大量的DNA重复序列
转录与翻译	同时进行(细胞质中)	核内转录,细胞质内翻译
转录与翻译后大分子的加工	无	有
细胞分裂	无丝分裂	有丝分裂、无丝分裂和减数分裂

三、非细胞结构生命体——病毒

目前认为,病毒(virus)是生物界迄今发现最小、最简单的非细胞形态生命体。病毒没有自己的酶系统和代谢体系，因此，病毒不能独立生存，必须依赖活细胞才能完成各项基本生命活动，一旦离开活细胞就不能表现出任何生命活动迹象。病毒是由核酸（DNA 或 RNA）与蛋白质组成的核酸-蛋白质复合体。病毒有很多种类型，形态也各不相同，根据病毒所含有的核酸类型，可将其分为 DNA 病毒和 RNA 病毒两大类。仅由感染性 RNA 构成的病毒称为类病毒（viroid）；仅由感染性蛋白质构成的病毒称为朊病毒（prion）。

根据宿主细胞不同，病毒可以分为动物病毒、植物病毒和细菌病毒（噬菌体）。动物病毒主要通过细胞的“主动吞饮”进入细胞。病毒的生命过程大致可分为：吸附（宿主细胞），注入（遗传物质），合成（逆转录/整合入宿主细胞 DNA），装配（利用宿主细胞的原料转录 RNA，翻译蛋白质再组装成子代病毒）和释放五个步骤（图 3-3）。病毒除了具有致病作用，目前也被广泛应用到医疗及生物工程领域，如利用灭活的病毒作为疫苗，利用病毒作为基因工程的载体，利用病毒作细胞融合的诱导因子（灭活的仙台病毒）。

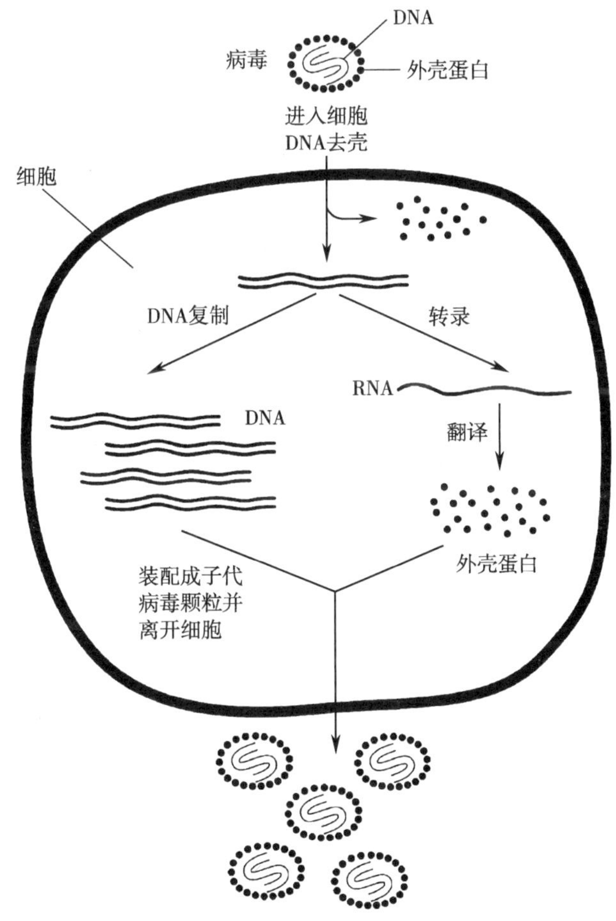

图 3-3　病毒的生活史

2019 年底开始暴发的新型冠状病毒肺炎（coronavirus disease 2019，COVID-19）是一种新发的急性呼吸道疾病，导致该疾病的新型冠状病毒（2019-nCoV）是 RNA 病毒的一种，也是可以感染人类的冠状病毒科中的第七个成员（图 3-4A）。该种病毒的衣壳粒上突变出了一种新型的刺突状糖蛋白（spike glycoprotein，S 蛋白），像一个个突出的“皇冠”，能够特异性的识别人类血管紧张素转换酶 2(angiotensin-converting enzyme 2,ACE2),并由此进入人体的呼吸道上皮细胞(图 3-4B)。S 蛋白和 ACE2 的关系可以理解为钥匙和锁,以前普通的钥匙(S 蛋白)打不开这把锁(ACE2),突变之后,就可以了,于是新型冠状病毒得以造成感染。因此,新型冠状病毒侵染细胞的机制与噬菌体侵染细菌有所不同。

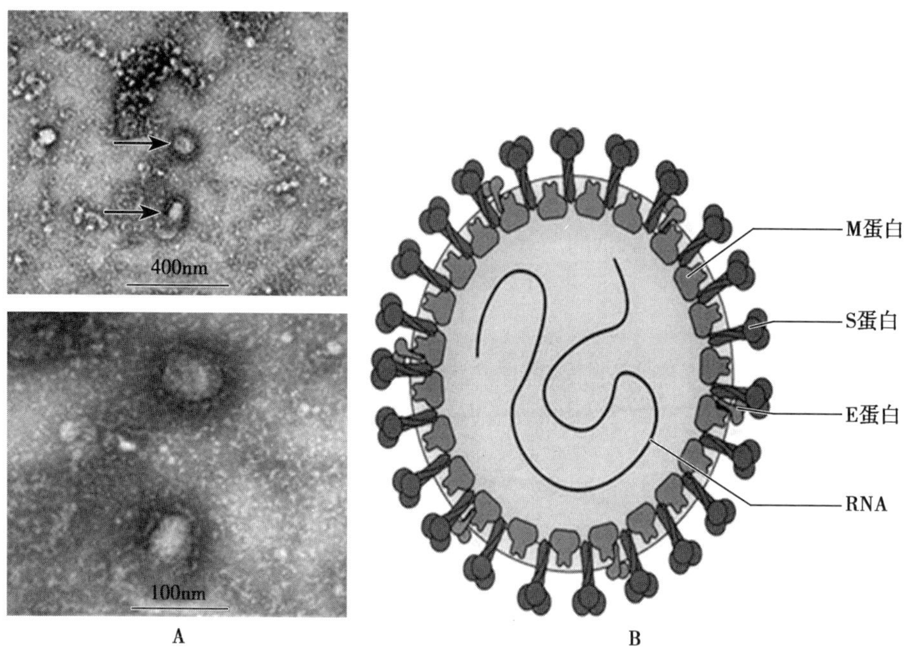

图 3-4　新型冠状病毒结构图

A. 新型冠状病毒电镜照片(引自中国微生物科学数据中心);B. 新型冠状病毒模式图

第二节　细胞的物质基础

目前,地球上现有生物种类繁多,组成生物体的各种细胞形态、结构及功能各不相同,但都是由原生质构成。组成原生质的化学成分有很大差异,但其化学元素基本相同,共有 50 多种,包括大量元素和微量元素,其中大量元素占 99%以上,包括碳、氢、氧、氮、硫、磷、氯、钠、钙、镁、钾和铁等,其中碳、氢、氧和氮含量最多;微量元素仅占 0.01%左右,包括铜、锌、碘、钴、锰、溴、氟、锂和钡等,虽然这些元素含量甚微,但都是生物体各项生理活动不可缺少的元素,一旦缺乏便可能会导致相应的代谢紊乱或疾病产生。组成原生质的各种元素并非单独存在于细胞中,而是以化合物的形式存在,包括无机化合物和有机化合物两大类。无机化合物包括水和无机盐;有机化合物包括糖类、脂类、蛋白质酶、核酸和维生素等。其中蛋白质和核酸分子质量巨大,结构复杂,功能多样,称为生物大分子(biological macromolecule),它们是组成生命物质和执行生命活动的重要分子基础。

一、生物小分子

细胞内小分子物质的相对分子质量一般小于 50,主要包括水、无机盐及有机小分子等,它们都是维持细胞生命活动所必需的。

（一）水

水是细胞中最重要、含量最多的无机小分子，占细胞总重量的70%~80%。水是细胞内良好的溶剂，各种代谢活动都是在水溶液中完成的。细胞中的水以两种形式存在：游离水和结合水。游离水约占细胞水含量的95.5%，构成细胞内的液体环境，是细胞代谢反应的溶剂；结合水是以氢键与蛋白质结合的水分子，约占细胞内全部水的4.5%，是细胞结构的重要组分。

（二）无机盐

细胞中无机盐主要以离子状态存在，包含阳离子和阴离子两大类。阳离子主要包括Na^+、K^+、Ca^{2+}、Fe^{2+}、Mg^{2+}等；阴离子主要包括Cl^-、SO_4^{2-}、PO_4^{3-}、HCO_3^-等。无机离子中，有游离于水中的无机离子，参与维持细胞内外液的pH和渗透压，以保障细胞的正常生理活动；也有同蛋白质或脂质结合的无机离子，可形成具有特定功能的结合蛋白（如血红蛋白）或类脂（如磷脂）；有的无机离子可作为辅助因子参与酶促反应。因此，无机盐是维持细胞正常生命活动不可缺少的成分。

（三）有机小分子

细胞内有机小分子是相对分子质量在100~1 000范围内的碳化合物，含有的碳原子可达30个左右。细胞内含有4类主要的有机小分子（有机大分子的基本单位）：单糖、氨基酸、核苷酸和脂肪酸。糖主要由碳、氢、氧三种元素组成，其化学组成为$(CH_2O)_n$，其中n通常为3、4、5、6或7，故又称碳水化合物，是细胞多糖亚基和能源的主要来源；氨基酸是一类多样化的分子，但均有一个共同的特点，含有一个羧基和一个氨基，两者均与同一个α碳原子连接，是组成蛋白质的亚基；核苷酸分子由一个含氮环的化合物与一个五碳糖（戊糖）相连而成，其中戊糖是含有多个磷酸基团的核糖或脱氧核糖，核苷酸是核酸的亚基（图3-5）。脂肪酸分子由两个不同的部分组成，一端是疏水性的长烃链，另一端是亲水性的羧基（COOH），其衍生物磷脂由一个以2条脂肪酸链组成的疏水性尾部和一个亲水性头部组成，是细胞膜的主要组分。

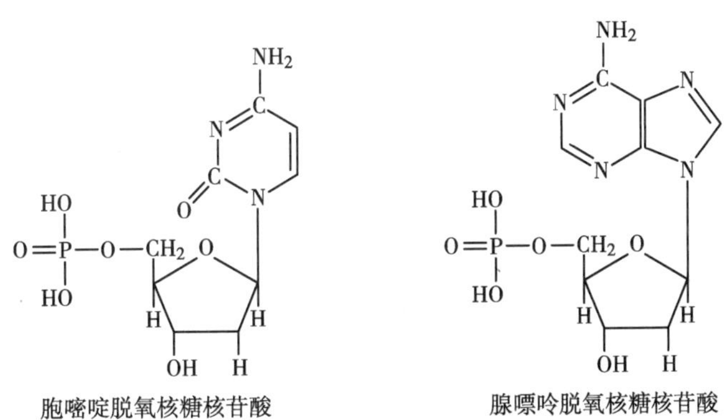

图3-5　常见的不同类型核苷酸结构

二、生物大分子

细胞所含的大分子物质包括蛋白质、核酸及多糖等，是由小分子的氨基酸、核苷酸、单糖等连接而成的多聚体，它们的相对分子质量一般为1×10^4~1×10^6。由于分子质量巨大，结构复杂，功能多样，常被称为生物大分子。以下重点介绍两类最重要的生物大分子——蛋白质和核酸。

（一）生命现象的载体——蛋白质

蛋白质（protein）是构成细胞的主要成分，占细胞干重的一半以上。蛋白质不仅决定细胞的形态和结构，而且在细胞识别和催化反应等生命活动中起着重要作用。

1. 蛋白质的组成　蛋白质是生物体中最重要的化合物，基本组成单位为氨基酸（amino acid），由几十个至几百个以上的氨基酸组成。蛋白质是一类分子的总称，人体中的蛋白质种类约有 10 万种。

蛋白质受到酸、碱或蛋白酶的作用后，可被分解为游离氨基酸。在自然界中氨基酸的种类有 300 余种，但构成天然蛋白质的氨基酸只有 20 种，且均属于 L-α-氨基酸（甘氨酸除外），这些氨基酸虽然在结构上各有不同，但都是含有氨基的有机酸，即在碳原子上同时连接一个氨基（—NH_2）和一个羧基（—COOH），因而得名氨基酸（图 3-6）。除氨基和羧基之外，氨基酸还含有一个结构不同的侧链（R 链）。从氨基酸的结构式可知，氨基酸为两性电解质；含有共轭双键的氨基酸具有紫外吸收特性，如色氨酸、酪氨酸的最大吸收峰在 280nm。细胞生命活动过程中氨基酸的修饰是常见现象，如蛋白质序列中的酪氨酸、丝氨酸和苏氨酸磷酸化与去磷酸化在蛋白质执行信息传递过程中起重要作用；组蛋白序列中赖氨酸、精氨酸的乙酰化和甲基化等表观遗传学修饰行为，具有调控基因转录等作用。

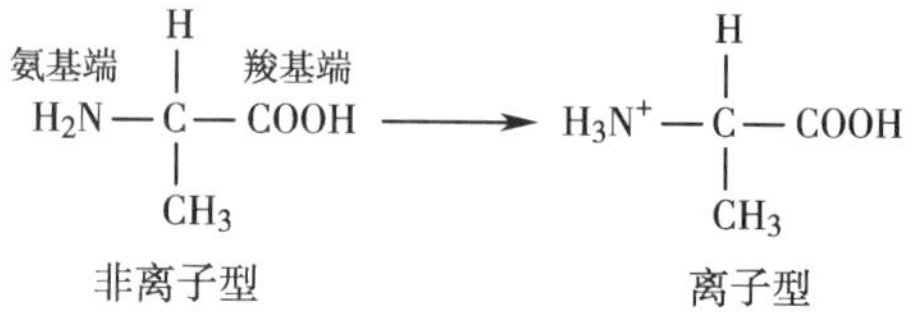

图 3-6　氨基酸的结构式

组成蛋白质的各种氨基酸按一定的排列顺序，通过肽键相连。肽键是一个氨基酸分子上的羧基与另一个氨基酸分子上的氨基经脱水缩合而成的化学键。氨基酸通过肽键连接成的化合物称为肽，由两个氨基酸连接而成的称为二肽（图 3-7），三个氨基酸连接而成的称为三肽，以多个氨基酸连接而成的称为多肽。多肽链是蛋白质分子的骨架，其中的每个氨基酸称为氨基酸残基，氨基酸残基之间的差异体现了蛋白质的特性。因此，20 种氨基酸的不同排列顺序可反映出蛋白质结构与功能的多样性。

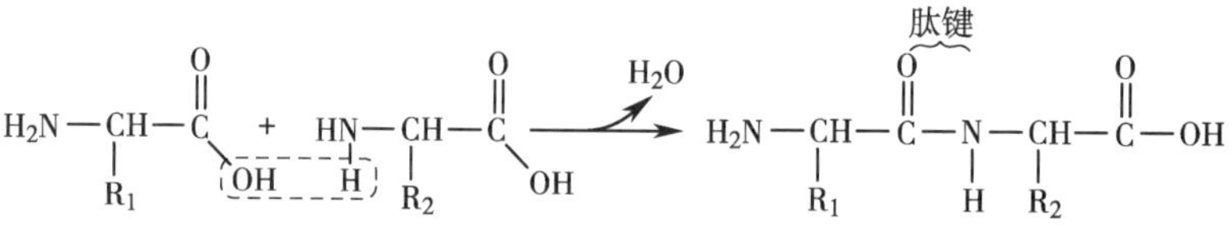

图 3-7　氨基酸脱水缩合形成二肽的过程

2. 蛋白质的结构　氨基酸的排列顺序是蛋白质的结构基础，但蛋白质不只是组成氨基酸的延伸，而是以独特的三维构象存在。1969 年，国际纯化学与应用化学联合委员会正式规定蛋白质的结构分为四级，其中一级结构是蛋白质的基本结构，二、三、四级结构是蛋白质的空间结构。由 1 条链组成的蛋白质只有一级、二级和三级结构，由 2 条或 2 条以上多肽链组成的蛋白质才有四级结构。

蛋白质一级结构是指蛋白质分子中从氨基端至羧基端的氨基酸排列顺序，是蛋白质的最基本结构，维系一级结构的主要化学键是肽键。一级结构应包括所含多肽链的数目、氨基酸的种类和排列顺序、链内和链间的二硫键数目和位置等信息。胰岛素是最早被测定清楚一级结构的蛋白质。提出蛋白质一级结构的科学家是 F. Sanger，在 1958 年被授予诺贝尔生理学或医学奖。

蛋白质一级结构是蛋白质高级结构和功能的基础，一级结构中只要有一个氨基酸发生改变，其高级结构就会受到影响，从而导致蛋白质的功能发生改变。如人血红蛋白 β 链上的第6位谷氨酸被缬氨酸替换，最终导致整个血红蛋白的分子空间构象改变，不能完成运输氧气的功能，导致人镰状细胞贫血病的出现。

蛋白质二级结构是在蛋白质一级结构基础上形成的，是多肽链主链内氨基酸残基间借氢键维系形成的有规律重复的空间结构，不涉及多肽链上氨基酸残基侧链的构象。主要以α螺旋（α-helix）和β折叠（β-pleated sheet）两种形式存在。α螺旋是多肽链中最稳定的构象，主要存在于球状蛋白分子中，如肌红蛋白分子中约有75%的肽链呈α螺旋。α螺旋的形成是靠多肽链沿着螺旋轨道盘旋，每3.6个氨基酸盘旋一周，在相邻两个螺旋肽键的亚氨基（>N—H）氢原子与羰基（>C＝O）氧原子之间形成氢键，氢键与螺旋长轴平行。细胞内多肽在合成之后可自发地形成α螺旋。β折叠与α螺旋截然不同，呈折纸状。在β折叠结构中，多肽链分子处于伸展状态，按照反向平行的方式来回折叠，同时借助肽键间形成的氢键，使多肽链牢固的结合在一起。β折叠结构主要存在于纤维状蛋白和免疫球蛋白轻链中，但在大部分蛋白质中α螺旋和β折叠这两种结构同时存在。

蛋白质三级结构是蛋白质多肽链在二级结构基础上，进一步螺旋折叠形成的空间结构。维系三级结构的化学键除氢键和二硫键外还依靠各氨基酸侧链之间形成的疏水键和离子键等。蛋白质的一、二、三级结构都是单条多肽链的变化。只具有一条多肽链的蛋白质，需在三级结构水平上才能表现出生物学活性，但由两条或多条肽链构成的蛋白质，必须形成四级结构才能表现出生物学活性。

蛋白质折叠成稳定三维构象的过程已在实验室中得到较深入的研究。如尿素可以破坏折叠蛋白中的非共价键，使蛋白质去折叠，成为失去自然构象的松散肽链，这个过程称为蛋白质的变性。这种变性是可逆的，当去掉尿素，并加入适量的β-巯基乙醇时，变性的蛋白质重新折叠并恢复为原来的构象，该过程称为复性。目前蛋白质这种折叠与去折叠的可塑性，已被广泛用于细胞中表达蛋白的提取与复性。

蛋白质四级结构是在三级结构基础之上形成的，在四级结构中每个独立的三级结构肽链称为结构亚基，亚基之间通过非共价键的相互作用形成聚合体，只有亚基集结在一起的四级结构才展现出蛋白质的生物学活性。四级结构中的亚基可以是相同的，也可以是不同的。例如：过氧化氢酶由4个相同的亚基组成，而人的血红蛋白则由2个α亚基和2个β亚基组成。

3. **蛋白质的功能**　蛋白质是构成细胞结构的主要成分，是生命的物质基础，各种生物所表现出的生命现象大多是通过蛋白质实现的。根据化学组成可将蛋白质分为单纯蛋白和结合蛋白两大类。在细胞中蛋白质分子单独存在时称为单纯蛋白，如清蛋白、组蛋白等。结合蛋白是指细胞中的蛋白质常与其他化学成分结合而形成的复合体，如与糖类结合形成糖蛋白，与核酸结合形成核蛋白，与脂类结合形成脂蛋白等。蛋白质作为具有生物活性的大分子，在生命活动中发挥着重要作用：①作为结构成分，几乎存在于细胞的各个部位，如细胞膜、内质网、高尔基复合体、溶酶体、线粒体、染色质、核糖体及细胞骨架等结构均含有大量的蛋白质；②运输和传导作用，如质膜上的载体蛋白能定向转运特定的小分子物质，血红蛋白可运输O_2和CO_2，膜受体蛋白参与化学信号的传递；③收缩运动作用，如在肌细胞中的肌动蛋白和肌球蛋白可通过多肽链之间连续的断开和形成，使肌肉松弛或伸张；④免疫保护作用，如免疫球蛋白是一类特异抗体，它能识别病原物质后与之结合使其失活，以保护细胞和机体免受损伤；⑤调节作用，机体内的许多激素都是蛋白质，如调节血糖浓度的胰岛素；⑥催化作用，蛋白质可作为生物催化剂参与细胞内的各种代谢活动，能在体内高效地催化代谢反应，从而调节细胞内的各种代谢活动，使细胞表现出各种复杂的生命现象。

（二）遗传信息携带者——核酸

核酸（nucleic acid）是以核苷酸为基本单位的生物大分子，可携带和传递遗传信息，具有复杂的结构和重要的生物学功能。核酸是生物体生长、发育、繁殖、遗传和变异的基础。核酸可分为核糖核酸（ribonucleic acid，RNA）和脱氧核糖核酸（deoxyribonucleic acid，DNA）两大类。其中DNA携带着控制细胞生命活动的全部遗传信息，并通过复制的方式将遗传信息进行传代。RNA是DNA的转录产物，参与遗传信息的表达。

1. **核酸的化学组成** 核酸在核酸酶的作用下，可水解成核苷酸（nucleotide），而核苷酸完全水解后可释放等量的碱基、戊糖和磷酸，因此核苷酸是核酸的基本组成单位，由戊糖、碱基和磷酸三部分组成。戊糖有两种，即D-核糖（存在于RNA）和2-脱氧-D-核糖（存在于DNA）。戊糖的结构差异使DNA比RNA在化学上更为稳定，这可能是DNA作为遗传信息载体的原因。碱基也有两类：嘌呤碱基（purine）和嘧啶碱基（pyrimidine）。其中常见的嘌呤有腺嘌呤（adenine，A）和鸟嘌呤（guanine，G）；常见的嘧啶有胞嘧啶（cytosine，C）、胸腺嘧啶（thymine，T）和尿嘧啶（uracil，U）。除此之外，在DNA和RNA分子中发现一些修饰碱基，即碱基的某些位置被某些基团附加或取代，如5-甲基胞苷、5-羟基胞苷和5，6-双氢尿苷等，含量与正常碱基相比偏少，故又称稀有碱基，主要存在于RNA中。

生物体中的核苷酸以核苷三磷酸为主，包括dNTP和NTP，他们分别聚合成DNA和RNA。核苷酸之间靠3′，5′-磷酸二酯键相连，即一个核苷酸中戊糖的5′碳原子上连接的磷酸基与另一个核苷酸戊糖的3′OH脱水形成3′，5′-磷酸二酯键，而后者戊糖的5′碳原子上的磷酸基又以酯键再与另一个核苷酸戊糖的3′碳原子相连。通过3′，5′-磷酸二酯键重复相连而形成的多聚核苷酸链即为核酸（图3-8）。表3-2列出了DNA和RNA在化学组成上的异同。

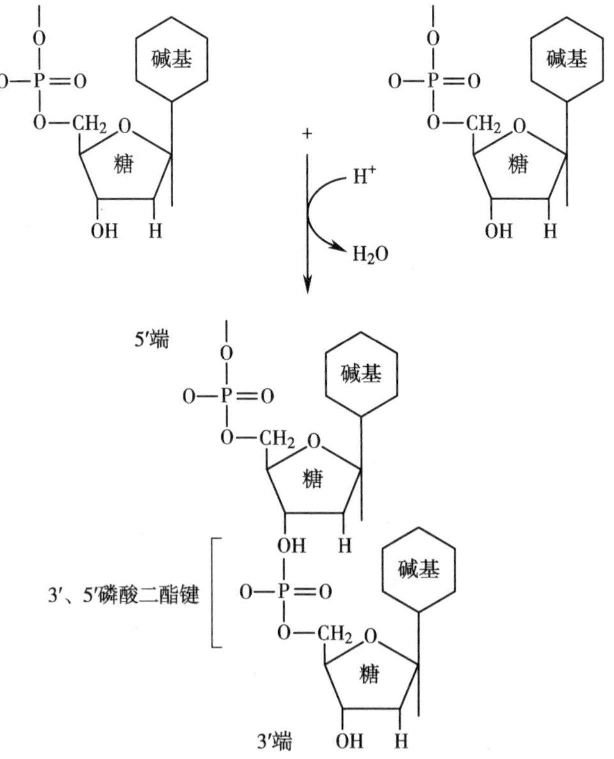

图3-8 多核苷酸间的磷酸二酯键

表 3-2　DNA 和 RNA 化学组成间的差异

化学组成	DNA	RNA
戊糖	脱氧核糖	核糖
碱基	腺嘌呤,鸟嘌呤	腺嘌呤,鸟嘌呤
	胞嘧啶,胸腺嘧啶	胞嘧啶,尿嘧啶
磷酸	磷酸	磷酸
核苷酸	脱氧腺苷酸	腺苷酸
	脱氧鸟苷酸	鸟苷酸
	脱氧胞苷酸	胞苷酸
	脱氧胸苷酸	胸苷酸

从化学组成上看,DNA 是由脱氧核苷酸线性排列而成,由于脱氧核苷酸中脱氧核糖和磷酸都是相同的,只有碱基间存在差异,因此,通常用碱基的排列顺序表示 DNA 的一级结构,如:5′…AATCAGAAC…3′。

2. **脱氧核糖核酸——DNA**　20 世纪 50 年代,利用 X 线衍射技术,发现 DNA 分子是由两条核苷酸链组成的螺旋状多聚体。对不同生物细胞的 DNA 分子碱基含量进行分析,发现[A]=[T],[C]=[G]([ ]表示摩尔浓度)。1953 年 J. D. Watson 和 P. H. C. Crick 在 X 线衍射图的基础上,提出了 DNA 分子的双螺旋结构模型(图 3-9),该模型的提出对核酸功能研究具有极大的推动作用,而且为现代分子生物学和分子遗传学奠定了基础,是 20 世纪自然科学领域的重大突破。

双螺旋结构是 DNA 的二级结构,其主要特点有:①DNA 分子由两条相互平行且方向相反的多核苷酸链组成,即一条链中磷酸二酯键连接的核苷酸方向是 5′→3′,另一条是 3′→5′。亲水的脱氧核糖和磷酸构成 DNA 的骨架,位于链的外侧,碱基位于内侧(图 3-9)。

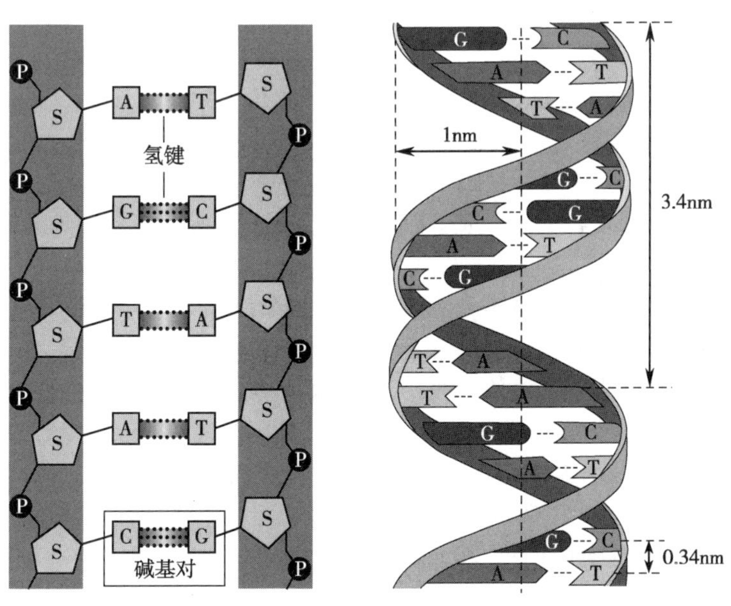

图 3-9　DNA 双螺旋结构模式图

②DNA 双链间的碱基通过氢键互补结合。即一条链上的 A 通过两个氢键与另一条链上的 T 相连，一条链上的 G 通过三个氢键与另一条链上的 C 相连，即 A ═ T，C ≡ G，这种碱基间的配对方式称为碱基互补原则，其中相互配对的一对碱基称为碱基对（base pair，bp）。③DNA 两条链围绕着同一个中心轴以右手方向盘绕成双螺旋结构，螺旋内每一对碱基均位于同一平面上，并且垂直于螺旋纵轴，相邻碱基对之间距离为 0.34nm，双螺旋螺距为 3.4nm。

根据 DNA 的空间结构不同可以把 DNA 分为 A 型 DNA、B 型 DNA 和 Z 型 DNA 3 种，A 型和 B 型为右手螺旋，Z 型为左手螺旋。DNA 的双螺旋结构不稳定，易受外界因素特别是环境湿度的影响，在湿度较低时呈现 A 型，湿度较高时呈现 B 型，生物体天然状态的 DNA 大多数以 B 型 DNA 的形式存在，而且 B-DNA 即 Waston 和 Crick 描述的 DNA 双螺旋结构。同为右手螺旋的 A-DNA 要比 B-DNA 大而且较平。此外，还有呈左手螺旋的 Z 型 DNA。随着研究的不断深入，发现 DNA 在生物体内呈现的不同构象可能与某些基因的表达调控有关。

DNA 具有储存、复制和传递遗传信息的功能。在线性 DNA 分子中蕴藏着大量的遗传信息，虽然组成 DNA 分子的核苷酸只有 4 种类型，但由于核苷酸的数量非常多，并且可以随机进行排列，这就导致 DNA 分子的结构具有复杂性和多样性。如果一个 DNA 分子由 n 个核苷酸组成，那么其可能的排列组合数约为 4^n 种。如此多的排列顺序是遗传信息多样性的来源，也是生物种类多样性的遗传基础。迄今为止，包括人类在内的多个生物种群的 DNA 序列已经分析完成，发现人类基因组 DNA 约含有 3×10^9bp 个碱基，能编码蛋白质的序列（外显子）仅占 DNA 总量的 1.1%～1.4%，表达基因的数目有 2 万～3 万个，每个人的核苷酸差异仅有 0.1%左右。

DNA 分子所携带的遗传信息必须通过复制才能传递给子代。DNA 复制从两条互补链的局部分离（分叉）开始，以每条解旋的单链为模板，在 DNA 聚合酶的作用下，从 DNA 链的 3′末端开始按照碱基互补配对的原则，将脱氧核糖核苷酸加到模板链上，从而产生与模板链序列互补的 DNA 子链，最终形成两个完全相同的子代 DNA 分子。由于每条亲代 DNA 单链成为子代 DNA 双链中的一条链，故称为 DNA 半保留复制（semiconservative replication）。在有丝分裂过程中，亲代细胞的遗传信息通过 DNA 复制传递给子代细胞；而亲代个体的遗传信息则通过 DNA 复制，经减数分裂过程传给配子，进而传递到子代个体。因此，DNA 复制是生命遗传的基础。

细胞内 DNA 分子通过转录先形成 RNA，再通过核糖体翻译成蛋白质。通过基因表达，DNA 储存的遗传信息最终以蛋白质的形式体现出来。蛋白质是生命活动的执行者，决定细胞复杂的生物学行为。因此，DNA 是细胞乃至个体生命活动的遗传基础。

近些年研究结果发现，有些遗传信息不全部依赖于 DNA 序列的差异，指 DNA 序列不发生变化，但基因表达却发生了可遗传的改变，即表观遗传。表观遗传学的研究范畴主要包括 DNA 甲基化、组蛋白甲基化和乙酰化、基因组印记、基因沉默、染色体失活等。表观遗传学修饰水平的改变在个体发育及细胞增殖过程中能稳定的传递下去。

3. 核糖核酸——RNA　RNA 是由 DNA 通过转录而产生的，组成 RNA 的核苷酸包括腺苷酸、鸟苷酸、胞苷酸和尿苷酸四种，核苷酸之间也通过 3′，5′磷酸二酯键相连。与 DNA 分子相比，RNA 中的尿嘧啶替代了 DNA 中的胸腺嘧啶；RNA 分子中的戊糖是核糖，而不是脱氧核糖（表 3-3）。

表 3-3　DNA 和 RNA 的比较

名称	碱基类型	戊糖	结构	存在部位	功能
DNA	A T C G	脱氧核糖	双链	主要存在细胞核	储存、复制和传递遗传信息
RNA	A U C G	核糖	单链	主要存在细胞质	与遗传信息的表达有关

在细胞中,RNA 分子大多以单链的形式存在,且一般为线形,但在某些 RNA 分子的部分区域,RNA 单链可按碱基互补原则形成局部双螺旋结构,这种双螺旋结构呈发夹样,称为 RNA 的发夹结构。目前认为,细胞中存在的编码 RNA 主要有 3 种:信使核糖核酸(messenger RNA,mRNA)、转运核糖核酸(transfer RNA,tRNA)和核糖体核糖核酸(ribosomal RNA,rRNA)(表 3-4)。近些年来,有关 RNA 领域的研究不断深入,新的 RNA 特别是不编码蛋白质的非编码 RNA(non-coding RNA,ncRNA)被不断发现(表 3-5)。

表 3-4　3 种 RNA 分子的结构与功能比较

	mRNA	tRNA	rRNA
结构特点	一般呈线形	三叶草结构	线形或螺旋形
碱基特点	无特殊	含有稀有碱基	无特殊
细胞含量	1%～5%	10%～15%	75%～80%
功能	其核苷酸序列作为蛋白质合成的指令	携带活化氨基酸到核糖体特定部位	为核糖体的组成成分

表 3-5　动物细胞中主要存在的 RNA 种类及功能

RNA 类别	主要存在部位	主要功能
mRNA	细胞质,细胞核,线粒体(mt mRNA)	蛋白质的合成模板
rRNA	细胞质,细胞核,线粒体(mt rRNA)	核糖体的组成成分
tRNA	细胞质,细胞核,线粒体(mt tRNA)	转运氨基酸,参与蛋白质合成
snRNA	细胞核	参与 mRNA 的前体加工
snoRNA	核仁	参与 rRNA 等的加工与修饰
miRNA	细胞质,细胞核	基因表达调节
lncRNA	细胞质,细胞核	基因表达调节
核酶	细胞质,细胞核	催化 RNA 剪接

(1) mRNA:细胞内的 mRNA 占总 RNA 的 1%～5%,虽然含量较少,但种类很多且极不均一。细胞中 mRNA 作为遗传信息从 DNA 流向蛋白质的“中转站”,携带着来源于 DNA 的遗传信息与核糖体结合,作为合成蛋白质的模板。mRNA 在细胞内易被体内可溶性核糖核酸酶或多核苷酸磷酸化酶降解,是一类不稳定的 RNA。

在原核细胞中,mRNA 在合成的同时即可直接翻译为蛋白质,而真核细胞则不同,DNA 转录来的 pre-RNA 不成熟(称为不均一核内 RNA,hnRNA),后续需经过一系列的加工才能成为成熟的 mRNA 分子,如去除内含子、在 5′端加帽和 3′端加尾等加工过程。mRNA 分子中每 3 个相邻的碱基组成一个密码子(codon),蛋白质中氨基酸的排列顺序由密码子决定。

(2) rRNA:在细胞中 rRNA 的含量丰富,约占细胞内总 RNA 的 80%,是三种常见 RNA 分子中分子量最大的。一般用沉降系数 S 来表示 rRNA 分子量的大小。

一般情况下 rRNA 主要以单链结构形式存在,其主要功能是参与核糖体的构建过程,代谢更新较慢。在核糖体中，rRNA 占 60%，蛋白质占 40%。在细胞中，核糖体是合成蛋白质的主要细胞器，由大小两个亚基组成。在原核生物中，rRNA 主要包括 5S、16S 和 23S 三种，其中 30S 小亚基由 16s rRNA 和蛋白质构成，50S 大亚基由 23S 和 5S 两种 rRNA 与蛋白质构成，大小亚基共同组装成 70S 核糖体。真核生物中的核糖体为 80S，由 40S 和 60S 的大小亚基组成。其中，40S 的小亚基由 18S rRNA 和蛋白质组成，60S 大亚基由 28S、5. 8S 和 5S 三种 rRNA 与蛋白质组成。

（3）tRNA：在细胞中 tRNA 是一类相对分子量最小的 RNA，大多数 tRNA 由 74~95 个核苷酸组成。tRNA 的含量占细胞总 RNA 的 10%左右，大多以游离的形式存在于细胞质中，又称为可溶性 RNA（sRNA）。tRNA 分子为单链结构，由于链内存在部分折叠，使 tRNA 的二级结构为三叶草形，三级结构为倒“L”形（图 3-10）。

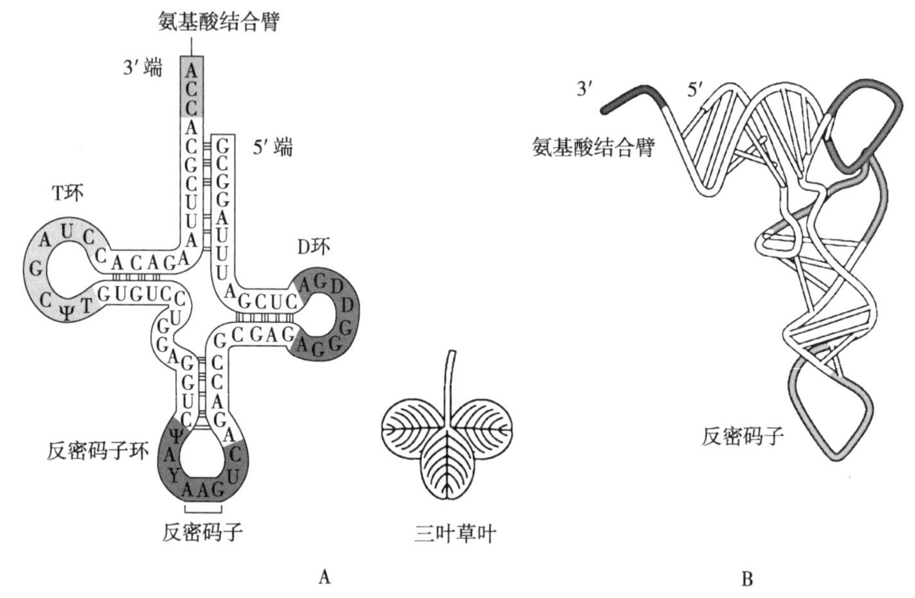

图 3-10　tRNA 的分子结构

A. tRNA 的二级结构（三叶草形）；B. tRNA 的三级结构（倒“L 形”）

tRNA 化学组成及空间结构的主要特点有：①化学组成的最大特点是含有稀有碱基，包括双氢尿嘧啶（DHU）、假尿嘧啶（Ψ）和甲基化嘌呤（mG、mA）等，占所有碱基的 10%~20%；②具有茎环结构：即某些核苷酸能够发生局部的碱基互补配对，形成双链茎状，不能配对的则形成突环，如 TΨC 环、D 环和反密码子环，其中反密码子环上有 3 个碱基组成的反密码子（anticodon），反密码子能与 mRNA 上的密码子按照碱基互补配对原则进行结合，这种结合方式决定了每种 tRNA 只能转运一种特定氨基酸参与蛋白质的合成；③tRNA 的 3′末端含有氨基酸结合臂：在 tRNA 的 3′末端含有 CCA 三个碱基，是 tRNA 与特定氨基酸共价结合的部位。

（4）小分子 RNA：近期研究发现，细胞内除了常见的三种 RNA 分子外，还有很多参与 RNA 转录后加工、转运及基因表达调控的小 RNA，如核内小 RNA（small nuclear RNA，snRNA）、微小 RNA（microRNA，miRNA）、长链非编码 RNA（long noncoding RNA，lncRNA）、piRNA（piwi-interacting RNA）等。

snRNA 是真核细胞细胞核内存在的一类独特 RNA，分子量相对较小，含 70~300 个核苷酸。大多的 snRNA 中富含尿苷酸（U），且含量可占总核苷酸的 35%左右。snRNA 的主要功能是参与基因转录产物的加工过程，snRNA 可以与特异性蛋白结合成剪接体，对前体 RNA 进行加工。

miRNA 是一类长度在 21~25nt 的非编码 RNA，具有发夹结构。越来越多的研究资料显示，约 1%的哺乳动物基因可编码 miRNA。miRNA 普遍存在于生物界，具有高度的保守性。miRNA 的主要功能是以序列同源互补的 mRNA 为靶点，通过抑制靶基因蛋白的合成或促进靶基因 mRNA 的降解，来高效、特异地阻断体内特定基因表达。

piRNA 是从哺乳动物生殖细胞中分离得到的一类长度约为 30nt 的小 RNA，并且这种小 RNA 只有与 PIWI 蛋白家族成员相结合才能发挥它的调控作用。越来越多的文献表明，piwi-piRNA 复合物可通过引起基因沉默的方式调控生殖细胞的生长发育，但由于对 piRNA 的研究尚处于初级阶段，它的一些具体功能尚在研究当中。

核酶（ribozyme）是指细胞内一类具有酶活性的 RNA 分子，由 T. Cech 首次发现，目前已发现了多种具有催化活性的天然核酶。核酶的发现，对酶的本质就是蛋白质这一传统概念提出了新的挑战，同时也为生命起源问题的探索提出了新的见解。核酶的底物是 RNA 分子，它们通过与序列特异性的靶 RNA 分子配对而发挥作用，其中锤头状（hammerhead）核酶和发夹状核酶已被人工合成，并显示出很好的功能。可以根据锤头结构的模式设计能破坏致病基因的转录产物，从而为基因治疗提供新途径。

第三节　细胞的起源与进化

目前认为，产生一定结构和功能的活细胞，是自然界进化发展的必然结果。现在人们广泛认为，构成生物体的所有细胞都是由一个共同的祖先细胞进化而来。最初的细胞形成是由简单的有机小分子物质结合成蛋白质和核酸等生物大分子，然后逐渐演变成具有细胞膜包裹而没有核膜的原核细胞，再进化成具有核膜的真核细胞及多细胞生物。

根据地球上现存的生物类型，可以将生命的起源与进化划分成三个阶段：

一、原核细胞的形成

一般认为，原始生命是地球上非生命物质经过漫长过程演化而来的。这个过程大致可以分为四个阶段：①从无机小分子演化到有机小分子；②从有机小分子结合形成生物大分子；③从生物大分子组装成多分子体系；④从多分子体系进一步演变为原核细胞。除上述四个阶段外，非生命物质演化产生原核细胞的关键因素还包括：①在生物大分子向原核细胞演化进程中必须要有自我复制能力的聚合体出现；②为了减少外部环境对生命进化的影响，必须要有膜的出现，使细胞有一个相对稳定的内环境。

二、原核细胞向真核细胞的演化

目前认为，真核细胞是由原核细胞逐渐演化而来的，关于原核细胞逐渐进化成真核细胞的进程，存在两种假说：①内共生假说，即真核细胞由原始厌氧菌摄入了需氧菌演化而来，从而可以使真核细胞能在有氧气存在的地球上存活下来；②分化起源假说，即原核细胞在长期的进化过程中，内部结构不断分化，并且在自然选择的基础上，初步形成完整的内膜系统、能量转换系统和细胞核系统，使其逐渐演化成结构精细，功能完善的真核生物。

三、单细胞生物向多细胞生物的进化

单细胞进化成多细胞生物是生命进化的重要步骤。虽然单细胞也是生命体，但是单细

胞生物只能利用少数简单的营养物质，而多细胞可以利用范围更广的自然资源。单细胞向多细胞进化的过程主要包括：①单细胞聚集形成集合体，使其更有效地适应周围环境；②出现细胞的分化，即多细胞机体内，存在多种不同类型的细胞，形成结构和功能不同的组织，进一步形成执行特定功能的器官和系统，进而相互协调组成一个复杂有序的有机整体。

知识点关联图

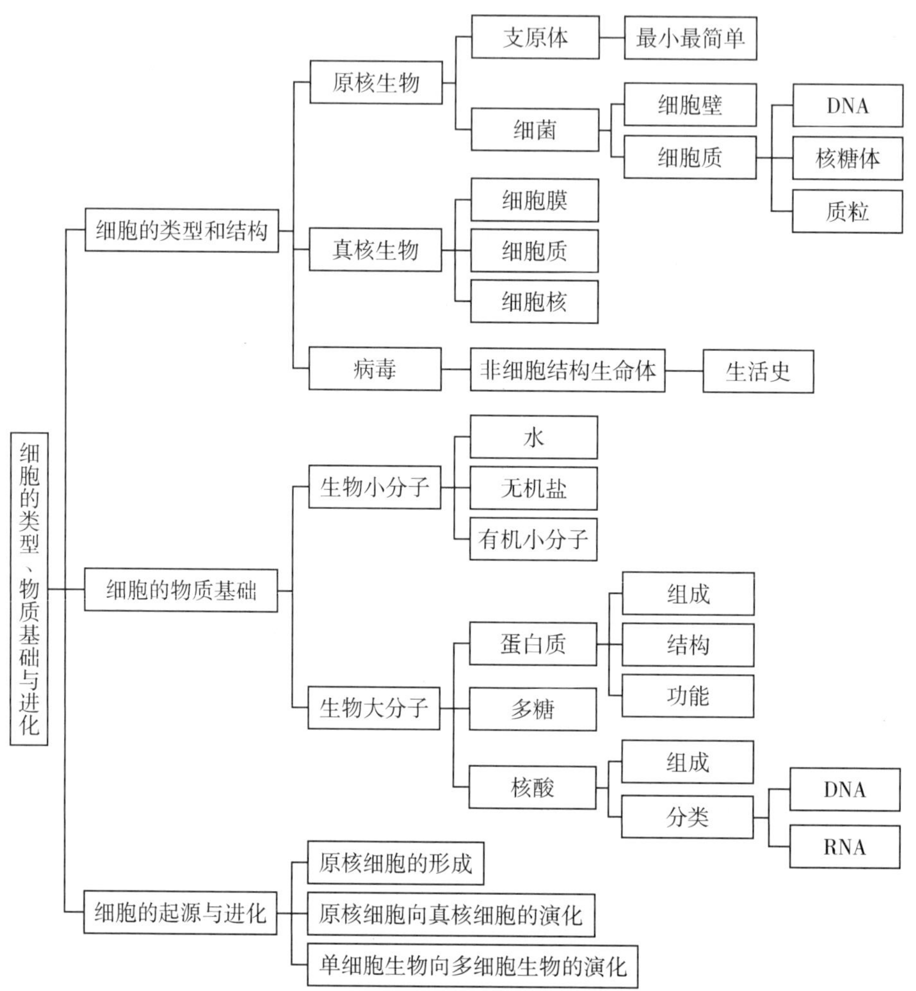

思考题

1. 原核生物和真核生物在基本结构方面有哪些主要异同点？
2. 蛋白质构建过程中包括几级主要结构？简述各级结构的主要特点。
3. 根据空间结构的不同可将 DNA 分为哪几类？简要概述 DNA 的主要功能。
4. 常见的 RNA 包括哪几种类型？随着研究的不断深入，近期又发现了哪些新型的 RNA？它们有何主要功能？

（高继光）

第二篇　细胞的基本结构与功能

第四章　细　胞　膜

【导读】在生命进化的过程中，为了保证核酸的自我复制，以及避免由其指导合成的蛋白质的丢失，经过长期演变，在这些生命物质的外表面，脂类分子自发装配形成了膜结构，即细胞膜，从而构成了最早的原始细胞。因此，细胞膜的出现是生命物质由前细胞阶段向细胞阶段的重大转折。细胞膜作为细胞的屏障，将细胞内的生命物质与外界物质相分隔，维持细胞内相对稳定的内环境，保证各项生命活动的进行。换而言之，没有细胞膜，细胞将不复存在，也不会有更高级的进化与分化。

细胞膜（cell membrane）是包围在细胞外侧的一层薄膜，又称细胞质膜（plasma membrane）。细胞膜的厚度为7~10nm，超过光学显微镜的分辨极限，因而在光学显微镜下看不到真正的细胞膜。光镜下所观察到的细胞膜，实际上是细胞与周围物质的界面。直到20世纪50年代电子显微镜的出现，细胞膜的超微结构才得以显现。在高倍率的电镜下，每层膜均显示出"两暗一明"的三层结构，称为单位膜（unit membrane）。

真核细胞除了表面有一层细胞膜外，在细胞内部还有构成各种细胞器的膜，如核膜、内质网膜、高尔基复合体膜、溶酶体膜、线粒体膜以及转运小泡的膜等，统称为细胞内膜。细胞膜和细胞内膜统称为生物膜（biomembrane）。生物膜在电子显微镜下均显现出单位膜的结构，它们在化学组成、生物学特性和功能活动方面具有很多共性。本章通过对细胞膜的结构与跨膜转运功能的介绍有助于对各种生物膜有一个基本认识。

第一节　细胞膜的化学组成、特性与结构模型

一、化学组成

对各种细胞生物膜的化学分析结果表明，其化学组成成分基本相同，主要有脂类、蛋白质和糖类，此外还有水、无机盐和金属离子等。其中脂类以双分子层形式存在，蛋白质以多种方式与脂类结合，共同构成了膜的主体。糖类主要位于膜的外表面，与某些脂类或蛋白质结合形成糖脂或糖蛋白。膜上的一些金属离子与膜蛋白的功能相关，如钙离子。

（一）膜脂

细胞膜上的脂类称为膜脂（membrane lipid），膜脂约占细胞膜的总含量的50%，它是细胞膜的主要成分之一。一个动物细胞的细胞膜上大约有10^9个膜脂分子，以磷脂和胆固醇为主，还有少量的糖脂。

1. **磷脂**　磷脂（phospholipids）是细胞膜上最主要的脂类，占整个膜脂的50%以上。主

要的磷脂包括磷酸甘油酯(phosphoglyceride)和鞘磷脂(sphingomyelin,SM)。

磷酸甘油酯中结构最简单的就是磷脂酸(phosphatidic acid)。它以甘油为骨架,甘油分子中1,2位羟基与脂肪酸链形成酯键,3位羟基与磷酸形成酯键。磷脂酸在膜上含量不多,但它是合成其他磷酸甘油酯的前体。磷脂酸中的磷酸基团再与其他分子如胆碱、乙醇胺、L-丝氨酸、肌醇等结合可相应形成多种磷酸甘油酯,如磷脂酰胆碱(phosphatidylcholine,PC)、磷脂酰乙醇胺(phosphatidylethanolamine,PE)、磷脂酰丝氨酸(phosphatidylserine,PS)和磷脂酰肌醇(phosphatidylinositol,PI)等(图4-1、图4-2)。在上述分子的名称中,"磷脂酰"指的是该分子的磷酸-甘油-脂肪酸链部分。磷酸甘油酯主要在内质网中合成。通常膜中含量最高的为磷脂酰胆碱,其次是磷脂酰乙醇胺。

磷酸甘油酯分子中都具有一个与磷酸基团相结合形成的亲水的极性头部,两条脂肪酸链构成的疏水的非极性尾部。一般尾部脂肪酸链的碳原子数为12~24,都是偶数,其中以16碳和18碳为多。其中一条脂肪酸链不含双键(饱和链),另一条脂肪酸链含有1~2个顺式双键(不饱和链),顺式双键在烃链中产生约30°的弯曲。

鞘磷脂作为鞘氨醇的衍生物,结构与磷脂酰胆碱相类似,但是以鞘氨醇代替磷酸甘油酯中的甘油,其氨基和脂肪酸链形成酰胺键,连接脂肪酸链。鞘磷脂在神经元细胞膜中含量较多。

2. **胆固醇**　胆固醇(cholesterol)是细胞膜中另一类重要的脂类(图4-3),约占膜脂的20%,存在于动物细胞和极少数的原核细胞质膜上,哺乳动物细胞质膜上含量尤为丰富。胆固醇是细胞膜内的中性脂类,其由羟基、固醇环和一个较短的烃链组成。胆固醇分子具有较强疏水性,不能独立形成脂双层,只能穿插在磷脂分子中,起到加强细胞膜稳定性、调节膜流动性的作用。动物细胞无细胞壁的保护,胆固醇有加强细胞膜稳定性的作用。

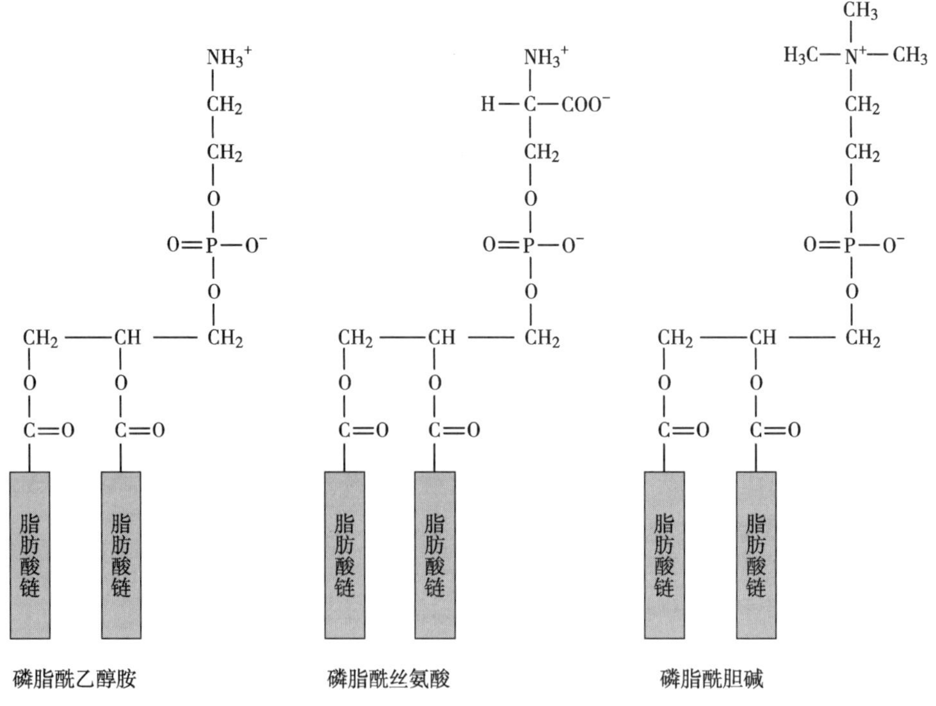

图4-1　常见磷脂分子结构式

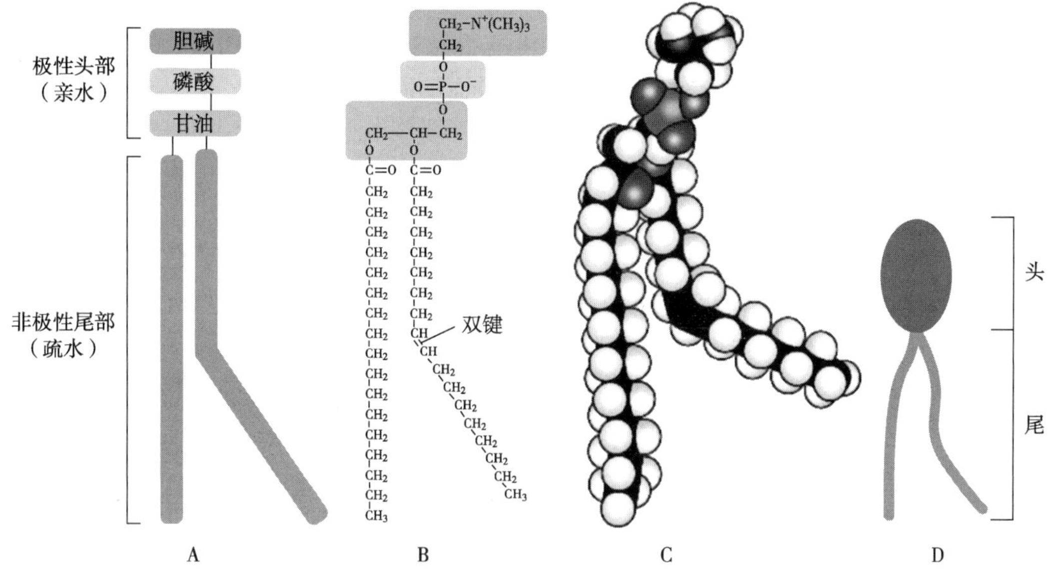

图 4-2　磷脂酰胆碱分子的结构

A. 结构示意图；B. 结构式；C. 空间结构模型；D. 结构符号

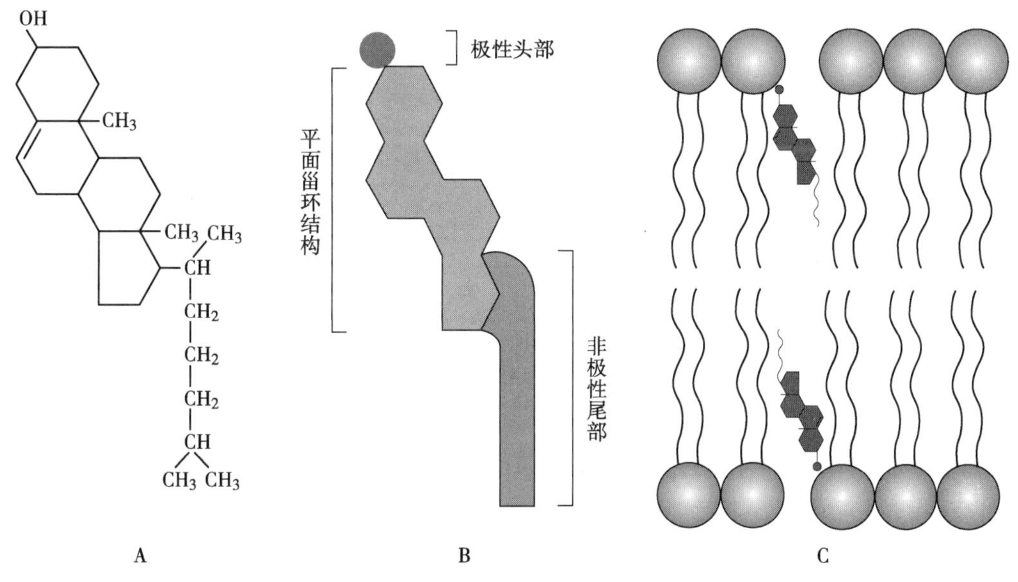

图 4-3　胆固醇

A. 胆固醇的结构式；B. 胆固醇分子结构示意图；C. 胆固醇的分布

3. **糖脂**　糖脂（glycolipid）为含有 1 个或几个糖基的脂类，普遍存在于原核和真核细胞的细胞膜表面，含量占膜脂总量的 5%以下。目前已发现 40 多种糖脂，自然界中的糖脂可按其组成骨架而分为两大类：甘油糖脂及鞘糖脂。

甘油糖脂存在于动物的神经组织、植物和微生物中，是植物细胞膜中的主要糖脂。在动物细胞膜中的糖脂主要为鞘糖脂，结构类似鞘磷脂，为鞘氨醇的衍生物，只是糖基取代了磷脂酰胆碱，与鞘氨醇的羟基相结合。最简单的仅含一个糖基的鞘糖脂称为脑苷脂，其与鞘磷脂不同之处在于以半乳糖或葡萄糖代替了鞘磷脂中的磷脂酰胆碱。神经节苷脂是比较复杂的糖脂，含有 7 个单糖残基的分支链。它们在神经髓鞘和神经元细胞膜上含量较高。

糖脂常被作为细胞表面标志物质，又是细胞表面抗原的重要组分。某些正常细胞癌变后，表面糖脂成分有明显变化；一些已分离出来的癌细胞特征抗原，也被证明是糖脂类物质。细胞表面的糖脂还是许多细胞外生理活性物质的受体，参与细胞识别、信息传递及信号转导等。

4. **膜脂的特点**　膜脂为兼性分子，虽然种类众多，但就单个分子而言它们具有共同的特点：水脂兼性分子（amphipathic molecule），都有一个亲水的极性的头部和一条或两条疏水的非极性的尾部。如磷脂酰胆碱，作为细胞膜中含量最多的磷脂，它有一分子胆碱附着于磷酸基团上作为亲水的头部，两条较长的脂肪酸链作为疏水的尾部，而胆固醇和糖脂分别以固醇环上的羟基和糖残基作为亲水的头部。

在水溶液中，水脂兼性分子会受制于两种对抗力量：亲水的头部吸引水，而疏水的尾部避开水，并与其他疏水分子相聚集。因此当这些兼性分子被水环境包围时，将主要以两种形式存在：脂质分子团（micelle）和脂质双分子层（lipid bilayer）（图 4-4）。

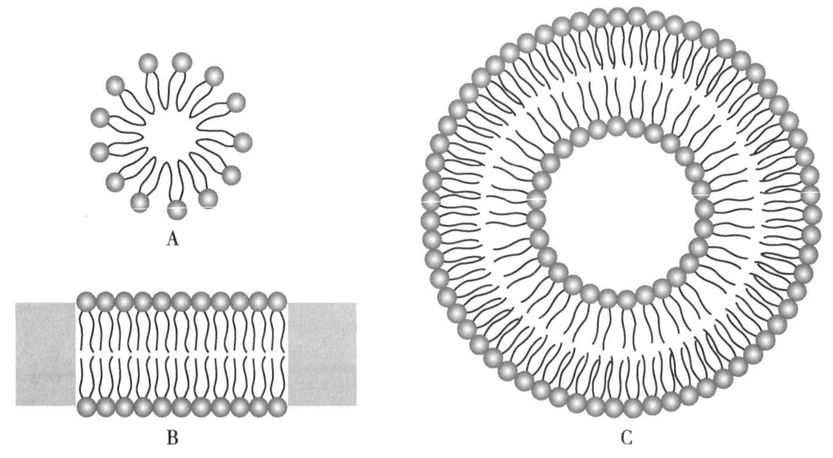

图 4-4　磷脂分子团和脂质体结构

A. 磷脂胶态分子团；B. 磷脂双分子层；C. 球形脂质体

脂质分子在水环境中排列成双层，亲水的头部面向水，而疏水的尾部在夹层内，相互紧挨着以避开水。脂质双分子层一旦破裂将产生边界，为了避免疏水的尾部暴露在水中，其将自动重排以消除边界，进行自我修复。如果裂缝很小，双分子层将排出水分子并且重排修复，恢复成连续的双分子层；如果裂缝很大，其将开始自我卷曲，形成几个封闭的球形小泡即脂质体（liposome）（图 4-4）。无论哪种情况，其目的就是快速消除边界。防止边界的形成能促使磷脂等兼性分子自我装配，形成一个密封结构即某种意义上原始的细胞膜，具有极其重要的意义。

人工合成脂质体的直径在 25~1 000nm 之间，常被用作体外的生物膜功能的实验模型。例如将蛋白质包裹入脂质体中，可以在比生物膜更简单的环境中研究其功能；脂质体也可以作为一种安全的运载体，把药物或 DNA 包含在其中，介导入细胞以研究其生物学作用；在临床治疗中，可将抗体与脂质体相结合，通过局部给药或全身血液循环而选择性地浓集定位于靶组织、靶器官、靶细胞，以减少对机体的损伤。

（二）膜蛋白

尽管脂质双分子层为细胞膜提供了基本结构，但膜的不同特性和功能却是由与之相结合的膜蛋白（membrane protein）决定的。膜蛋白不仅将特殊的营养物质、代谢产物和离子转运通过脂质双分子层，还有许多其他功能：一些膜蛋白作为酶催化特殊的反应，另一些膜蛋白将膜锚连在两边的大分子上，还有一些膜蛋白作为受体感受细胞周围的化学信号并把它们传递到细胞内部。

不同类型的细胞以及细胞内不同的生物膜，其膜蛋白的含量和种类都有很大的差异。由于蛋白质介导了生物膜的许多功能，因此功能越多越复杂的生物膜，其蛋白质含量越高，反之亦然。如线粒体内膜上有电子传递链等多种蛋白质，故膜蛋白含量高达 76%，而神经细胞轴突外的髓鞘主要起绝缘作用，膜蛋白只有三种且含量低于 25%。一般的细胞膜中蛋白质含量介于两者之间，约占 50%。根据膜蛋白与膜脂结合的方式以及所在的位置不同，膜蛋白可分为三种基本类型：外在膜蛋白（extrinsic membrane protein）、内在膜蛋白（intrinsic membrane protein）和脂锚定蛋白（lipid anchored protein）（图 4-5）。

1. **外在膜蛋白** 又称外周膜蛋白（peripheral membrane protein），是一类与膜脂结合比较松散的蛋白质，分布在细胞膜的内外表面，主要在细胞膜的胞质面。外在膜蛋白为水溶性蛋白，占膜蛋白总量的 20%～30%。外在膜蛋白通过离子键或弱的静电作用与膜脂分子的极性头部结合，或通过与内在膜蛋白亲水的头部相互作用，间接与膜结合（图 4-5A、B）。外在膜蛋白与膜的结合力较弱，使用一些温和的方法，如改变溶液的离子浓度甚至提高温度，就可将它们从膜上分离下来，而膜的结构也没有被破坏。

外在膜蛋白中研究较清楚的是位于细胞膜内表面（胞质面）的外周蛋白，如人红细胞的血影蛋白。它与其他蛋白共同在红细胞膜胞质面形成一个纤维网络，即膜“骨架”，并为内在膜蛋白提供锚定位点。此骨架不仅为细胞膜提供机械支持，同时在维持红细胞的双凹外形、抵抗其穿越毛细血管时的挤压力等方面具有重要作用。

2. **内在膜蛋白** 又称跨膜蛋白（transmembrane protein），占膜蛋白的 70%～80%，它们贯穿全膜，两端暴露于膜的内外表面。内在膜蛋白与相邻的膜脂分子一样，也是水脂兼性分子，既有疏水区域又有亲水区域。其疏水区域位于脂双层的内部，与脂质分子的疏水尾部相接触，其亲水区域暴露在膜两侧的水环境中。内在膜蛋白主要以疏水键或疏水键和离子键两种作用与膜较牢固地结合，不容易分离和纯化。跨膜蛋白只有在较剧烈的条件下，如用去垢剂处理时破坏了脂类与蛋白质疏水区的连接，才能从膜上溶解下来。

在跨膜蛋白中，有些仅跨膜一次，如胞外信号的受体。而有一些则多次跨膜，并形成允许水溶性分子穿越膜的水通道。这些多次跨膜蛋白常含有多个 α 螺旋，在脂质双层的疏水环境中，α 螺旋一个挨一个排列成环状，且疏水侧链暴露在外侧，与膜脂相互作用，而亲水侧链在内侧，形成横穿脂双层的水通道。

虽然 α 螺旋是目前已知的多肽链穿越脂双层的最常见的方式，但是有一些跨膜蛋白的多肽链以 β 折叠方式弯曲成一个开放式圆筒的形式穿越脂双层，这个圆筒称为 β 筒（β-barrel）（图 4-5E）。朝向筒里面的、水通道内侧的氨基酸侧链大多是亲水的；而在筒外表面上的与脂双层疏水中心接触的氨基酸侧链全是疏水的。β 筒结构最著名的例子就是水孔蛋白，它在线粒体膜和细菌膜上形成了充满水的大通道。

3. **脂锚定膜蛋白** 又称脂连接蛋白（lipid linked protein），这类膜蛋白可位于膜的两侧，其水溶性的肽链并不嵌入膜中，而是通过共价键与膜脂分子相结合，锚定在细胞膜上。脂锚

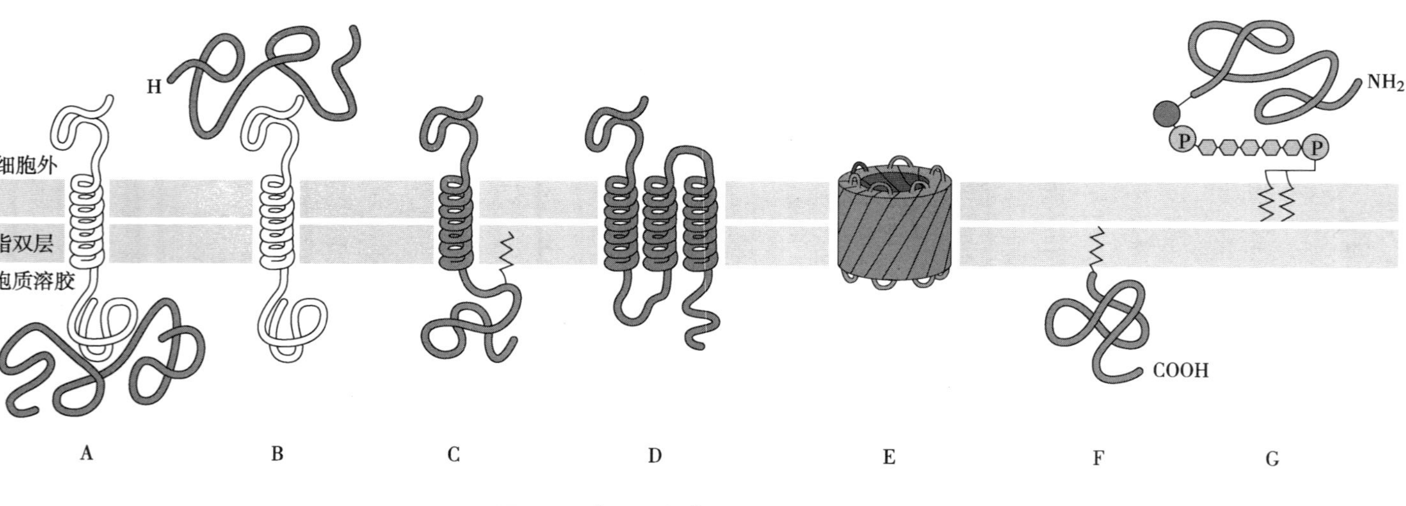

图 4-5　膜蛋白在膜中的几种结合方式

A、B. 外在膜蛋白，与膜脂的极性头部或内在膜蛋白亲水区以非共价键相互作用，间接与膜结合；C~E. 内在膜蛋白，一次或多次以 α 螺旋或 β 筒的形式穿膜；F. 位于胞质侧的脂锚定蛋白，以共价键直接与胞质面膜脂中的脂肪酸链结合；G. 位于细胞膜外表面的脂锚定蛋白 GPI

定膜蛋白按照结构和分布的不同可分为两类：

（1）与脂肪酸链结合的脂锚定膜蛋白：多分布在细胞膜胞质一侧，如与肿瘤发生相关的酪氨酸蛋白激酶的突变体 v-Src（图 4-5F）及参与细胞信号转导的双重锚定膜蛋白 Ras。

（2）与糖脂相结合的脂锚定膜蛋白：多分布在细胞膜外表面，在不同的细胞中，这类糖脂的结构有很大的差异，但都通过与磷脂酰肌醇（PI）分子相连的寡糖链共价结合而锚定到细胞膜上，因此它们被称为糖基磷脂酰肌醇（glycosylphosphatidylinositol，GPI）锚定方式，简称 GPI 锚定方式（图 4-5G）。GPI 脂锚定膜蛋白通常是膜受体、水解酶和细胞黏附分子。一种罕见的贫血阵发性血红蛋白夜尿，就是 GPI 合成缺陷，导致红细胞容易破裂所致。

（三）膜糖类

细胞膜中糖类含量不高，在真核细胞中占细胞膜重量的 2%～10%。它们大多是与蛋白质或脂类分子以共价键相结合的低聚糖，以糖蛋白（glycoprotein）或糖脂（glycolipid）的形式分布在细胞膜的外表面。低聚糖链（寡糖链）一般由 1～10 个单糖或单糖衍生物组成，有直链也有分支链。在动物细胞膜中的单糖主要有 D-葡萄糖、D-半乳糖、D-甘露糖、L-岩藻糖、N-乙酰半乳糖胺、N-乙酰葡萄糖胺和唾液酸等。

由于构成低聚糖链的单糖在数量、种类、结合方式、排列顺序以及有无分支等方面存在差异，因而出现了千变万化的组合形式，也赋予了糖蛋白和糖脂不同的生理功能。一些和细胞与环境相互作用有关的基本生物学现象，都涉及糖蛋白和糖脂。

二、特性

生物膜具有两个基本特性：膜的不对称性和膜的流动性。

（一）膜的不对称性

膜的不对称性（membrane asymmetry）是指细胞膜中各种成分的分布是不均匀的，包括种类和数量上都存在很大差异。

1. **膜脂的不对称性** 膜脂的不对称性是指同一种膜脂在膜内外两层分布的含量和比例均不同。在人红细胞膜中，鞘磷脂和磷脂酰胆碱主要分布在脂双层的外层中，而在内层中磷脂酰乙醇胺、磷脂酰丝氨酸和磷脂酰肌醇含量较多且差异明显。胆固醇在红细胞膜内、外脂双层中分布的比例大致相等。细胞膜中糖脂均位于脂双层非胞质面。

膜脂双分子层的不对称性分布，使膜的两层流动性有所不同，并且有助于维持膜蛋白的极向。

2. **膜蛋白的不对称性** 各种膜蛋白以不同程度镶嵌或贯穿于脂质双分子层中，在细胞膜中都有特定的位置，其分布是绝对不对称的。与细胞膜相关的酶主要位于膜的某一侧面，如磷酸酯酶在细胞膜外侧面，而腺苷酸环化酶则位于细胞膜的胞质侧。膜蛋白的不对称性还表现在跨膜蛋白的两个亲水端，其肽链长度、氨基酸种类都有所不同，有的在膜外侧有活性位点，有的在胞质侧有活性位点。

各种生物膜的特征及其生物学功能主要是由膜蛋白来决定的，膜蛋白分布不对称性是膜功能具有方向性的物质基础。

3. **膜糖类的不对称性** 膜糖类的分布具有显著的不对称性。细胞膜糖脂、糖蛋白的低聚糖链只分布在细胞膜的外表面，如红细胞质膜上的血型糖蛋白，以及许多细胞质膜上的激素受体。但在内膜系统中，糖脂、糖蛋白的糖基都分布于膜腔的内侧面（非胞质面）。

生物膜结构上的不对称性与膜功能的不对称性和方向性密切相关，具有重要的生物学意义，膜结构的不对称性保证了膜功能的方向性和生命活动的高度有序性。

（二）膜的流动性

生物膜是一种动态结构，它的各组成成分都处于运动状态。如果膜是一种刚性、有序的结构则无法产生运动；而完全液态，毫无黏性的膜会使各种膜成分无序排列，无法组织成结构，也不能为细胞提供形态支持。在生理状态下，细胞膜既不是液态，也不是固态，而是介于液态与晶态之间的过渡状态，即液晶态（liquid-crystal state）。它既具有液态分子的流动性，又具有固态分子的有序排列，这是细胞膜极为重要的特性。当温度下降到一定程度（<25℃），到达某一点时，膜的性质会明显改变，它由流动的液晶态转变为凝胶状的晶态，这时膜内分子的运动会受到很大程度限制；当温度上升至某一点时，晶态又可以熔融为液晶态。我们将这一临界温度点称为膜的相变温度。由于温度的变化导致膜状态的改变称为"相变"（phase transition）。在相变温度以上，膜处于流动的液晶态。各种生物膜内脂类和蛋白质等组成成分不同，其相变温度也不一样。膜的流动性（membrane fluidity）是膜的基本特性之一，也是细胞生长、运动等生命活动的必要条件。膜的流动性主要是指膜脂的运动性和膜蛋白的运动性。

1. 膜脂分子的运动　20 世纪 70 年代后通过一些新技术的应用，如差示扫描量热法、磁共振、同位素标记等使人们探测到膜脂分子的运动。研究结果表明，脂类分子的各种运动与膜的流动性有着密切的关系。在相变温度以上的条件下，膜脂分子在细胞膜上的运动可归纳为以下几种方式（图 4-6）：

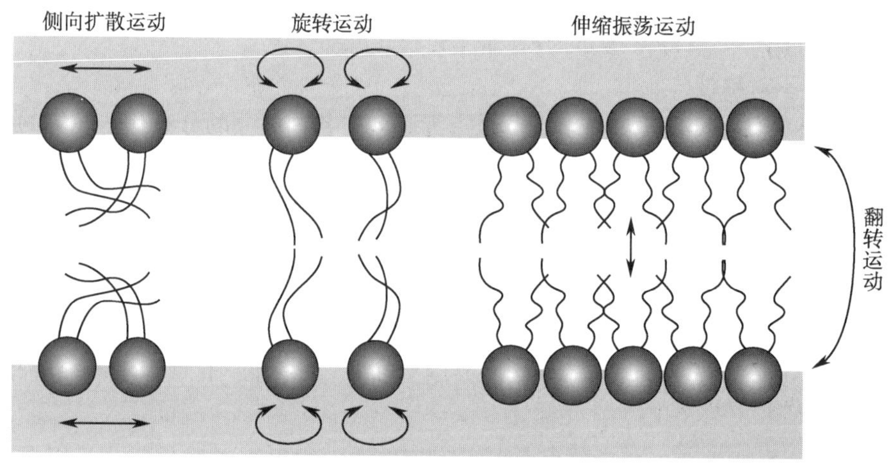

图 4-6　膜脂分子的几种运动方式

（1）侧向扩散运动：在脂质双层的同一单层内，各个膜脂分子沿膜平面不断横向移动交换位置，交换频率约 10^7 次/s。实验表明，处于液晶态的脂双层在 30℃时其脂类分子的侧向扩散系数约为 $10^{-8}cm^2/s$，即相当于每秒钟扩散 1μm。侧向扩散运动是膜脂分子主要的运动方式。

（2）旋转运动：膜脂分子尾部围绕着与膜平面相垂直的轴进行快速旋转。膜脂分子旋转的平均时间为 10^{-9}~10^{-8} 秒。

（3）摆动运动：膜脂分子围绕与膜平面垂直的轴进行左右摆动。

（4）伸缩振荡运动：膜脂的脂肪酸链沿着与膜平面垂直的长轴进行伸缩振荡，膜脂分子中各部分的运动速度有差异。由于磷脂分子中头部有极性，相对固定，而背离头部，越靠近脂肪酸链中心运动越快，即头部极性集团运动最慢，甘油骨架次之，脂肪酸链运动最快，显示出一种运动梯度。

（5）旋转异构化运动：膜脂分子的脂肪酸烃链中的 C—C 键可旋转而引起异构运动，这是脂类分子运动的基础。在低温条件下，脂肪酸烃链呈全反式构象，随着温度升高，顺式构象逐渐增多，烃链流动性加大。烃链中次甲基（$—CH_2—$）在构象转变过程中形成旋转异构化作用，使脂肪酸链变短而流动性增大。变动频率约为 10^{-10} 秒。

（6）翻转运动：膜脂分子在双分子层之间由一层翻转到另一层的运动。膜脂分子平均几小时才翻转一次，运动速度极慢，翻转需消耗能量，并由翻转酶催化才能进行。翻转运动能促进某些新合成的磷脂分子从脂双层的胞质面翻转到非胞质面。

2. **膜蛋白分子的运动**　膜蛋白分子的运动方式一般可分为：细胞代谢驱使的运动和被动扩散。受细胞代谢驱使发生运动的膜蛋白，主要与细胞膜下的微管、微丝相结合而形成复合体，膜脂对其运动影响不大。膜蛋白的被动扩散直接受膜脂流动性制约，可分为侧向扩散和旋转运动两种。这两种分子运动方式与膜脂分子相似，但移动速度较慢。

（1）侧向扩散：指膜蛋白在膜平面上做侧向扩散。1970 年，霍普金斯大学的 L. D. Frye 和 M. Edidin 用细胞融合和间接免疫荧光法证明，膜抗原（即膜蛋白）在脂双层中可以自由扩散。他们将体外培养的人和小鼠的成纤维细胞进行融合。融合前，用发红色荧光的罗丹明荧光素标记人成纤维细胞的特异性抗体，用发绿色荧光的异硫氰酸荧光素标记小鼠成纤维细胞的特异性抗体，被标记的抗体分别与人和小鼠成纤维细胞膜上的抗原相结合，随后荧光显微镜下观察人小鼠杂交细胞表面抗原分布的变化。当这两种细胞在融合剂（灭活的仙台病毒）的作用下刚发生融合时，杂合细胞中人细胞一侧呈红色荧光，小鼠细胞一侧呈绿色荧光。经 37℃培养 40min 后，两种颜色的荧光颗粒均匀分布在整个杂交细胞质膜上（图 4-7）。这一实验清楚地显示了与标记抗体结合后的膜抗原在细胞膜上的扩散运动。但在低温条件下（≤1℃），膜抗原则基本停止运动。

目前测定膜蛋白的侧向扩散常采用光脱色荧光恢复法（fluorescence recovery after photobleaching，FRAP）。这种方法首先用荧光物质标记膜蛋白，接着用激光照射膜上某一微区，

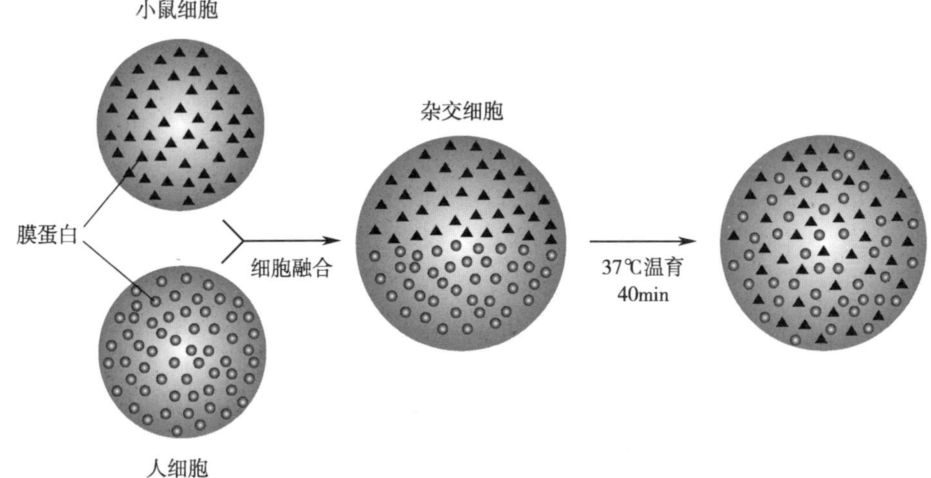

图 4-7　小鼠-人细胞融合过程中膜蛋白的侧向扩散示意图

使被照射区域的膜蛋白荧光不可逆地淬灭之后，其他部位带有荧光的膜蛋白由于侧向扩散，不断地进入这个被脱色的微区，该区域荧光又恢复。可通过荧光恢复速度来计算膜蛋白的侧向扩散速率。不同膜蛋白扩散速率不同。

（2）旋转运动：或称旋转扩散，膜蛋白能围绕与膜平面相垂直的轴进行旋转运动，但旋转扩散的速度比侧向扩散更为缓慢。不同膜蛋白由于分子结构及所处的微环境的不同，旋转扩散的速度有很大差异。

实际上，并不是所有的膜蛋白都能自由运动。在细胞膜上，膜蛋白的分布具有特定的区域性，可能是某些膜蛋白与膜下细胞骨架结构相结合，限制了膜蛋白的运动，或者膜蛋白聚集形成复合物，减缓其运动。而不同细胞，膜蛋白的运动也不相同，有些细胞 90%的膜蛋白是自由运动的，而有些细胞只有 30%的膜蛋白处于流动状态。

3. 影响膜流动性的因素

（1）脂肪酸链的长度和不饱和程度：这是影响膜流动性的重要因素。在给定的温度下，脂质双层的流动性取决于它的磷脂成分，特别是取决于脂肪酸链尾部的性质。较短的脂肪酸链会减弱脂类分子尾部的相互作用，从而增进流动性。相反，尾部越长，聚集得越紧密、越有规则，脂双层就越黏滞并较少流动。此外，饱和脂肪酸链呈直形，所以排列紧密；而不饱和脂肪酸链，在双键处发生折曲，脂肪酸链侧弯，使脂类分子尾部难以相互靠近，排列疏松，因而脂类分子的流动性增大。一些受外界环境温度影响的细胞，它们还可以通过不断调整膜脂中脂肪酸链尾部的长度和不饱和程度，以使膜的流动性保持在相对稳定的状态，如在较高的温度时，细胞调节膜脂，使之具有较长和较少双键的尾部。

（2）胆固醇的双向调节：动物细胞的细胞膜含有大量的胆固醇，其对膜的流动性具有双向调节作用。当温度在相变温度以上时，由于胆固醇分子的固醇环与磷脂分子靠近极性头部的碳氢链部分结合，抑制了磷脂分子中脂肪酸链的旋转异构化运动，起到稳定细胞膜的作用。当温度在相变温度以下时，由于胆固醇位于磷脂分子之间，隔开磷脂分子，可有效地阻止磷脂分子的脂肪酸链相互凝聚，干扰晶态形成。动物细胞膜中所含胆固醇可以有效地防止低温时膜流动性的突然降低。一般来说，胆固醇含量越高，膜的流动性越趋于稳定。

（3）卵磷脂与鞘磷脂的比值：哺乳动物细胞中，卵磷脂（磷脂酰胆碱）和鞘磷脂的含量约占膜脂的 50%。其中卵磷脂的脂肪酸链含有双键，不饱和程度高，相变温度较低，流动性较高；鞘磷脂则相反，其脂肪酸链饱和程度高，相变温度也高，且范围较宽（25~35℃），流动性略低。在 37℃时，卵磷脂和鞘磷脂二者均呈流动状态，但鞘磷脂的黏度却比卵磷脂大 6 倍，因而鞘磷脂含量高则流动性降低。在细胞衰老过程中，细胞膜中卵磷脂与鞘磷脂的比值逐渐下降，其流动性也随之降低。

（4）膜蛋白的影响：膜蛋白与膜脂结合后对膜流动性的影响因结合方式（静电结合、疏水结合等）的差异而有所不同。一般来说，当蛋白质嵌入膜脂疏水区后，具有与胆固醇相似的作用，使膜的微黏度增加。嵌入蛋白质的量越多，脂质层的流动性越小。这是由于部分膜脂与镶嵌蛋白紧密结合，而这类膜脂一般是不能运动的，只能受其所包围的蛋白质运动的影响。

除上述因素外，膜脂的极性基团、环境温度、pH 及离子强度等均不同程度地影响膜脂的流动性。如环境温度越高，膜脂的流动性越大；在相变温度范围内，每下降 10℃，膜的黏度增加三倍，导致流动性降低。

膜的流动性具有十分重要的生理意义。一切膜的基本活动均在细胞膜的流动状态下进行。如果细胞膜固化，黏度增大至一定程度，某些物质传送中断，膜内酶的活性将终止，最终导致细胞的死亡。为了使生物膜具有合适的流动性以行使其正常功能,生物体可以通过细胞代谢等方式予以调控,如超出调节范围,细胞就难以维持正常的代谢而出现功能紊乱。

三、结构模型

细胞膜中的膜脂、膜蛋白是如何排列并构建成细胞膜?它们之间的相互关系如何?这些对阐明膜的功能及机制十分重要。19 世纪末,苏黎世大学的 E. Overton 通过研究各种卵细胞的通透性,发现脂溶性的物质易穿过细胞膜,非脂溶性的物质不易穿过细胞膜,他据此推测细胞膜是由脂类物质构成,初步明确了细胞膜的化学组成。1925 年 E. Gorter 和 F. Grendel 用丙酮抽提红细胞膜的脂类,并将它在水面上铺展成单分子层,测得所占面积是已知数量的红细胞膜面积的两倍,因而认为红细胞膜是由两层脂类形成的,第一次提出了脂质双分子层是细胞膜的基本结构的概念。这个实验结论在细胞生物学史上有深刻的影响,脂双层的概念成为后来大部分膜结构模型的基础,并在这一基础上提出了几十种不同的膜分子结构模型,现介绍几种有代表性的膜结构模型。

(一)片层结构模型

1935 年,H. Davson 和 J. Danielli 发现细胞膜的表面张力显著低于油-水界面的表面张力。根据已有知识——脂类表面如吸附蛋白质则降低表面张力,他们推断细胞膜不是单纯由脂类组成,细胞膜中含有蛋白质成分,并提出了第一个细胞膜分子结构模型——"片层结构模型"(lamella structure model)。

这一模型认为,细胞膜中有两层磷脂分子,磷脂分子的疏水脂肪酸链在膜的内部彼此相对,而每一层磷脂分子的亲水端则朝向膜的内外表面,球形蛋白质分子附着在脂质双分子层的两侧表面,形成了"蛋白质-磷脂-蛋白质"的三夹板式结构。后来,他们对其模型进行了修改,认为细胞膜上有由蛋白质构成的亲水通道,能允许水分子通过。

(二)单位膜模型

20 世纪 50 年代,随着电子显微镜的出现,J. D. Robertson 使用其观察各种细胞膜和细胞内膜,发现所有生物膜均呈"暗—明—暗"的三层结构,在横切面上表现为内外两层电子密度高,为 2nm 厚的暗带,中间电子密度低,为 3.5nm 厚的明带,膜的总厚度约为 7.5nm。他将这种"两暗一明"的结构称为单位膜。随后,他在片层结构模型基础上提出了"单位膜模型"(unit membrane model)(图 4-8)。

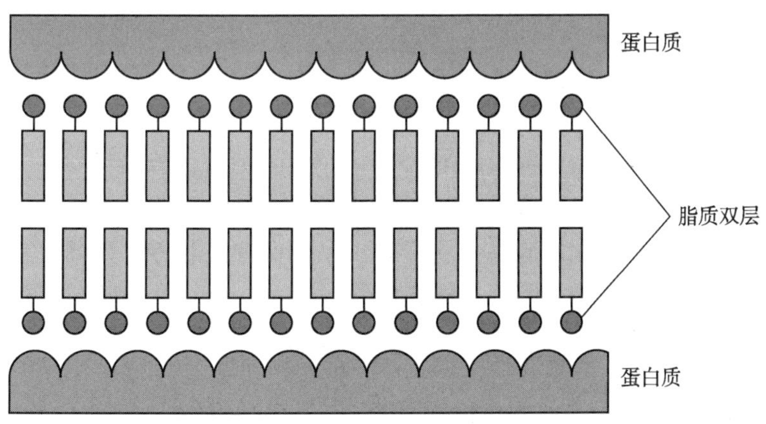

图 4-8 单位膜模型

该模型认为所有生物膜都具有类似的结构，其厚度也基本一致，磷脂双分子层构成膜的连续主体，但认为膜内外两侧的蛋白质并非是球形蛋白质，而是单条肽链以 β 折叠形式，通过静电作用与磷脂极性头部相结合。单位膜模型提出了各种生物膜在形态上的共同特点，具有一定的理论意义，并对膜的某些属性作出了一定的解释，在超微结构中被普遍采用，名称一直沿用至今。但是，它却无法对许多现象给出满意的解释：首先，单位膜模型为一种静态的单一结构，它无法说明膜动态结构的变化；其次，不同种类细胞和同一细胞中不同的生物膜厚度并不完全相同；此外，模型显示不出各种生物膜的功能特性的差异。

（三）流动镶嵌模型

20 世纪 60 年代以后，随着新技术的发明和应用，对细胞膜的认识越来越深入。例如，应用冰冻蚀刻技术显示细胞膜中存在蛋白质颗粒；应用免疫荧光标记技术结合细胞融合实验证明细胞膜中的蛋白质是可流动的；应用红外光谱、旋光色散等技术证明膜蛋白主要是以 α 螺旋形式存在。在此基础上又相继提出了许多新的模型，其中被广泛接受的是 S. J. Singer 和 G. L. Nicolson 在 1972 年提出的“流动镶嵌模型”（fluid mosaic model）。这一模型认为膜中脂质双层构成膜的连续主体，具有流动性；蛋白质分子以不同形式与脂双分子层结合，有的嵌在脂双层分子中，有的附着在脂双层的表面。并认为蛋白质分子也是水脂兼性分子，其非极性部分嵌入脂质双分子层的疏水区，结合比较紧密。细胞膜是一种动态的、不对称的，具有流动性的结构。流动镶嵌模型强调了膜的流动性和不对称性，得到各种实验结果的支持，奠定了生物膜的结构与特征的基础，它是目前被普遍接受的膜结构模型（图 4-9）。

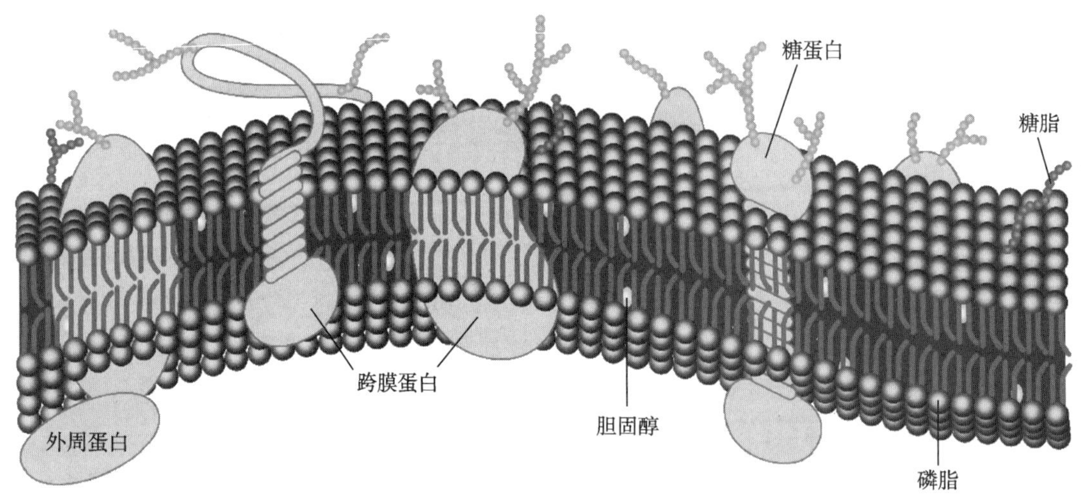

图 4-9　流动镶嵌模型

流动镶嵌模型虽然可以解释许多膜中所发生的现象，但它也有不足之处，例如该模型忽视了蛋白质分子对脂类分子流动性的控制作用，忽视了膜的各个部分流动性的不均一性，且不能完全解释具有流动性的细胞膜在变化过程中怎样保持膜的相对完整性和稳定性等，因此又有人提出了一些新的模型，如“晶格镶嵌模型”（crystal mosaic model）和“板块镶嵌模型”（block mosaic model）。

（四）脂筏模型

1997 年由 K. Simons 提出的“脂筏模型”（lipid rafts model）深化了对膜结构和功能的认识。该模型认为在甘油磷脂为主体的生物膜上，胆固醇和鞘磷脂形成相对有序的脂相，如同漂浮在脂双层上的“脂筏”一样，载着具有执行特定生物学功能的各种膜蛋白。

研究发现脂筏其实就是脂质双分子层内含有由特殊膜脂和蛋白质组成的微结构域（microdomain）。微结构域大小约 70nm，是一种动态结构，其中富含胆固醇和鞘磷脂，聚集一些特定种类的膜蛋白。脂筏中的胆固醇就像胶水一样，它对具有饱和脂肪酸链的鞘磷脂亲和力很高，而对不饱和脂肪酸链的亲和力低。而鞘磷脂具有较长的饱和脂肪酸链，分子间的作用力较强，因此这一区域结构致密，比膜的其他部分厚，更有秩序且较少流动，也被称为脂筏（lipid rafts）。脂筏周围则是富含不饱和磷脂的流动性较高的液态区。研究还表明脂筏最初可能在高尔基复合体上形成，转运到细胞膜上后，有些脂筏可在不同程度上与膜下细胞骨架蛋白交联（图 4-10）。

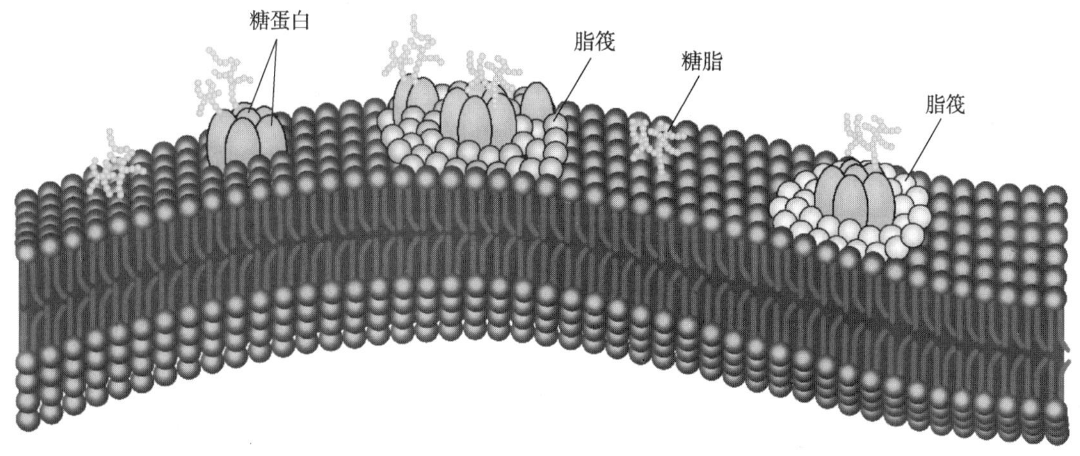

图 4-10　脂筏模型

据估计脂筏的面积可占膜表面积的一半以上。脂筏的大小是可以调节的，小的独立脂筏可能在保持信号蛋白呈关闭状态方面具有重要作用。当需要时，这些小的脂筏聚集成一个大的蛋白质停泊的平台，其与膜的信号转导、物质的跨膜运输及 HIV 等病原微生物侵染细胞和蛋白质分选均有密切的关系。

目前比较公认的脂筏的功能是参与胆固醇代谢运输、受体介导的胞吞以及信号转导等。从当前的研究来看，脂筏功能的紊乱已涉及肿瘤、心血管病、阿尔茨海默病、HIV、疯牛病及肌营养不良等疾病。对脂筏结构和功能的研究不仅加深了对许多重要的生命现象和病理机制的了解，也有助于了解细胞膜的结构和功能，将给膜生物学带来更多的信息与启示。

第二节　物质的跨膜运输

细胞作为生物体的基本单位，为了维持生存、增殖、分化等重要的生命活动，必须不断从胞外摄取水、离子、糖、氨基酸、蛋白质等多种营养物质供其使用，同时，细胞内代谢产物必须及时排出，这样才能保证细胞内环境的稳定。而物质进出细胞必须通过细胞膜，我们将细胞膜允许一定物质穿过的性能称为膜的通透性（permeability）。细胞膜通透性最显著的特点是它的选择性，即有选择地允许或阻止一些物质通过细胞膜。细胞膜的选择性通透对于物质进出细胞起着控制和调节作用，保持了膜内外渗透压平衡，维持了膜内外离子浓度差及膜电位，这也是细胞膜最主要的生理功能之一。

由于细胞膜是脂质双分子层，因而那些脂溶性或不带电的小分子物质能自由扩散通过，而对水溶性分子、带电的溶质分子和离子是不通透的，它们的穿膜转运由膜上特殊的膜运输蛋白完成。目前将小分子和离子通过脂双层的穿膜运输分为被动运输和主动运输两种方式，大分子和颗粒物质的运输是由细胞膜通过胞吞和胞吐作用进行的。

一、小分子和离子的跨膜运输

小分子或离子的跨膜运输与诸多生物学过程密切相关，如细胞渗透压的维持、细胞对营养物的摄取、细胞信号转导、神经细胞的可兴奋性传递等。小分子或离子的跨膜运输可分为被动运输和主动运输。

（一）被动运输

被动运输（passive transport）是指物质顺浓度梯度，由浓度高的一侧通过膜运输到浓度低的一侧的穿膜扩散，不消耗代谢能的运输方式。被动运输可分为简单扩散、通道扩散、载体扩散等几种形式。

1. **简单扩散**　简单扩散（simple diffusion）是最简单的一种运输形式，它不需要消耗细胞本身的能量，也不需要膜转运蛋白，只要待转运物质在膜两侧保持一定的浓度差，即可发生这种运输。在研究细胞膜对小分子和离子的通透性中常采用人工脂质双层膜方法。运用实验手段在水槽分隔板的小孔上覆盖人工脂双层，然后检测该脂双层两侧溶液中某种溶质的含量，可以测定这个模拟脂双层的通透性。实验表明，如果给予足够长的时间，实际上任何不带电小分子都可以从高浓度向低浓度方向通过人工脂双层膜，但是不同分子的扩散速率有极大差异（图 4-11）。物质穿膜运输通透性的高低取决于细胞膜固有的脂溶性和物质本身的特性。人工脂质双层膜对不同溶质的通透性不同，可分为以下几种：

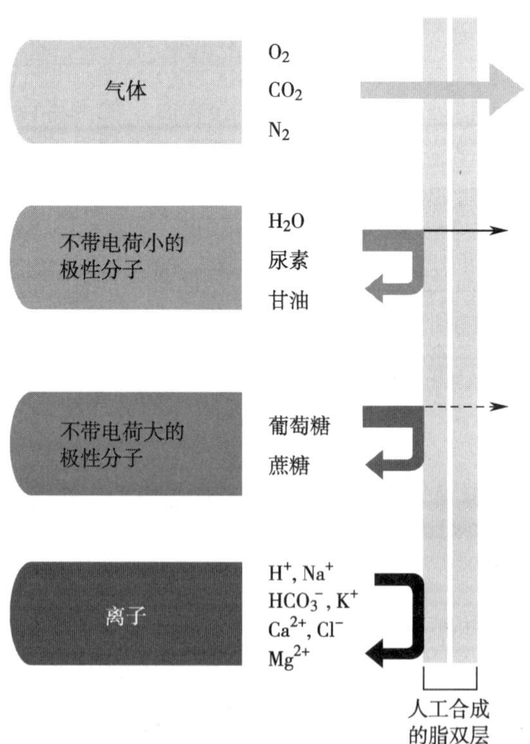

图 4-11　人工脂双层对不同溶质的相对通透性

（1）高脂溶性小分子：如 O_2、CO_2、N_2 等，根据相似相溶原理，高脂溶性物质容易通过脂双层膜。其分子量越小、脂溶性越强，通过脂双层膜的速率越快。

（2）分子量较低的不带电荷的极性分子：如果它的体积很小也能快速通过脂双层膜，例如乙醇、尿素，但较大的分子如甘油扩散速率会减缓。水分子难溶于油，但它可通过脂双层膜。这是由于水分子小，不带电荷，此外水分子具有双极结构，能穿过脂类分子的极性头部区，进而通过脂双层膜。

（3）不带电荷的极性大分子：如葡萄糖、氨基酸等几乎不能通过简单扩散方式穿膜转运。

（4）带电荷的分子、离子：不管多小，都是高度不通透的，因为这些分子所带电荷及高度的水合状态妨碍它们进入脂双层的疏水区。

另外需要指出的是虽然水分子能以简单扩散的方式通过细胞膜，但扩散速度很慢，在生物体内细胞对水分子的穿膜运输是通过膜上特殊的水通道介导，而不是以简单扩散的方式实现的。

在简单扩散时，溶质分子通过膜脂分子间隙由高浓度一侧向低浓度一侧进行跨膜扩散这一过程中，无需代谢耗能，所需要的能量来自浓度差本身的势能，故也称为被动扩散（passive diffusion）。物质经简单扩散转运的速率取决于被转运物质在膜两侧的浓度差和物质本身的特性。另外，物质所在溶液的温度越高、膜的有效面积越大，转运速度也越高。

2. **通道扩散**　体外人工合成的无蛋白脂质双层膜对带电荷的离子，如 Na^+、K^+、Ca^{2+}、Cl^-等是高度不通透的，但在体内生理条件下，各种离子的穿膜速率很高，可在数毫秒内完成。这种高效率的转运主要是借助膜上的通道蛋白（channel protein）完成的。通道蛋白能形成贯穿膜脂双层的水通道，适当大小的、分子和带电荷的溶质通过它从膜的一侧到达另一侧，称为通道扩散（channel-mediated diffusion）。

通道蛋白有三种类型：离子通道、孔蛋白以及水孔蛋白。孔蛋白（porin）主要存在于细菌质膜的外膜和线粒体的外膜上，它的跨膜结构域常常仅有 10～12 个氨基酸残基，形成 β 折叠结构，其相互作用形成柱状亲水性通道。孔蛋白选择性很低，能允许较大的分子通过。水孔蛋白是近年来新发现的一类通道蛋白，其转运机制随后介绍。

离子通道（ion channel）是跨膜蛋白，普遍存在于各种类型的细胞膜以及细胞内膜上。它们可以在膜上形成亲水性的穿膜孔道，快速并有选择地让某些离子通过而扩散到细胞膜的另一侧。离子通道转运速率非常高，每秒可允许 10^6～10^8 个特定离子通过，比载体扩散的最快转运速率高约 1 000 倍，接近简单扩散的理论值。通道是双向的，并在转运过程中不与离子相结合。离子通道转运的动力来自离子的浓度梯度和跨膜电位差，即跨膜的电化学梯度（electrochemical gradient），运输的方向顺电化学梯度进行。离子通道对被转运离子的大小和所带电荷都有高度的选择性，只有大小和电荷适宜的离子才能通过。例如钾离子通道只允许 K^+通过，而不允许 Na^+通过。离子通道通过构象变化来调节通道的开放、失活或关闭。细胞内外多种因素调控通道的开放与关闭，因此也将通道称为“闸门”（gated）。通常根据激活信号的不同，将离子通道分为三大类（图 4-12）：

（1）电压闸门通道（voltage-gated channel）：跨膜电位差的改变是控制电压闸门通道开放与关闭的直接因素。此类通道蛋白的分子结构中存在着一些对膜电位改变敏感的结构域，可随膜电位改变而发生移动，将“闸门”打开，离子顺浓度梯度通过细胞膜。闸门开放时间非常短，往往只有几毫秒，随即迅速自发关闭。电压闸门通道主要存在于神经元、肌细胞及腺上皮细胞等可兴奋细胞，包括 K^+通道、Ca^{2+}通道、Na^+通道和 Cl^-通道等。

（2）配体闸门通道（ligand-gated channel）：此通道闸门开放与关闭受特定的化学物质（统称为配体）调节。当某一配体（如神经递质等化学物质）与通道蛋白的相应部位结合，引起通道蛋白的构象发生变化，闸门打开。配体有的位于胞内，有的位于胞外。

（3）应力激活通道（stress-activated channel）：通道蛋白感受应力而改变构象，从而打开闸门，开启通道。内耳听觉毛细胞就具有这种通道。

闸门通道开放时间极短，只有几毫秒，随即关闭。不同闸门通道的开放和关闭常常是连续相继进行的，这种特性有利于一些顺序活动。一个通道离子的流入可引起另一个通道的开放，后者在依序变化中又可影响其他特定的通道开放。例如，在神经-肌肉连接系统中，传

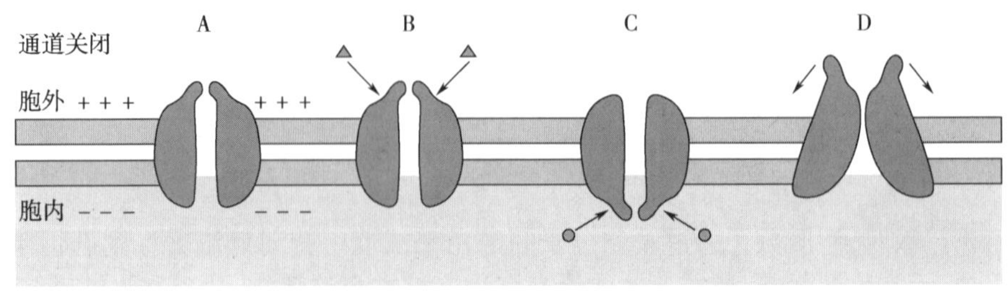

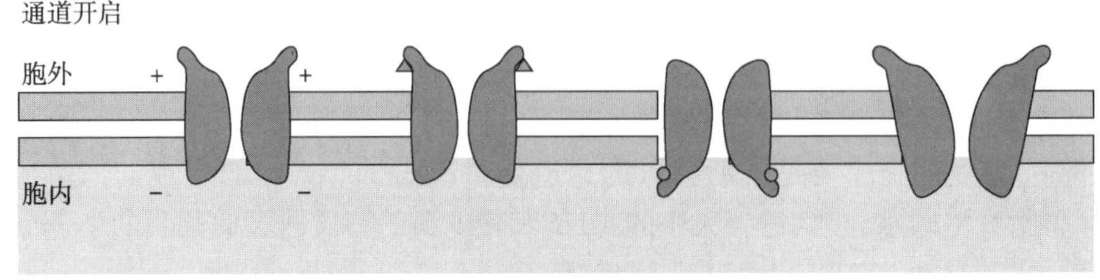

图 4-12　三种类型的离子通道示意图

A. 电压闸门通道;B、C. 配体闸门通道(B 为胞外配体,C 为胞内配体);D. 应力激活通道

递一个神经冲动,刺激肌肉收缩,整个反应在不到一秒的时间内完成,但却至少涉及四套不同的闸门通道按一定的顺序开放和关闭。

3. **载体扩散**　一些非脂溶性或亲水性的物质,如葡萄糖、氨基酸、核苷酸以及金属离子等,不能以简单扩散的方式通过细胞膜,但它们可借助细胞膜上某些载体蛋白的帮助,不消耗细胞的代谢能,顺物质浓度梯度或电化学梯度进行转运,这种方式称为载体扩散(carrier diffusion)。

实验证明,载体蛋白是跨膜蛋白,它对所结合的溶质具有高度专一性,不同的溶质由不同的载体蛋白进行运输。一般认为,载体结合溶质跨膜是通过构象发生可逆变化实现的(图 4-13)。当载体蛋白的特异结合部位在一端同专一的溶质分子或离子结合时,即引起载体蛋白发生构象变化,将被运送的分子或离子从膜的一侧转移至膜的另一侧。同时随着构象的变化,载体对该溶质的亲和力下降,溶质与载体分离而被释放,完成转运过程,载体蛋白又恢复到它最初的构象。载体可反复循环此过程。这种运输过程是顺浓度梯度的物质运输方式,不需要消耗代谢能。

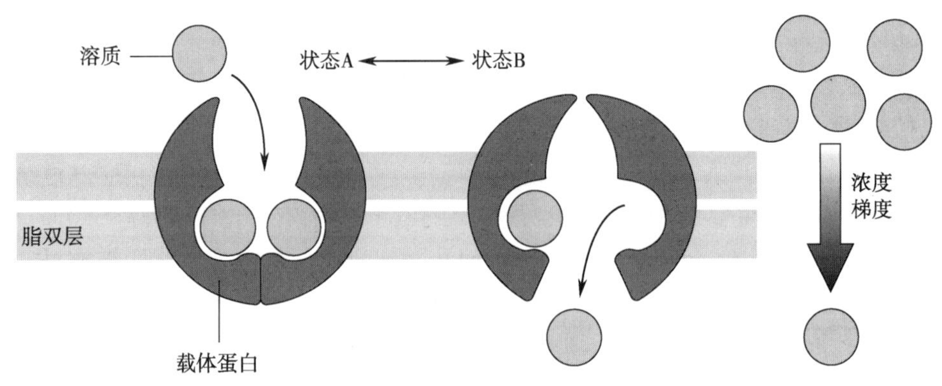

图 4-13　载体扩散示意图

载体可分为分子载体和离子载体。典型的分子载体是人红细胞膜上转运葡萄糖分子的载体蛋白。绝大多数哺乳动物都是利用葡萄糖作为细胞的主要能源。对于一般细胞包括红细胞而言，细胞外葡萄糖浓度高于细胞内，细胞膜上含有葡萄糖载体蛋白（glucose transporter，GLUT），可将葡萄糖转运入细胞。目前发现人类基因组编码 14 种与葡萄糖转运相关的载体蛋白 GLUT1～GLUT14，构成葡萄糖转运体蛋白家族，它们具有高度同源的氨基酸序列，都含有 12 次跨膜的 α 螺旋。GLUT1 是在红细胞膜上发现的第一个成员，后来被证明普遍存在于绝大多数哺乳动物细胞，是基本的葡萄糖转运体。人红细胞膜上约有 5 万个葡萄糖载体蛋白，最大转运速度约为每秒 180 个葡萄糖分子。离子载体是小的疏水分子，它们溶解在脂质双层中，增加某些离子在脂质双层中的通透性，如缬氨霉素能增加膜对 K^+ 的通透性。

载体扩散的速率在一定限度内同膜两侧物质的浓度差成正比。但细胞膜中载体蛋白的数量有限，当被转运的物质浓度增大到一定程度，载体所有的结合位点被占满，物质的转运速率达到最大值，不再随膜两侧物质的浓度增加而增大时，称为载体转运的饱和状态（saturation）。

4. 水孔蛋白——水分子的跨膜通道 生物体中的水约占总质量的 70%，水分子不带电荷但具有极性，虽然能以简单扩散的方式通过细胞膜，但是扩散速率很低。在生物体内有时水分子能快速地跨膜转运，如唾液和眼泪的形成，肾小管对水的重吸收等。水分子的这种快速转运很难用简单扩散来解释。长期以来，人们就猜想细胞膜上可能存在水分子的专一通道，但一直未被证实。直到 1988 年，美国学者 P. Agre 在分离红细胞膜 Rh 血型抗原核心多肽时，偶然发现了细胞膜上构成水通道的蛋白——水孔蛋白（aquaporin，AQP）。P. Agre 证实了细胞膜上水通道的存在，也因此获得了 2003 年的诺贝尔奖。

目前发现哺乳动物水孔蛋白家族已有 11 个成员（AQP0～AQP10），其中 AQP1 的结构研究得比较清楚。AQP1 是由四个对称排列的圆筒状亚基包裹而成的四聚体，每个亚基的中心存在一个只允许水分子通过的中央孔，孔的直径约 0.28nm，稍大于水分子直径。

AQP1 等水孔蛋白形成的水通道，只允许水分子而不是离子或其他小分子溶质通过，具有高度特异性。一个 AQP1 水孔蛋白每秒可允许 3×10^9 个水分子通过。一般认为，水通道是处于持续开放状态的膜通道蛋白，水分子的转运不需要消耗能量，也不受闸门机制调控。水分子通过水通道的移动方向完全由膜两侧的渗透压差决定，水分子从渗透压低的一侧向渗透压高的一侧移动，直至两侧渗透压达到平衡，因此，水通道是水分子在溶液渗透压梯度的作用下穿膜转运的主要途径。不过需要注意的是，有些水孔蛋白不仅能转运水分子，还能转运其他溶质，如 AQP7 能转运甘油，AQP8 能转运尿素。

（二）主动运输

被动运输只能顺浓度梯度穿膜转运物质，趋向于使细胞内外的物质浓度达到平衡，但生物体不仅需要平衡，生理状态下细胞内外许多物质浓度存在很大差异。如人红细胞中 Na^+ 细胞外的浓度为 150mmol/L，而细胞内则为 10～20mmol/L，即外高内低。但 K^+ 与之相反，即外低内高，细胞外的浓度为 5mmol/L，细胞内则为 100mmol/L。Ca^{2+} 在细胞膜两侧的分布的差别就更大，一般情况下，真核细胞胞外的 Ca^{2+} 浓度要高于细胞内约 10 000 倍。这些细胞内外物质浓度的差异是由主动运输（active transport）产生并加以维持，对细胞生命活动至关重要。主动运输是由膜转运蛋白所介导的，逆浓度梯度并消耗能量的跨膜转运方式。主动运输普遍存在于各种细胞中，根据利用能量的方式不同，可分为：ATP 驱动泵（由 ATP 直接提供能量）、协同运输（ATP 间接提供能量）以及光驱动泵三种主要类型（图 4-14）。

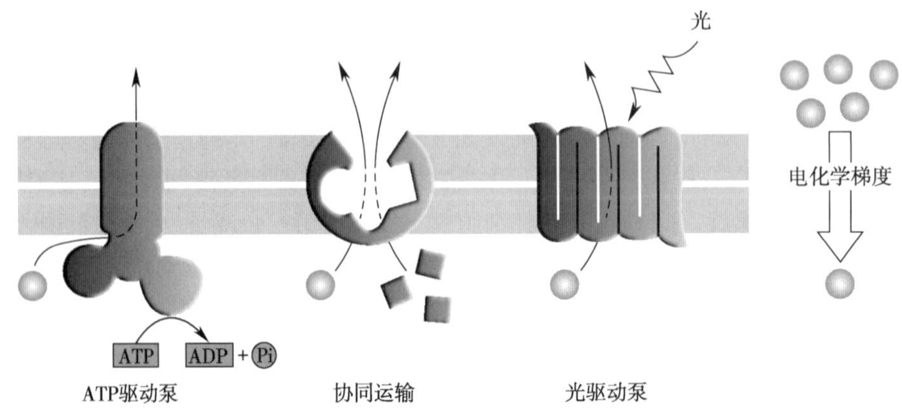

图 4-14　主动运输的三种主要类型

1. ATP 驱动泵(ATP-driven pump)　ATP 驱动泵实际上就是一种 ATP 酶,也是一种跨膜蛋白。ATP 驱动泵在膜的胞质侧具有一个或多个 ATP 结合位点,能够结合并水解 ATP 生成 ADP 和磷酸根基团,同时利用释放的能量将被转运的分子或离子从低浓度一侧向高浓度一侧转运,所以称之为“泵”。在细胞膜上,作为泵的 ATP 酶有很多种,它们都具有专一性。不同的 ATP 酶运输不同的离子,可分别称为某物质的泵。如同时运输 Na^+、K^+ 的叫钠-钾泵(Na^+-K^+ pump),运输 Ca^{2+} 的叫钙泵(Ca^{2+} pump)。根据泵蛋白的结构和功能特性,ATP 驱动泵又可分为 4 类:P 型离子泵、V 型质子泵、F 型质子泵和 ABC 转运体。前 3 种只转运离子,后一种主要转运小分子。这里我们主要介绍 P 型离子泵(P-type pump)。

P 型离子泵都有 2 个独立的 α 催化亚基,具有 ATP 结合位点;绝大多数还具有 2 个起调节作用的小的 β 亚基。在转运离子过程中,至少有一个 α 催化亚基发生磷酸化和去磷酸化反应,从而改变泵蛋白的构象,实现离子的跨膜转运。由于泵水解 ATP 使自身形成磷酸化的中间体,故称为 P 型离子泵。动物细胞的 Na^+-K^+ 泵、Ca^{2+} 泵和哺乳动物胃腺壁细胞上的 H^+-K^+ 泵等都属于此种类型。

(1) Na^+-K^+ 泵:又称 Na^+-K^+-ATP 酶,是哺乳动物细胞膜中普遍存在的离子泵,由 2 个 α 亚基和 2 个 β 亚基构成。α 亚基分子量为 120kD,是一个多次跨膜的蛋白,具有 ATP 酶活性。α 亚基上有 3 个 Na^+ 结合位点、2 个 K^+ 结合位点和一个 ATP 结合位点。β 亚基分子量为 50kD,是糖基化的多肽,并不直接参与离子的穿膜转运,但能帮助在内质网新合成的 α 亚基进行折叠。当把 β 亚基与 α 亚基分开时,α 亚基的酶活性即丧失。Na^+-K^+-ATP 酶需有 Na^+、K^+、Mg^{2+} 存在时才能激活,其作用过程可分为以下两个步骤(图 4-15):

第一步,在细胞膜内侧,有 Na^+、Mg^{2+} 存在,α 亚基与 ATP 结合时,离子结合位点朝向细胞内,此时 α 亚基与 Na^+ 亲和力较高,与 K^+ 的亲和力低,α 亚基一次可结合 3 个 Na^+;结合 Na^+ 后 α 亚基的 ATP 酶活性被激活,水解 ATP 为 ADP 和磷酸根,磷酸根基团与 α 亚基上的一个天冬氨酸残基共价结合使其磷酸化,ATP 水解释放的能量驱动 α 亚基构象改变,使离子结合位点朝向细胞外。

第二步,改变构象的 α 亚基对 Na^+ 的亲和力降低而对 K^+ 的亲和力增高,使已结合的 3 个 Na^+ 释放到细胞外并与胞外 2 个 K^+ 结合;K^+ 与磷酸化的 α 亚基结合后促使其去磷酸化,蛋白构象又恢复原状失去对 K^+ 的亲和力,将 K^+ 释放到胞内,完成一个循环。

水解一个 ATP 分子,可输出 3 个 Na^+,转入 2 个 K^+。Na^+ 依赖的磷酸化和 K^+ 依赖的去磷

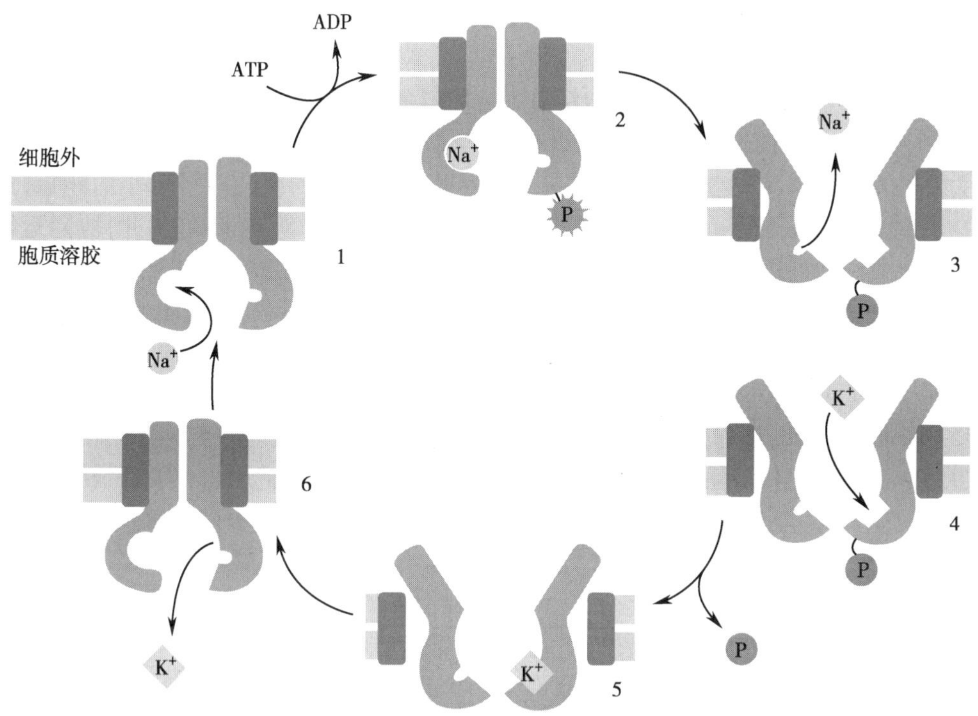

图 4-15　Na^+-K^+-ATP 酶活动示意图

1. Na^+结合到酶上;2. 酶磷酸化;3. 酶构象变化,Na^+释放到细胞外;4. K^+与酶结合;5. 酶去磷酸化;6. 酶构象恢复原始状态,K^+释放到细胞内

酸化引起 Na^+-K^+泵构象有序交替变化,每秒钟可发生约 1 000 次。生物化学家 J. C. Skou 等人因揭示 Na^+-K^+泵的蛋白组分及工作原理而获得 1997 年诺贝尔奖。

Na^+-K^+泵普遍存在于动物细胞膜上。乌本苷、低温及一些抑制能量合成的毒素都能影响其工作,而 Mg^{2+}和少量的膜脂则有助于 Na^+-K^+泵活性的提高。一般动物细胞要消耗 ATP 总量的约 30%(神经细胞要占到约 70%)用于维持 Na^+-K^+泵的活动,从而保证细胞内低 Na^+高 K^+的离子环境。这种离子环境的存在,对细胞膜电位的产生、渗透压的调节、营养物质的吸收等细胞生理活动有重要的作用。

(2) Ca^{2+}泵:又称 Ca^{2+}-ATP 酶,存在于细胞膜或某些细胞器(如内质网)膜上,能将 Ca^{2+}泵出细胞或泵入细胞器,使 Ca^{2+}浓度在细胞质中浓度极低,约$\leq 10^{-7}$mol/L,而细胞外或某些细胞器中维持高浓度,约 10^{-3}mol/L。

目前了解较多的是肌质网上的 Ca^{2+}泵,它大约由 1 000 个氨基酸残基构成,是 10 次穿膜的 α 螺旋多肽链,与 Na^+-K^+-ATP 酶的 α 亚基同源,说明这两种离子泵在进化上有一定关系。像 Na^+-K^+泵一样,Ca^{2+}泵也是 ATP 酶,在 Ca^{2+}泵工作周期中,Ca^{2+}-ATP 酶也有磷酸化和去磷酸化过程,通过两种构象改变,结合与释放 Ca^{2+}。每水解一个 ATP 分子,所释放的能量可以使 2 个 Ca^{2+}被泵出细胞或泵入肌肉细胞的肌质网(内质网)。两种钙泵的共同作用可使胞质中的游离 Ca^{2+}保持在低水平,而细胞内外较大的 Ca^{2+}浓度差使得细胞对胞质内 Ca^{2+}浓度的升高非常敏感。Ca^{2+}是细胞内重要的信号分子。在细胞外信号作用时,Ca^{2+}经钙通道顺浓度梯度快速进入胞质内,骤然升高的 Ca^{2+}浓度成为促发和激活许多生理活动的关键因素,如肌肉收缩、腺上皮细胞分泌、神经递质释放以及某些酶蛋白和通道蛋白激活等。

Ca^{2+}泵的活性受到钙调蛋白的调控。钙调蛋白位于胞质基质、细胞膜和内质网膜中。当胞质中 Ca^{2+}浓度升高时，钙调蛋白与钙离子结合，再作用于 Ca^{2+}泵使其激活，结果 Ca^{2+}迅速被泵出细胞或泵回肌质网，使胞质中钙离子浓度迅速降低，上述功能活动结束。

2. **协同运输**　协同运输（cotransport）是一类特殊的运输方式，运输时物质跨膜所需要的动力不是直接由 ATP 水解驱动的，而是来自膜两侧耦联物的电化学梯度中的能量，这种耦联物电化学梯度的维持是通过离子泵如 Na^+-K^+泵消耗 ATP 所实现的，因此，协同运输是间接消耗能量。协同运输可分为同向运输（symport）与对向运输（antiport）。

同向运输是指溶质分子与耦联物朝同一方向的联合转运。如葡萄糖在小肠黏膜上皮的吸收和在近端肾小管上皮的重吸收都是伴随着 Na^+由 Na^+-葡萄糖转运体（Na^+-glucose co-transporter）协同转入胞内的。小肠黏膜上皮细胞游离面上的 Na^+-葡萄糖转运体在膜外表面分别结合 2 个 Na^+和 1 个葡萄糖分子，当 Na^+顺浓度梯度进入细胞时，葡萄糖就利用 Na^+电化学梯度差中的势能，与 Na^+相伴逆浓度梯度进入细胞。当 Na^+在胞质内释放后，转运体蛋白构象发生改变，失去对葡萄糖的亲和力，而与之分离，转运体蛋白构象恢复原状，可反复工作（图 4-16）。

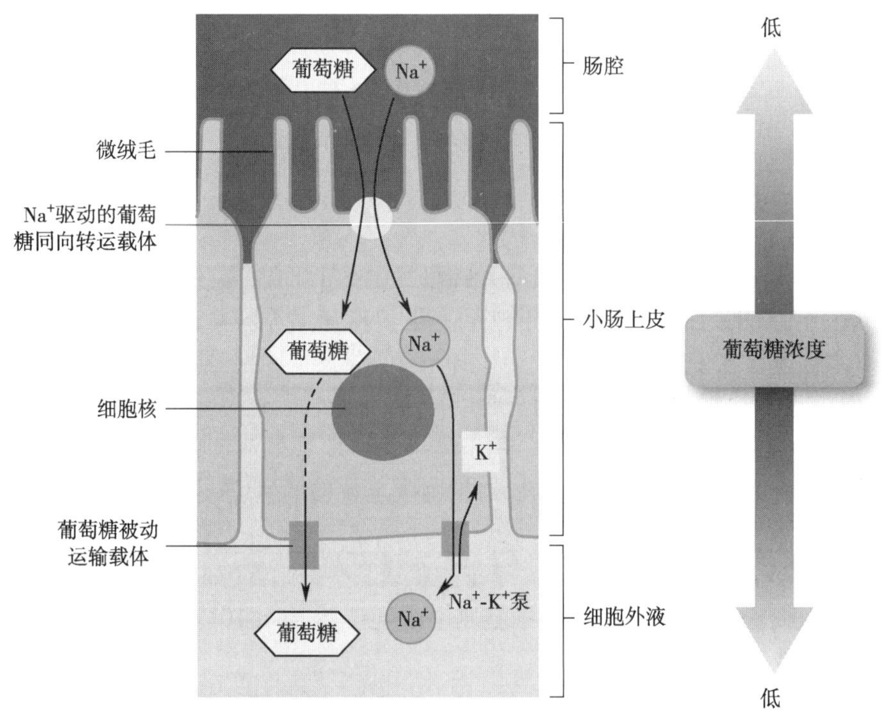

图 4-16　小肠上皮细胞对葡萄糖的吸收和转运葡萄糖进入血液示意图

Na^+浓度梯度越大，葡萄糖转运进入细胞的速度就越快；相反，如果细胞外液中 Na^+浓度明显降低，转运则停止，进入细胞的 Na^+被 Na^+-K^+-ATP 酶泵出细胞，以保持 Na^+的跨膜浓度梯度。由此可见，这种协同运输所消耗的能量，实际上是由 Na^+-K^+-ATP 酶水解 ATP 间接提供的。Na^+-葡萄糖转运体在小肠是以 2 个 Na^+伴随 1 个葡萄糖分子的联合转运，在肾小管上皮则是以 1 个 Na^+伴随 1 个葡萄糖分子联合转运的。若用药物抑制 Na^+-K^+-ATP 酶活动，相应的协同运输也逐渐减弱或消失。在动物细胞中，协同运输是利用细胞膜两侧的 Na^+电化学梯度来驱动的;而在细菌和酵母细胞中,是利用 H^+ 电化学梯度来驱动物质的转运。

在动物细胞中还存在溶质与耦联物协同运输时转运方向相反的情况,称为对向运输。例如,心肌细胞膜上存在的 Na^+-Ca^{2+} 对向转运体,使 Ca^{2+} 可以借助于 Na^+ 的电化学梯度差将 Ca^{2+} 转运到细胞外,以保持细胞内部的低 Ca^{2+} 状态,进入细胞的 Na^+ 再被 Na^+-K^+-ATP 酶泵出细胞。这两种伴随运输的共同特点是在转运物质时间接消耗代谢能。

3. 光驱动泵 光驱动泵(light-driven pump)对溶质的主动运输与光能的输入相耦联,主要发现于细菌中。如嗜盐杆菌的细胞膜上一种色素蛋白——细菌视紫红质,该蛋白中部有几个能够吸收光的视黄醛基团。当该基团被光激活,能引起整个分子的构型发生变化,导致两个 H^+ 从细胞内运送到细胞外,造成了细胞内低外高的质子浓度差,这种浓度梯度可被另一种膜蛋白用于 ATP 的合成。在这个过程中,H^+ 的运输是由光提供能量。

在上述几种运输方式中,只有脂溶性、非极性或不带电的小分子可以通过简单扩散穿膜转运,但大多数物质如各种离子、单糖、氨基酸、核苷酸等是通过膜上特殊的蛋白质——膜转运蛋白进行跨膜转运的。通常每种膜转运蛋白只转运某一特定类型的溶质(如离子、糖或氨基酸)。膜转运蛋白的分子数可占所有膜蛋白总数的 15%~30%。根据介导物质运输的形式不同,膜转运蛋白主要有两类:一类为通道蛋白,另一类是载体蛋白。从本质上说,两种膜转运蛋白都是一种多次穿越的跨膜蛋白。但两种膜转运蛋白的不同之处在于:通道蛋白主要根据大小和电荷决定某些离子和分子能否通过,假如通道处于开放状态(通道的开放受到某些因素的控制),那么足够小的并带有适当电荷的溶质才能通过,并不直接接触脂双层疏水性的内部;而载体蛋白只允许与自身蛋白质结构相适合的,即与自身亲和力高的分子或离子通过,同时伴随自身构象的变化。此外,通道蛋白只能介导顺浓度梯度或顺电化学梯度的被动运输;而载体蛋白不仅可以进行被动运输,还能消耗能量(多数是 ATP)介导逆浓度梯度或逆电化学梯度的主动运输。

二、大分子和颗粒物质的跨膜运输

为了维持生命,每一个活细胞必须不断地从外界吸取各类营养物质。这些营养物质除离子、小分子物质外,还有很多是蛋白质、脂类、多核苷酸和多糖等大分子或颗粒物质。大分子物质不能通过膜转运蛋白穿膜进入细胞,而是包裹在膜形成的囊泡中进行转运,因此又称膜泡运输(vesicular transport)。膜泡运输涉及膜的组装、断裂、移位和融合,是一个耗能的过程。膜泡运输可根据物质进出细胞的方向,分为胞吞作用(endocytosis)和胞吐作用(exocytosis)。

(一) 胞吞作用

细胞表面发生内陷,细胞膜包围胞外物质形成小泡,脱离细胞膜进入细胞内的转运过程称为胞吞作用,又称内吞作用。根据吞入物质的状态、大小及特异程度不同,可将胞吞作用分为吞噬作用、胞饮作用和受体介导的内吞作用等三种方式。

1. 吞噬作用 细胞摄取较大的固体颗粒或分子复合物(直径可达几个微米),如微生物、无机尘粒、细胞碎片等物质进入细胞的过程,称为吞噬作用(phagocytosis)。吞噬作用包括吸附和吞入两个相对独立的过程。被吞噬的物质首先与吞噬细胞结合并激活细胞表面受体,将信号传递到细胞内引起细胞应答反应;随之吸附区域的细胞膜向内凹陷形成囊,囊口部分的膜逐步融合封闭形成囊泡,并与细胞膜分离而进入细胞。吞噬作用形成的囊泡较大,直径多大于 250nm,称为吞噬体(phagosome)或吞噬泡(phagocytic vesicle)。吞噬泡在细胞内最终与溶酶体融合，并被其各种水解酶降解。

在原生动物中，吞噬作用广泛存在，这是获取营养物质的重要方式。在高等动物和人类，只有少数特化细胞如中性粒细胞、单核细胞及巨噬细胞具有吞噬功能。它们广泛分布在血液和组织中，吞噬入侵的微生物、清除损伤、衰老和凋亡的细胞。如人的巨噬细胞每天通过吞噬作用清除约 10^{11} 个衰老的红细胞，因此吞噬作用在机体防御和稳定内环境中发挥重要作用。

2. **胞饮作用**　细胞吞入细胞外液及溶解在其中的可溶性溶质的过程称为胞饮作用（pinocytosis）。当细胞周围环境中某些液体物质达到一定浓度时，这些物质靠静电力或与表面某些物质结合后吸附在细胞表面，通过这部分细胞膜下微丝的收缩，使膜内陷包围液体物质，形成小泡转运入细胞。胞饮作用形成的囊泡较小，直径一般小于 150nm，称为胞饮体（pinosome）或胞饮泡（pinocytic vesicle）。胞饮泡进入细胞后大多与溶酶体融合后被降解。

胞饮作用广泛存在于所有类型的真核细胞中，但在能形成伪足的细胞及转运功能活跃的细胞中多见，如动物和人组织中的小肠上皮细胞、黏液细胞、毛细血管内皮细胞、肾小管细胞和巨噬细胞等。一个巨噬细胞一小时饮入的液体可达自身体积的 20%~30%。一些分泌细胞在突发性分泌后几分钟至几小时内胞饮速度明显增加，饮入液体的体积常与其分泌出的量相当。

3. **受体介导的内吞作用**　受体介导的内吞作用（receptor-mediated endocytosis）是特异性很强的胞吞作用。细胞外大分子先与细胞膜上特异性受体（镶嵌在细胞膜上的蛋白质）识别并结合，然后通过膜的内陷形成囊泡进入细胞。在这个过程中，所形成的囊泡是一类特殊结构的小泡，在电镜下可见其外表面覆盖有毛刺状结构的衣被，这类小泡被称为有被小泡（coated vesicle）。因此，受体介导的胞吞作用又可称为有被小泡运输（coated vesicle transport）。这种胞吞作用与其他胞吞作用相比，速度加快上千倍、效率增高，并可使细胞大量摄入特定分子而避免摄入过多的胞外液体，具有选择性浓缩作用，即使某种溶质分子在细胞外液中浓度很低，也能被捕获吸收。

细胞膜上有多种受体，如激素、生长因子、酶和血浆蛋白的受体等。受体集中在细胞膜的特定区域，称为有被小窝（coated pits）。电镜下可观察到有被小窝处细胞膜向胞质侧凹陷，凹陷处的胞质侧覆盖着一层与有被小泡外被类似的蛋白质结构。有被小窝具有浓缩受体的功能，该处集中的受体的浓度是细胞膜其他部分的 10~20 倍。体外培养细胞中，有被小窝直径为 50~100nm，约占细胞膜表面积的 2%。

当细胞外物质（配体）同有被小窝处的受体结合后，该处细胞膜内陷并脱离进入细胞，成为有被小泡（图 4-17）。用电镜负染色方法观察神经组织中有被小泡，其衣被呈现五角形或六角形的篮网特征。将有被小窝和有被小泡分离纯化进行生化和结构分析，发现小泡衣被的最主要蛋白质是网格蛋白（clathrin）。

网格蛋白是一种进化上高度保守的蛋白复合物，由 3 个二聚体组成，每个二聚体包括 1 条重链（分子量为 180kD）和 1 条轻链（分子量为 35~40kD）。3 个二聚体形成三腿蛋白复合体（triskelion），是有被小泡衣被的结构单位（图 4-18）。三腿蛋白复合体具有自我装配的能力，能聚合成五角形或六角形的篮网状结构，覆盖于有被小窝胞质面和有被小泡的表面。

一旦有被小泡形成，几秒钟后脱去衣被变成表面光滑的无被小泡，网格蛋白重新返回到细胞膜下方，参与形成新的有被小泡重复使用。无被小泡与细胞中内体融合，其膜上的受体芽生出转运小泡运输回细胞膜。内体再与溶酶体相结合，被其中的酶降解消化。

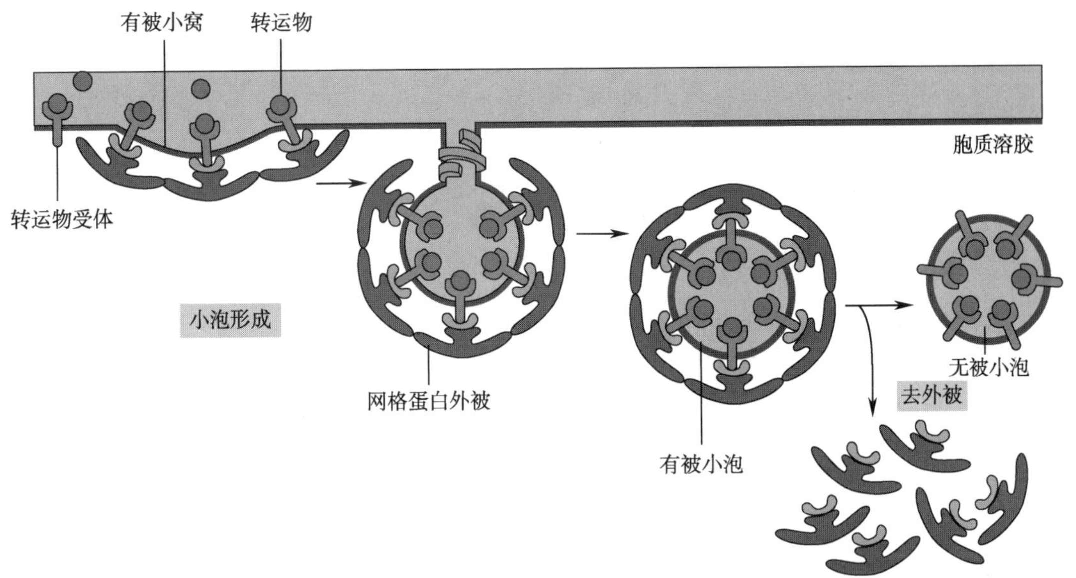

图 4-17　有被小窝和有被小泡的形成过程

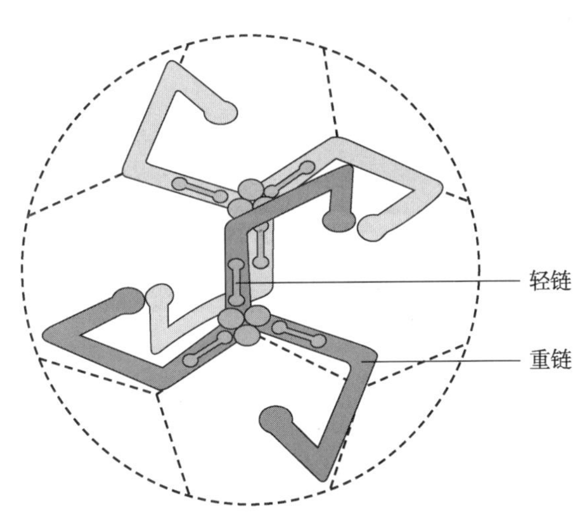

图 4-18　三腿蛋白复合体模式图

受体介导的内吞作用的典型例子是动物细胞对胆固醇的摄取。胆固醇是动物细胞生物膜的重要成分,也是固醇类激素的前体。胆固醇主要在肝细胞中合成,它在血液中的运输是通过与磷脂和蛋白质结合形成低密度脂蛋白(low-density lipoprotein,LDL)颗粒的形式进行。LDL 为球形颗粒,分子量为 3 000kD,直径约为 22nm,中心含有大约 1 500 个酯化的胆固醇分子,其外包围着 800 个磷脂分子和 500 个游离的胆固醇分子。载脂蛋白 ApoB100 嵌插在脂质层中,是细胞膜上 LDL 受体的配体,它将酯化胆固醇、磷脂、游离胆固醇组装成球形 LDL 颗粒(图 4-19)。

LDL 颗粒悬浮在血液中,当细胞需要用胆固醇合成膜时,LDL 颗粒外层载脂蛋白可与细胞膜有被小窝上存在的 LDL 受体特异结合而聚集,并引起有被小窝内陷,使 LDL 颗粒同受体一起以有被小泡形式进入细胞内。接着有被小泡迅速脱被成为无被小泡,无被小泡在细

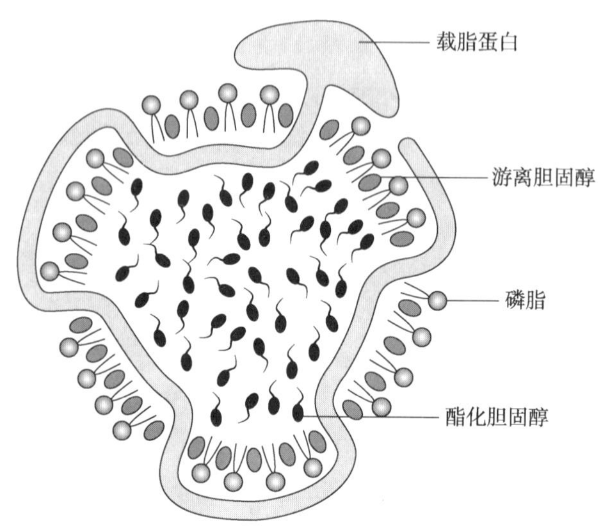

图 4-19　LDL 颗粒结构模式图

胞质中与内体发生融合；在其膜上的 H^+-ATP 酶作用下，H^+不断被泵入内体，当腔内 pH 达到 5~6 时，受体与 LDL 颗粒解离，以出芽的方式返回到细胞膜参与再循环；而含有 LDL 颗粒的内体与溶酶体融合，被其中的酶分解为游离的胆固醇后进入细胞质，成为合成膜的原料（图 4-20）。

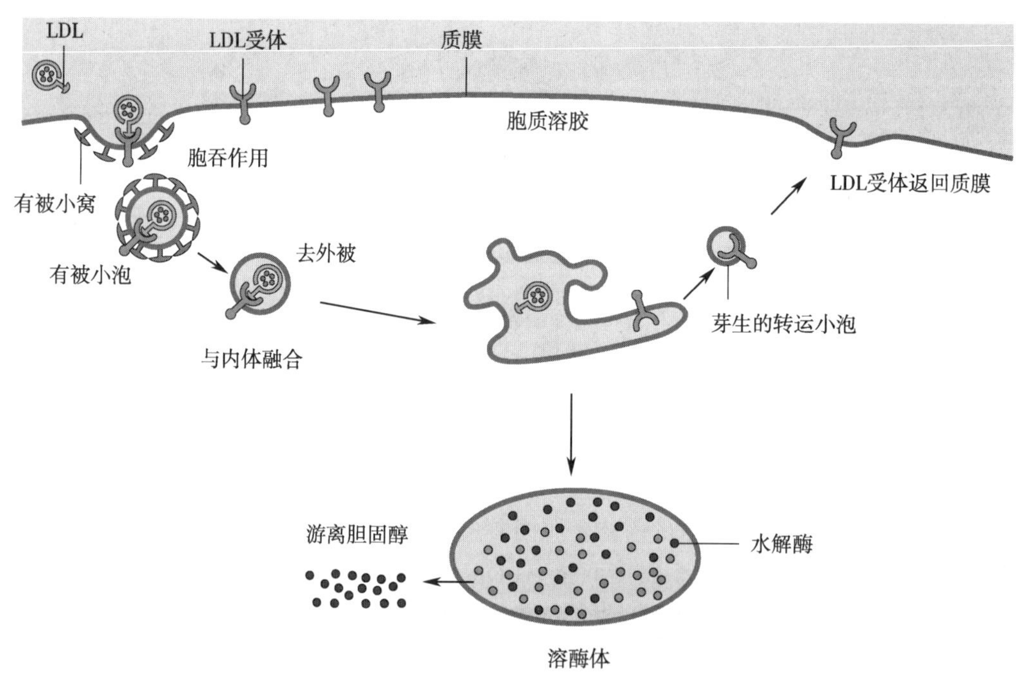

图 4-20　LDL 受体介导的胞吞作用

动物细胞对许多重要物质的摄取都是依赖于受体介导的胞吞，如肝细胞摄入转铁蛋白。某些激素如胰岛素与靶细胞表面受体结合进入细胞，巨噬细胞通过表面受体对免疫球蛋白及其复合物、病毒、细菌乃至衰老细胞的识别和摄入都是通过受体介导的胞吞作用进行的。

受体介导的胞吞作用也可以被某些病毒所利用，流感病毒、艾滋病毒及新冠病毒就是通过这种胞吞途径侵染细胞的。

（二）胞吐作用

胞吐作用又称外排作用，与胞吞作用过程相反，指细胞内的物质由膜包裹成小泡，转运至细胞膜下方，与其融合后将物质排出胞外的过程。胞吐作用是将细胞分泌产生的酶、激素及一些未消化的物质排出细胞外的重要方式。真核细胞的分泌活动几乎都是以胞吐的形式进行的。

真核细胞无论是通过胞吞作用摄取大分子还是通过胞吐作用分泌大分子，都是以膜泡运输的方式进行的，并且转运的膜泡只与特定的膜相融合，从而保证了物质有序的跨膜运输。膜泡运输不仅发生在细胞膜，细胞内其他膜性细胞器如内质网、高尔基体、溶酶体等之间的物质运输也是以这种方式举行的。此外胞吞作用导致细胞膜成分减少会通过质膜其他部位的胞吐作用补充，这种动态平衡对质膜成分的更新和维持细胞的生存、生长是必不可少的。

第三节 细胞膜与医学

细胞膜是细胞的重要组成部分，是细胞正常生存的屏障。只有细胞膜的结构和功能正常，细胞才能维持内环境稳定，进行物质运输、能量转换、信息传递、增殖和分化等基本功能活动。细胞膜结构成分的改变和功能异常，往往会导致细胞发生病理改变，从而引起机体功能紊乱或疾病的发生。

一、细胞膜与衰老

人的成熟红细胞除细胞膜外无其他内膜结构，而且通过溶血作用很容易得到细胞膜的空壳，所以常被用来作为活体膜的模型研究。研究表明衰老的红细胞质膜，其组成成分和性质均发生变化，如细胞膜上胆固醇增加，膜脂易被氧化而受损，易受自由基攻击，导致细胞膜结构的破坏，膜面积逐步减少，细胞膜上的许多受体蛋白、唾液酸等均随之减少，酶活性降低，膜脂流动性和膜的变形性都降低。这些改变都直接影响红细胞的结构，使其功能衰退和寿命缩短。

二、通道蛋白异常与疾病

离子通道是细胞膜上的一类跨膜蛋白，它们的中心形成亲水性孔道，选择性地允许某些带电荷的离子进行跨膜转运，由此产生和传导电信号。离子通道是神经系统中传递信号的基本元件，在信号沿神经传导到肌肉收缩装置的整个过程中起到重要作用。自身免疫、毒素和遗传因素等均可影响离子通道功能。离子通道的结构或功能异常所引起的疾病称为离子通道病，可导致机体整体生理功能紊乱，主要累及神经、肌肉、心脏、肾脏等系统和器官。

由于许多精神疾病的发生与离子通道的改变有关，调节离子通道的活性可改善异常精神活动，治疗精神疾病。因此，离子通道也成为精神药物作用的重要靶点。如具有抗癫痫作用的药物苯巴比妥通过作用于 $GABA_A$ 受体（一种配体闸门通道），促使 Cl^- 通道开放，增强 GABA 介导的抑制性突触的传导功能，产生中枢抑制作用。

三、载体蛋白异常与疾病

胱氨酸尿症是一种遗传性肾小管载体蛋白疾病。患者由于肾小管重吸收胱氨酸减少，尿中含量增加，而引起尿路中胱氨酸结石形成。肾小管上皮细胞的膜糖蛋白 rBAT 和 BAT1 的协同作用负责胱氨酸的重吸收，*SLC3A1* 基因和 *SLC7A9* 基因分别控制两种蛋白的表达，这两种基因的突变则可引起肾小管上皮细胞对胱氨酸重吸收障碍。胱氨酸尿症最常见的症状是肾绞痛，通常发生在 10~30 岁间，由于尿路梗阻可引起尿路感染和肾衰竭。

四、膜受体异常与疾病

细胞膜受体是细胞表面的蛋白质复合物，它们能识别、结合专一的生物活性物质（称配体），生成的产物能激活或启动一系列细胞生物学效应。细胞环境中各种因素的变化，是通过细胞膜受体的作用而影响细胞内的生理过程，使其发生相应的变化。

家族性高胆固醇血症是一种常染色体显性遗传病，患者编码 LDL 受体的基因发生突变，细胞膜表面的 LDL 受体缺陷或突变，导致体内 LDL 代谢异常，引起血液中总胆固醇水平升高，尤其是低密度脂蛋白胆固醇升高明显的疾病。LDL 颗粒沉积表现在皮肤上，形成黄色瘤，部分患者关节处变形、增大。以高胆固醇血症、特征性皮肤或肌腱黄色瘤、早发性心血管疾病等为主要临床表现。

五、细胞膜与肿瘤

肿瘤是由体内正常细胞发生癌变而形成的。随着研究的深入，发现肿瘤细胞膜表面的变化主要体现在下面几个方面：

1. **细胞膜组分的改变**　细胞在癌变前期常伴有糖脂的变化，特别是含有唾液酸的神经节苷脂的改变。膜糖脂改变的主要原因是某些糖基转移酶活性下降，而糖苷水解酶活性增强，引起糖链缩短，从而使膜上简单糖脂增多，复杂糖脂减少。此外人们还发现某些正常细胞表面所具有的蛋白质，在肿瘤细胞膜中消失，有些蛋白质却又增加。如在肿瘤细胞膜表面，含唾液酸或岩藻糖的糖蛋白明显增多，可能与细胞增殖、免疫逃逸和扩散转移等现象有关。

2. **细胞膜流动性的改变**　细胞内外物质的运输，信号的传递都与细胞膜的流动性密切相关。研究表明，肿瘤细胞流动性增强，如小鼠淋巴瘤细胞膜脂的流动性比正常细胞高 60%，人白血病患者的淋巴细胞膜流动性也增大，这些可能与癌细胞膜上胆固醇含量降低有关。

3. **接触抑制丧失与黏着性降低**　离体的细胞培养实验证明，正常细胞在生长到彼此相互接触的密度时，细胞便停止增殖，称为接触抑制。肿瘤细胞失去接触抑制，无限生长分裂，重叠成堆，这可能与细胞表面糖蛋白和糖脂的改变引起细胞黏着、连接机制的改变有关。此外，肿瘤细胞表面组分的改变，使胞外基质中纤粘连蛋白显著减少，肿瘤细胞失去原来的正常细胞间的黏着作用及群体细胞间的约束和调控，导致肿瘤细胞彼此间的黏着性和亲和力降低。

肿瘤发生的原因和机制是非常复杂的，癌变过程可能涉及细胞生命活动各个环节，以上仅提及部分肿瘤细胞膜的组成、特性和功能的异常而已。

知识点关联图

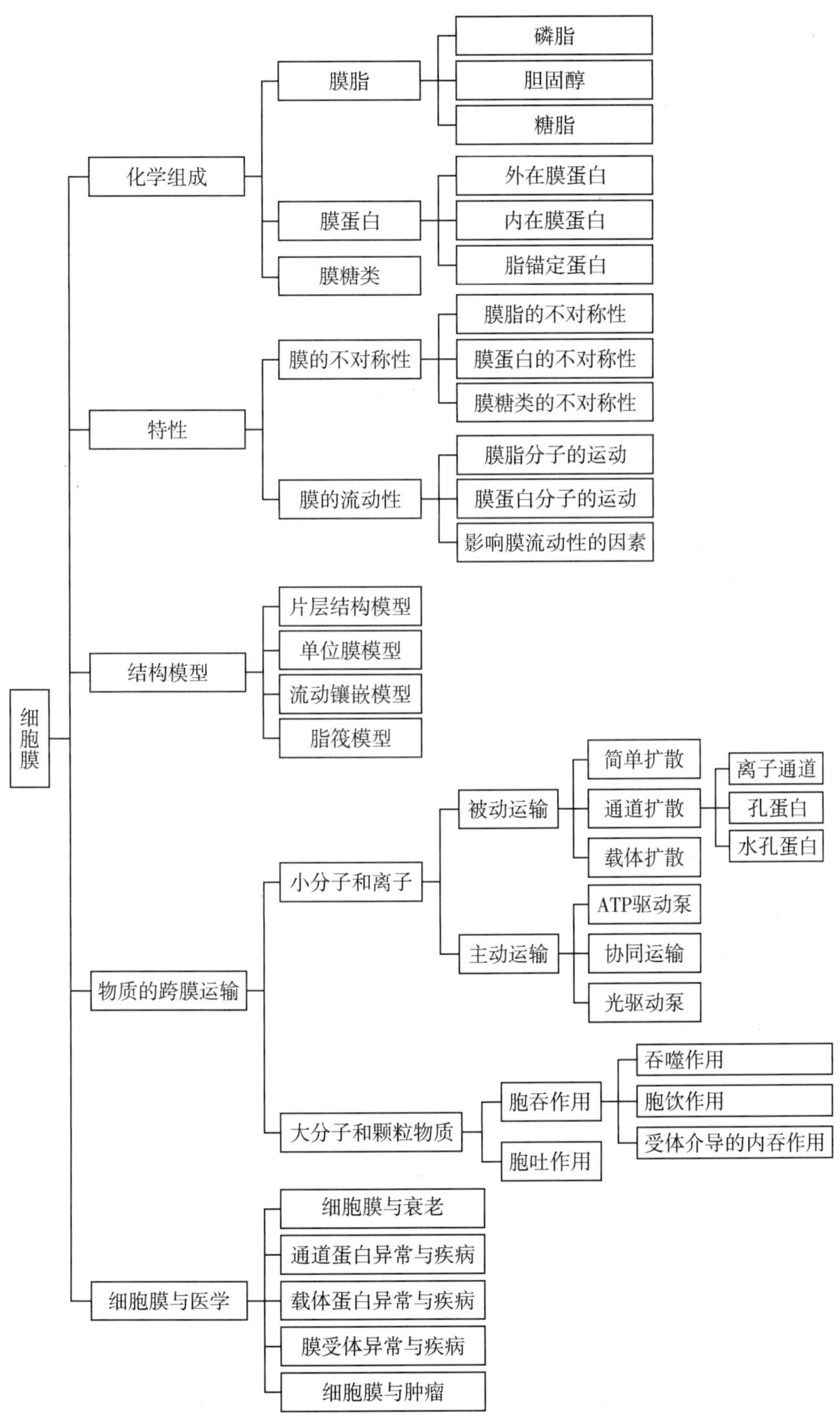
细胞膜
化学组成
膜脂
磷脂
胆固醇
糖脂
膜蛋白
外在膜蛋白
内在膜蛋白
脂锚定蛋白
膜糖类
特性
膜的不对称性
膜脂的不对称性
膜蛋白的不对称性
膜糖类的不对称性
膜的流动性
膜脂分子的运动
膜蛋白分子的运动
影响膜流动性的因素
结构模型
片层结构模型
单位膜模型
流动镶嵌模型
脂筏模型
物质的跨膜运输
小分子和离子
被动运输
简单扩散
通道扩散
离子通道
孔蛋白
水孔蛋白
载体扩散
主动运输
ATP驱动泵
协同运输
光驱动泵
大分子和颗粒物质
胞吞作用
吞噬作用
胞饮作用
受体介导的内吞作用
胞吐作用
细胞膜与医学
细胞膜与衰老
通道蛋白异常与疾病
载体蛋白异常与疾病
膜受体异常与疾病
细胞膜与肿瘤

思考题

1. 预测并解释下列哪种生物在其膜中含有最高比例的不饱和磷脂：南极鱼类、沙漠蛇、人类、北极熊。

2. 比较载体蛋白与通道蛋白的异同。

3. 说明 Na^+-K^+ 泵的工作原理及生物学意义。

4. 以动物细胞从胞外选择性摄取低密度脂蛋白（LDL）为例，说明受体介导的有被小泡的内吞过程。

（朱晓蕾）

第五章 细胞内膜系统

【导读】原核细胞经过约20亿年的漫长演变，内部结构不断分化完善，逐渐演化出完整的细胞核，以及一些执行特殊生理功能的膜相结构，如内质网、高尔基复合体、溶酶体、过氧化物酶体等。原核细胞因此进化为更为高级的真核细胞，可以进行更为复杂多样的生命活动。细胞内的这些膜相结构在生命活动中扮演着怎样的角色，又有怎样的相互联系呢？

细胞内膜系统（endomembrane system）是指真核细胞内在结构、功能及发生上相互密切联系的膜相结构，包括内质网、高尔基复合体、溶酶体、过氧化物酶体、各种转运小泡以及核膜等（图5-1）。虽然线粒体也是一种膜相结构，但由于它在结构、功能和发生上均有一定的独立性，所以一般不将线粒体划在内膜系统。

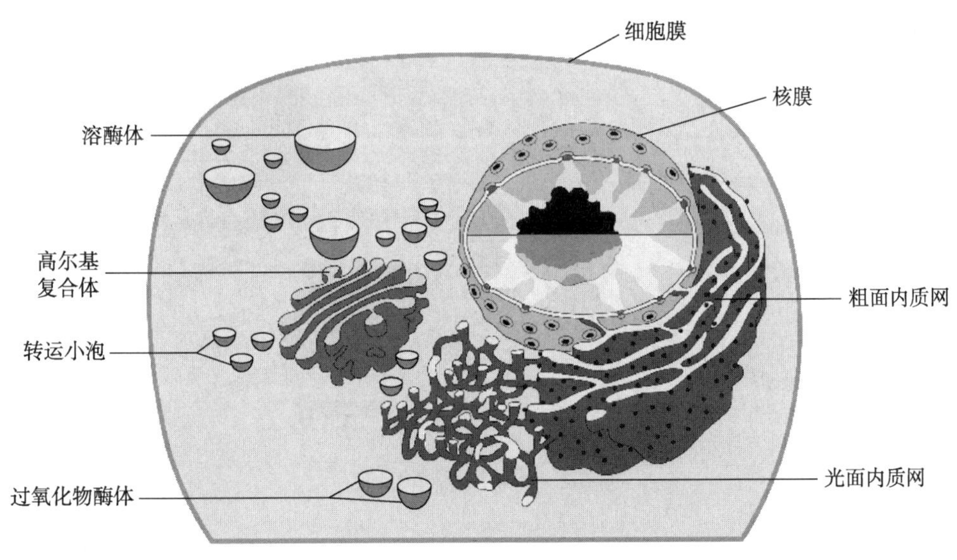

图5-1 细胞内膜系统模式图

内膜系统是真核细胞特有的结构，内膜系统的出现是真核细胞与原核细胞之间在形态、结构上相互区别的重要标志之一，对于细胞的生命活动有着重要的意义。内膜系统将细胞内部分为不同的功能区域，使细胞内不同的生理、生化反应过程能够彼此独立、互不干扰地在特定的区域内进行和完成，并有效地增大了细胞内有限空间的表面积，从而极大地提高了细胞整体的代谢水平和功能效率。细胞内膜系统在结构和功能上是统一的整体，是细胞内蛋白质、酶类、脂类和糖类合成的场所，也具有分类包装和运输合成物与分泌产物的功能。

第一节 内 质 网

1945 年，K. R. Porter 等人用电子显微镜观察培养的小鼠成纤维细胞时，发现细胞质中有一些小泡、小管相互吻合、彼此连接形成的网状结构，因位于细胞内部，多集中于核附近的内质(endoplasm)区域，将其命名为内质网(endoplasmic reticulum, ER)。此后，更多的研究资料表明，内质网不仅分布于细胞核周围的内质区，而且还扩展延伸至细胞膜的外质区，其面积通常可占到细胞全部膜相结构的 50%左右。内质网存在于除了红细胞以外所有真核细胞的细胞质中。

一、形态结构

电镜观察表明，内质网是由一层厚 5~6nm 的生物膜围成的封闭的、复杂的膜系统，在细胞中主要有管状、泡状、扁囊状三种形态结构，它们在细胞质中互相连通，构成了一个连续的三维管网结构系统(图 5-2)。由于内质网是一种封闭的膜结构，故内质网存在两个面，内质网的外表面为胞质溶胶面(cytosolic space)，内表面为腔面(cisternal space)，由内质网膜围成的间隙称为内质网腔。

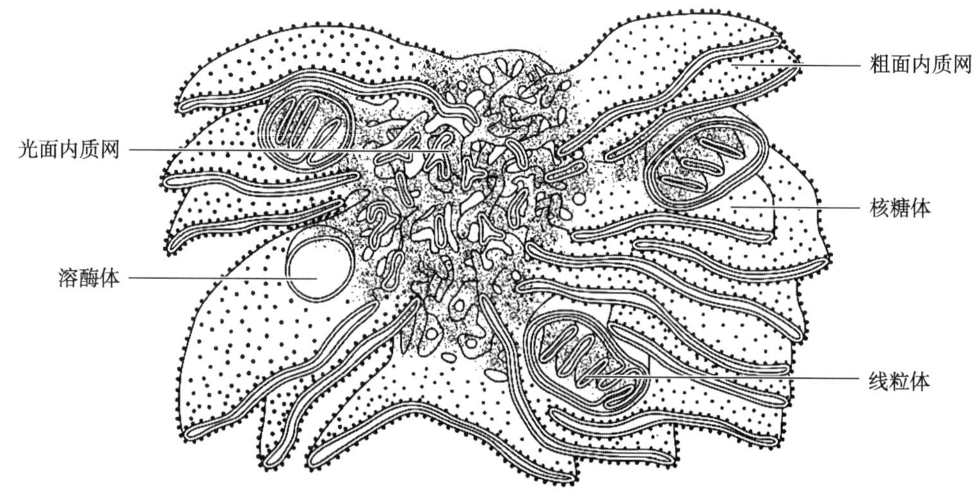

图 5-2 内质网结构模式图

内质网是个动态变化的膜相结构。在不同组织的细胞中，或在同种细胞的不同发育阶段以及不同生理状态下，内质网往往表现出形态结构、数量分布和发达程度的差异。例如大鼠肝细胞中的内质网具有典型的内质网膜的三种基本形态，即扁囊状、管状及泡状结构；而睾丸间质细胞的内质网则由大量的分支小管或小泡构筑呈网状结构形式，无扁囊结构。合成分泌性蛋白质旺盛的细胞中粗面内质网特别发达，如浆细胞和胰腺外分泌细胞(前者主要合成抗体，后者主要合成消化酶类)中的粗面内质网约占该类细胞总体积的 75%。此外，分化较完善的细胞中粗面内质网较发达，未成熟或未分化的胚胎细胞、干细胞、母细胞等与相应正常的成熟细胞比较，粗面内质网不发达。因此，内质网的发达程度是细胞功能状态和分化程度的形态指标。

二、类型

在电子显微镜下观察内质网形态结构，通常根据其膜表面有无核糖体附着，将其分为粗面内质网（rough endoplasmic reticulum，RER）和光面内质网（smooth endoplasmic reticulum，SER）两种类型。

（一）粗面内质网

电镜下观察，粗面内质网多为排列整齐、相互连通的扁平囊状，膜表面附着了大量的核糖体颗粒（图 5-3）。粗面内质网的实质是内质网与核糖体共同形成的一种功能性结构复合体。

附着在粗面内质网上的核糖体分布的疏密程度与细胞的功能活动及病理变化有关，当细胞分泌蛋白质的活动旺盛时，核糖体分布紧密，以多聚核糖体的形式存在；当细胞中毒时，核糖体解聚，从内质网膜上脱落。

（二）光面内质网

光面内质网膜表面无核糖体附着，电镜下呈表面光滑的管、泡样网状形态结构（图 5-4），并常与粗面内质网相互连通。一些特化的细胞中具有丰富的光面内质网，如胃壁细胞、皮脂腺细胞、横纹肌细胞以及分泌内固醇激素的细胞。

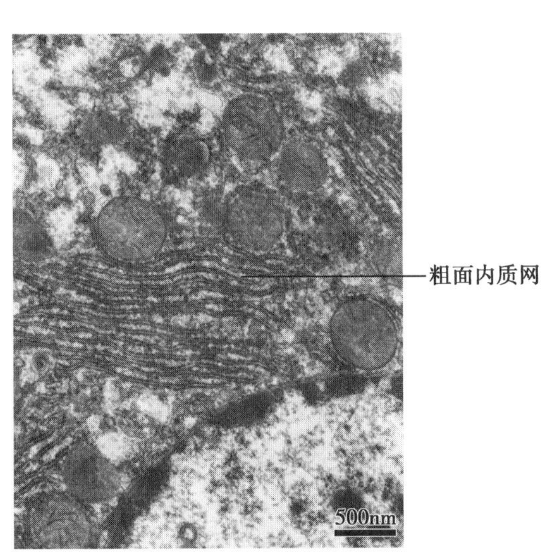

图 5-3 粗面内质网电镜图

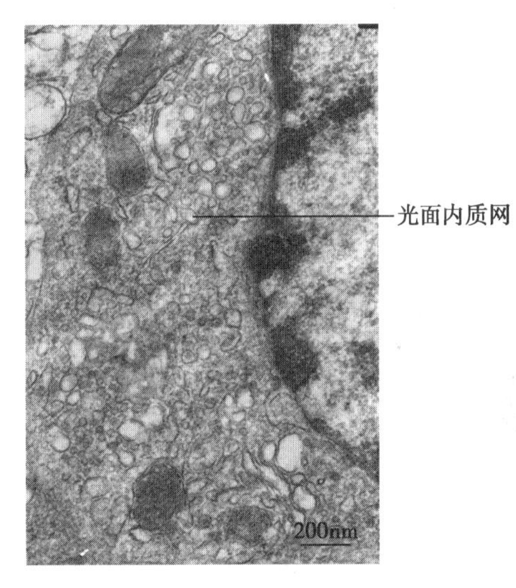

图 5-4 光面内质网电镜图

三、化学组成

内质网膜同细胞内的所有生物膜一样，其主要化学成分是蛋白质和脂类。以大鼠肝细胞为例，其内质网蛋白质含量为 60%~70%，膜脂含量为 30%~40%（质量比）。

（一）脂类

内质网膜的脂类分子包括磷脂、中性脂、缩醛脂和神经节苷脂等。其中以磷脂含量最多。不同磷脂的百分比含量大致为：磷脂酰胆碱（卵磷脂）55%左右；磷脂酰乙醇胺 20%~25%；磷脂酰肌醇 5%~10%；磷酯酰丝氨酸 5%~10%；鞘磷脂 4%~7%。由此可见，内质网含有丰富的磷脂酰胆碱。

（二）蛋白质

内质网膜含有丰富多样的蛋白质和酶类，其种类和数量多于细胞膜的蛋白质。内质网所含的酶蛋白有30多种，包括参与蛋白质加工转运的酶类、与脂类和糖类代谢反应相关的酶类以及与细胞解毒相关的氧化反应电子传递酶类等。其中，存在于内质网腔面的葡萄糖-6-磷酸酶是内质网的标志性酶。

内质网网腔中普遍存在着一类网质蛋白（reticulo-plasmin），其共同特点是在其多肽链的羧基端（C端）均含有一段特殊的氨基酸序列，该序列为赖氨酸-天冬氨酸-谷氨酸-亮氨酸（Lys-Asp-Glu-Leu）或组氨酸-天冬氨酸-谷氨酸-亮氨酸（His-Asp-Glu-Leu）。网质蛋白可通过该序列与内质网膜上相应受体识别并结合，驻留于内质网腔而不被转运。因此该序列被称为驻留信号（retention signal）。目前已知的网质蛋白主要有：免疫球蛋白重链结合蛋白（immunoglobulin heavy chain-binding protein）、钙网蛋白（calreticulin）、钙连蛋白（calnexin）、内质蛋白（endoplasmin）、蛋白质二硫键异构酶（protein disulfide isomerase）。

四、功能

内质网是个非常复杂的网状膜系统。两种类型的内质网在功能上有所不同，粗面内质网主要负责蛋白质的合成与转运；而光面内质网的功能则更为多样化，主要参与脂类的合成和运输、糖类的合成、细胞的解毒、盐酸胆汁的分泌等。

（一）粗面内质网的功能

粗面内质网膜表面附着了核糖体，因此粗面内质网主要参与合成蛋白质。此外，还对蛋白质进行初步加工修饰及转运。由粗面内质网合成的蛋白质主要包括：①分泌性蛋白质（又称输出性蛋白），即向细胞外分泌的蛋白质。例如分泌到细胞外的抗体、多肽类激素、消化酶等；②膜整合蛋白（膜镶嵌蛋白），如膜抗原、膜受体等；③可溶性驻留蛋白，例如定位于内质网、高尔基复合体、溶酶体中等细胞器中的可溶性驻留蛋白。

1. **蛋白质的合成** 细胞中蛋白质的合成均起始于细胞质基质中的游离核糖体。有些蛋白质的合成在细胞质基质中起始直至完成；而另一些蛋白质在游离核糖体上起始合成不久，便逐渐向内质网靠近，随后附着于内质网膜上，后续多肽链的合成转移至内质网腔中进行。关于游离核糖体与内质网膜结合的机制，G. Blobel等人于1975年提出了信号假说（signal hypothesis）。该假说认为在所有分泌蛋白新生肽的氨基端（N-端）均有一段特殊的氨基酸信号序列即信号肽（signal peptide），信号肽引导了核糖体与内质网膜的结合，指导分泌蛋白到粗面内质网上合成。信号肽具有决定蛋白质在细胞内去向和定位的作用。信号假说已得到普遍的认可，Blobel也因此项研究获得1999年诺贝尔生理学或医学奖。

进一步的研究证实，核糖体与内质网的结合以及新生多肽链穿越内质网进行转移的过程中，除信号肽的引导作用外，还需要信号识别颗粒（signal recognition particles，SRP）、信号识别颗粒受体（SRP-receptor，SRP-R）、转运体（translocon；translocator）等协同作用。SRP是由6个多肽亚单位和一个沉降系数为7S的小分子RNA构成的复合体，是一种GTP结合蛋白（GTP-binding protein），能特异性地识别和结合信号肽。SRP-R是结合在内质网膜上的镶嵌蛋白，该蛋白通过与SRP识别从而使核糖体附着并结合于内质网膜上。转运体是内质网膜上的一种亲水通道蛋白，不仅是新生的分泌蛋白多肽链进入内质网腔的通道，而且还能利用水解GTP将内质网腔中损伤的蛋白质转运到细胞质中去。信号肽介导的核糖体附着于内质网以及新生肽链跨膜转移的过程大体如下（图5-5）：

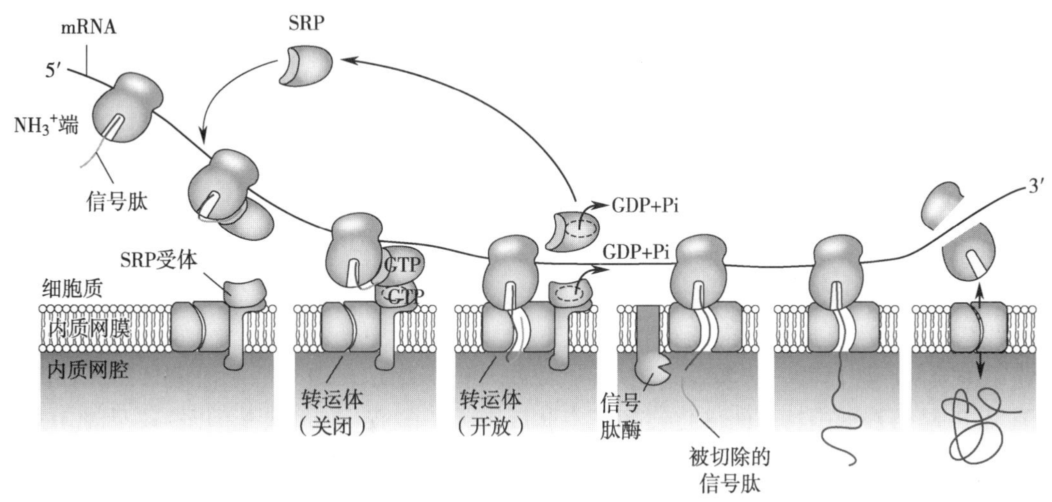

图 5-5　信号肽介导多肽链跨膜转移过程示意图

（1）当新生肽链 N 端的信号肽被翻译后，立即被细胞质基质中的 SRP 识别并结合，SRP 一端结合于信号肽，另一端结合于核糖体上。由于 SRP 占据了核糖体上的 A 位点，阻止了携带氨基酸的 tRNA 到达核糖体，切断了蛋白质合成的原料，因此肽链的延长受到阻遏，蛋白质的翻译暂时停止。mRNA-核糖体-SRP-信号肽复合物向内质网膜靠近。

（2）随着 mRNA-核糖体-SRP-信号肽复合物与内质网膜靠近并接触，复合物中 SRP 与位于内质网膜上的 SRP-R 识别并结合，从而介导核糖体锚泊于内质网膜的转运体上，膜上的转运体通道由关闭转为开放状态，GTP 水解生成 GDP，SRP-R 的构象发生变化，与之结合的 SRP 被释放，SRP 完成了一次介导任务，返回细胞质基质，准备参与下一次循环。同时，由于核糖体上 A 位点空出，暂时被阻遏的肽链延伸又继续进行。

（3）继续合成的多肽链通过由核糖体和转运体蛋白共同形成的通道，穿过内质网膜进入内质网腔。随后，信号肽序列被内质网腔面的信号肽酶切除，新生肽链继续延伸，直至完成而终止。

（4）最后，完成肽链合成的核糖体大、小亚基解聚，并从内质网膜上解离，重新游离于细胞质中。

2. 蛋白质合成后的加工修饰和转运

（1）新生多肽链的折叠与装配：新生多肽链在内质网中合成后要进行正确的折叠与装配，才能形成特定的空间结构，成为有功能的蛋白质。内质网腔中多肽链的折叠是受分子伴侣调节完成的。分子伴侣（molecular chaperone）是一类在细胞内协助其他蛋白质多肽链进行正确折叠、组装、转运及降解的蛋白质分子，但其本身并不参与最终产物的形成。例如内质网中的内质蛋白、钙网蛋白、钙连蛋白等，均能够与错误折叠的多肽和尚未完成装配的蛋白亚基识别结合，将其滞留在内质网中，并促使其重新折叠、装配和运输。分子伴侣蛋白中大部分成员属于热应激蛋白（heat stress protein，HSP）家族。内质网腔中的热应激蛋白家族主要是 HSP70 和 HSP90 家族，该类蛋白质多见于生物体在不利环境因素刺激下（如高温、组织损伤、氧化剂、肿瘤等）应激表达，但也可在生理条件下表达，具有保护细胞的作用。

此外，分泌蛋白需要通过在分子内或分子间形成二硫键，从而形成其天然构象。内质网腔中的丰富的氧化型谷胱甘肽（GSSG）是利于多肽链上半胱氨酸残基之间二硫键形成的必要条件。附着于内质网腔面的蛋白质二硫键异构酶（protein disulfide isomerase，PDI），可以催化这些二硫键的形成和异构化。PDI 一方面可以促进多肽链内或多肽链间形成正确的二硫键，另一方面也可以催化某些多肽链二硫键的水解。因内质网腔是个非还原性环境，多肽链疏水基团之间以及侧链之间的相互作用，极易导致二硫键的形成，从而影响蛋白质的正确折叠。PDI 可切断二硫键，形成自由能低的蛋白构象，帮助新生多肽链重新形成二硫键并形成正确折叠的构象。

（2）蛋白质的糖基化：粗面内质网膜上附着核糖体所合成的蛋白质进入内质网腔后，大部分都要进行糖基化（glycosylation）修饰，糖基化是指单糖或寡糖连接到多肽链中特殊的氨基酸残基的侧链上形成糖蛋白的过程。蛋白质糖基化由糖基转移酶催化，糖基转移酶是位于粗面内质网膜腔面的一种膜整合蛋白，所以这种糖基化是在内质网腔面进行的。在粗面内质网中，糖链被糖基转移酶催化连接在多肽链中天冬酰胺（Asn）残基的—NH_2 基团上，故称这种糖基化方式为 N-连接糖基化（N-linked glycosylation）。肽链中过多位点的糖基化会影响蛋白质折叠成有功能的空间构象，所以并非有的天冬酰胺残基都被糖基化，被糖基化的天冬酰胺残基都是位于天冬酰胺-X-丝氨酸或苏氨酸（X 表示任意氨基酸）序列中，这两个序列是 N-连接糖基化的信号。

（3）蛋白质的转运：附着核糖体合成的各种分泌性蛋白，经粗面内质网修饰加工后，被内质网膜包裹，以“出芽”的方式形成膜性小泡进行转运。这种转运小泡进一步运输有两种途径，最普遍的一种途径是：转运小泡与高尔基复合体融合，并被高尔基复合体浓缩加工为分泌颗粒，以胞吐的形式分泌到细胞外；另一途径是：转运小泡直接与细胞质的浓缩泡融合，最终形成酶原颗粒排出细胞，该运输途径仅见于个别哺乳动物的胰腺外分泌细胞中。

（二）光面内质网的功能

相对粗面内质网，光面内质网的功能较为多样，其重要的功能之一是脂类的合成和运输，此外，还参与糖原的分解、细胞解毒等。不同类型细胞中的光面内质网所含酶的种类不同，表现出不同的功能作用。

1. **脂类的合成和运输**　光面内质网是脂类合成的重要场所，细胞所需的膜脂几乎全由光面内质网合成。脂类合成的底物来源于细胞质基质，所需的相关酶（脂酰转移酶、磷酸酶和胆碱磷酸转移酶）均位于内质网的脂质双分子层内，它们的活性部位都朝向细胞质基质。

一般认为，光面内质网合成的脂类以两种方式向其他膜相结构转运，一是以“出芽”的方式形成膜泡，转运到高尔基复合体、溶酶体和细胞质膜上。二是通过水溶性磷脂交换蛋白（phospholipid exchange protein，PEP）作为载体，与之结合形成复合物进入细胞质基质，通过自由扩散，达到磷脂缺乏的线粒体和过氧化物酶体的膜上。

2. **糖原的分解**　葡萄糖通常以糖原的形式储存于肝细胞中，在肝细胞中光面内质网上常附着大量的糖原颗粒，当机体需要葡萄糖时，糖原可被糖原磷酸化酶（glycogenphosphorylase）降解，形成 1-磷酸葡萄糖，然后在磷酸葡萄糖变位酶（phosphoglucomutase）作用下进一步转化为 6-磷酸葡萄糖。最后，被光面内质网腔面的 6-磷酸葡萄糖酶催化，发生去磷酸化，生成葡萄糖和磷酸。游离的葡萄糖更易通过脂质双分子层，由内质网释放至血液中。

3. **细胞的解毒**　肝脏是机体内最重要的解毒器官，而真正承担解毒功能的是肝细胞中的光面内质网。肝细胞光面内质网膜上存在大量与解毒相关的酶系，包括氧化与电子传递酶系、脱甲基酶、脱羧酶、脱氨酶、葡糖醛酸酶等。光面内质网参与解毒的机制包括三个方面：

（1）氧化和羟化作用：药物或毒物被光面内质网膜上氧化酶系氧化或羟化后，消除了其作用和毒性。同时，由于羟化作用使代谢产物极性增强，而易于排出体外。

（2）转化作用：例如，许多氨基酸代谢生成的氨经光面内质网酶类作用下，可转化成无毒的尿素，经肾脏排出体外。

（3）结合作用：某些药物可以结合葡糖醛酸，形成水溶性物质而易于排出体外。

4. 肌肉细胞中钙离子的储存　肌质网（sarcoplasmic reticulum）是由肌肉细胞中发达的光面内质网特化形成的一种特殊的结构。肌质网膜上含有一种重要的蛋白，即 Ca^{2+}-ATP 酶，该酶能将细胞质基质中钙离子泵入内质网腔储存起来，当受到神经冲动的刺激或者细胞外信号物质的作用时，即可引起钙离子向细胞质基质释放。

5. 胃酸、胆汁的合成与分泌　在胃壁腺上皮细胞中，光面内质网可分泌生成 HCL。在肝细胞中，光面内质网不仅能合成胆盐，而且可通过葡糖醛酸转移酶的作用，使非水溶性的胆红素颗粒形成水溶性的结合胆红素。

五、内质网与医学

内质网是极为敏感的细胞器，在某些疾病或病理过程中，内质网的稳态会受到干扰，其形态结构也会发生一些特殊的改变。

（一）内质网应激

某些细胞内外因素，如缺氧、异常糖基化、病毒感染、化学药物等，均可扰乱内质网稳态，使内质网内 Ca^{2+} 平衡紊乱，导致未折叠或错误折叠的蛋白质在内质网腔超量累积。此时，细胞会激活一些相关信号通路，如未折叠蛋白反应、内质网超负荷反应和固醇调节级联反应等，形成内质网应激（endoplasmic reticulum stress，ERS），以应对内质网内环境的变化，调整细胞稳态，帮助蛋白质折叠和修饰。适度的应激是细胞的一种自我保护反应，严重的或长时间的应激会导致内质网功能的损伤，引起细胞凋亡。目前研究发现多种疾病与内质网应激相关，如动脉粥样硬化、非酒精性肝损伤、糖尿病、心血管疾病、骨质疏松、阿尔茨海默病和帕金森病等。

（二）内质网的病理改变

内质网常见的病理改变是肿胀、囊泡塌陷、形成包含物等。如低氧、病毒性肝炎可引起粗面内质网的肿胀，还常常伴随着附着核糖体颗粒的脱落和萎缩。极度的肿胀，最终会导致内质网的破裂；膜的过氧化损伤可导致内质网囊泡的塌陷；在药物中毒、肿瘤所致的代谢障碍情况下，可观察到内质网中一些有形或无形的包含物；而某些遗传性疾病患者，由于内质网合成蛋白质的分子结构异常，则有蛋白质、糖原和脂类物质在内质网中的累积。

癌变细胞中内质网的形态结构与功能也呈现出多样性的改变。通常，在低分化癌变细胞中，内质网比较稀少；在高分化癌变细胞中，其内质网比较丰富发达。低侵袭力癌细胞中内质网较少，高侵袭癌细胞中，内质网相对发达。

第二节　高尔基复合体

1898 年，意大利学者 C. Golgi 用银染技术首次在神经细胞中发现细胞核周围存在一种嗜银的网状结构，将其命名为内网器（internal reticular apparatus）。后来在多种细胞中也相继发现了类似的结构，并将其命名高尔基体（Golgi body）。由于过去的研究主要用固定染色技术，用硝酸银或锇酸处理后所看到的高尔基体形态变化较大，而且由于高尔基体的折光率与基质相似，在活细胞中一般看不见，因此对高尔基体是否真实存在一直有争议。直到20世纪50年代，随着电子显微镜及超薄切片技术的应用和发展，才证明了高尔基体的真实存在，对其结构和功能也有了新的、更为深入的了解，根据其电镜下的亚显微结构特点，将之更名为高尔基复合体（Golgi complex）。

一、形态结构和分布

高尔基复合体由大小不一、形态多变的囊泡体系组成，是一个高度动态的结构，在不同细胞中，甚至细胞的不同生长阶段都有很大变化。

（一）高尔基复合体的形态

光镜下，高尔基复合体呈复杂的网状结构。电镜观察表明，高尔基复合体是一种膜性囊泡组成的细胞器，主要由扁平囊（saccules）、小囊泡（vesicle）、大囊泡（vacuole）三种形态构成（图5-6）。

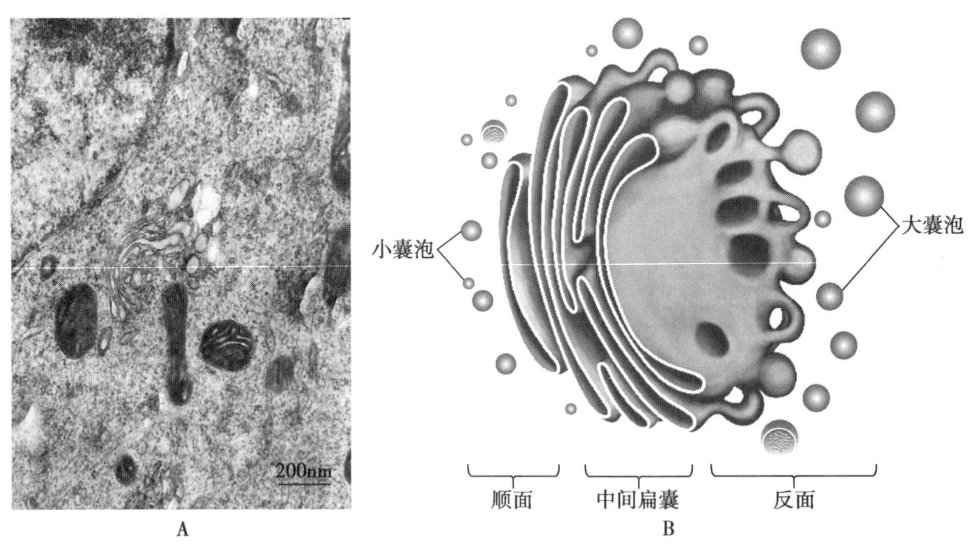

图5-6 高尔基复合体形态结构
A. 高尔基复合体电镜图；B. 高尔基复合体形态结构模式图

1. **扁平囊** 通常每3~8个弓形弯曲的扁平囊平行排列，层叠形成高尔基堆（Golgi stack），此为高尔基复合体的主体结构，其凸面朝向细胞核，也称之为顺面（cis face）或形成面（forcing face）；其凹面朝向细胞膜，也称之为反面（trans face）或成熟面（mature face）。

2. **小囊泡** 是一些直径为40~80nm的膜性小泡，主要聚集在高尔基复合体的形成面。一般认为，小囊泡是由其附近的粗面内质网芽生、分化而来，并通过这种芽生的形式把内质网中的蛋白质转运到高尔基复合体中，这些小泡不断与高尔基复合体扁平膜囊相互融合，既实现了从内质网向高尔基复合体的物质转运，又使得高尔基复合体的膜结构及其内含物不断更新和补充。

3. **大囊泡** 是存在于高尔基复合体成熟面的分泌泡（secretory vesicle），直径为0.1~0.5μm。这些分泌泡是小囊泡经高尔基复合体层层扁囊融合，最终从高尔基复合体成熟面芽生，与扁囊膜表面断离形成的。

(二) 高尔基复合体的膜囊层结构

高尔基复合体具有明显的极性形态结构特征。高尔基复合体从顺面到反面可呈现为典型的扁平囊状、管状或管囊复合形式等不同的结构形态；各层膜囊的标志化学反应及其所执行的功能亦不尽相同。因此，现在一般将高尔基复合体膜囊层依次划分为：顺面高尔基网(cis-Golgi network，CGN)、高尔基中间膜囊(medial Golgi stack)和反面高尔基网(trans-Golgi network，TGN)三个结构组成部分(图5-7)。

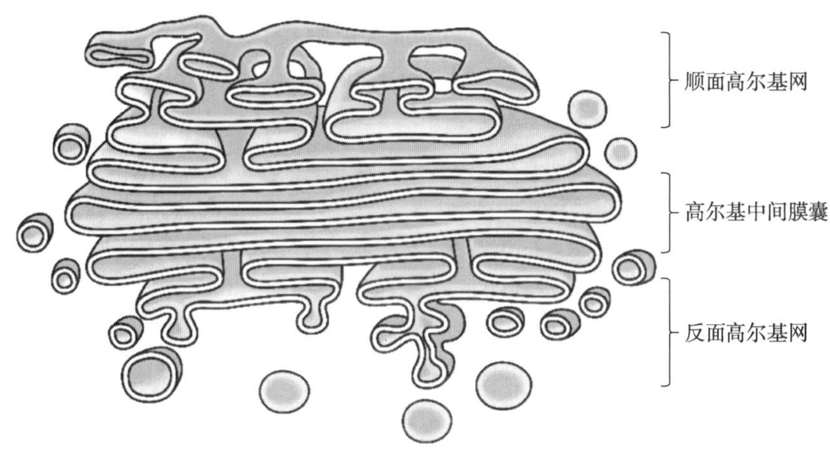

图5-7　高尔基复合体的膜囊层结构

1. **顺面高尔基网**　该区域靠近内质网，位于高尔基复合体顺面外侧，呈连续分支的管网状结构。一般认为，顺面高尔基网分选来自内质网的蛋白质和脂类，并将其大部分转入到高尔基中间膜囊，小部分重新送返内质网而成为驻留蛋白。该区域还有其他功能活性，如进行蛋白质修饰的O-连接糖基化、溶酶体酶蛋白寡糖的磷酸化等。

2. **高尔基中间膜囊**　位于顺面高尔基网状结构和反面高尔基网状结构之间，由扁平膜囊和管道组成，形成不同间隔，但功能上连续完整的膜囊体系。扁平囊特殊的形态大大增加了其中生化反应的表面积。其主要功能是进行糖基化修饰、多糖和糖脂的合成。

3. **反面高尔基网**　该区域朝向细胞膜，位于高尔基复合体反面最外层，与反面膜囊相连接，形态呈管网状。该区域是高尔基复合体进行蛋白质分选的枢纽区。例如溶酶体中的酶蛋白就是在此被分选转运，进而形成溶酶体。

(三) 高尔基复合体的分布

高尔基复合体广泛存在于真核细胞中(成熟的红细胞除外)。在不同组织细胞中具有不同的分布特征，其分布位置主要取决于细胞的类型。在具有生理极性的细胞(如胰腺细胞、肠上皮细胞、甲状腺细胞)中，高尔基复合体常常在细胞核附近，趋于细胞的一极分布；在神经细胞、卵细胞、精细胞中，高尔基复合体一般围绕细胞核分散分布；在肝细胞中，高尔基复合体则沿胆小管分布在细胞边缘。有研究结果显示，在非极性的动物间期细胞中，高尔基复合体往往位于中心粒附近。

此外，高尔基复合体的数量和发达程度，也因细胞的生长、发育分化程度和细胞的功能类型不同而存在较大的差异，并且会随着细胞的生理状态而变化。一般而言，在分化发育成熟且具有旺盛分泌功能活动的细胞中，高尔基复合体较为发达。

二、化学组成

（一）蛋白质

高尔基复合体中含有丰富的蛋白质和较为多样的酶类。

（1）转移酶类：如糖基转移酶（glycosyltransferase），它们能将寡糖转移到蛋白质或脂分子上，形成糖蛋白和糖脂。糖基转移酶是高尔基复合体中最具特征性的酶。此外，还有参与磷脂合成的溶血卵磷脂酰基转移酶和磷酸甘油磷脂酰转移酶等。

（2）氧化还原酶类：包括 NADH-细胞色素 c 还原酶和 NADPH-细胞色素还原酶。

（3）磷酸酶类：主要有 5′-核苷酸酶、腺苷三磷酸酶、硫胺素焦磷酸酶等。

（4）磷脂酶：磷脂酶 A1、磷脂酶 A2。

（5）α-甘露糖苷酶等。

高尔基复合体中的酶在膜上的分布不均匀，例如 N-乙酰葡萄糖胺转移酶 I 只存在于高尔基体叠层中央的 2~3 个扁囊中；半乳糖基转移酶仅存于反面扁囊中；而磷酸转移酶存在于顺面扁囊之中。因此，高尔基复合体不同结构区域执行不同的功能。

（二）脂类

脂类是高尔基复合体结构最基本的化学组分。从大鼠肝细胞分离的高尔基复合体，其脂类总含量约 45%。大量资料分析表明，高尔基复合体膜的脂类成分含量介于质膜与内质网膜之间。

三、功能

高尔基复合体是内膜系统的主要结构组成之一，其主要功能是将粗面内质网合成的多种蛋白质进行加工、分类包装，然后分门别类地运送到细胞特定的部位或分泌到细胞外。经由高尔基复合体进行定向转送和运输的蛋白质包括：外输性分泌蛋白、细胞内溶酶体中的酸性水解酶蛋白、多种细胞膜蛋白以及胶原纤维等细胞外基质成分。

（一）蛋白质的糖基化及糖链的修饰

内质网合成并经由高尔基复合体转送运输的蛋白质，绝大多数都是经过糖基化修饰加工合成的糖蛋白。蛋白质在内质网上合成时，进入内质网腔后已进行初步糖基化，随后，糖蛋白在高尔基复合体扁平膜囊腔内不同的功能区室中经过进一步糖基化和糖链的修饰，这一过程使得蛋白质的多样性更为丰富，细胞更具有特异性。

在内质网中蛋白质的糖基化作用主要是 N-连接的糖基化，N-连接的糖基化虽然起始于内质网，但仍需在高尔基复合体中进一步修饰和加工，其寡糖链末端区的寡糖基通常要被切去，同时再填上新的糖基，如 UDP-半乳糖、UDP-葡萄糖和 UDP-唾液酸等。因此，N-连接糖基化最终是在高尔基复合体中完成的。

高尔基复合体中主要进行的糖基化作用，通常是将糖链转移到多肽链的丝氨酸、苏氨酸或酪氨酸（或胶原纤维中的羟赖氨酸与羟脯氨酸）残基侧链-OH 的氧原子上，这种糖基化方式称为 O-连接糖基化（O-linked glycosylation）。与 N-连接不同，O-连接时每个糖基是逐个加到这些氨基酸上，第一个连接的糖基多为 N-乙酰半乳糖胺，最后一步同 N-连接糖基化一样，在反面高尔基网状结构中加上唾液酸残基。

糖基化过程中，在粗面内质网和高尔基体中所有与蛋白质糖基化及寡糖加工有关的酶均为膜整合蛋白，其活性部位朝向内质网或高尔基体腔面。每一种糖基只能由特定的糖基转移酶催化连接，在高尔基复合体中不同的糖基转移酶定位于不同区室的扁囊中，蛋白质在依次通过这些区室转运的过程中，被扁囊中特定的酶催化，依次切除或连接新的糖基，最后使成熟的糖蛋白上的糖链有特定的顺序，从而实现糖蛋白的多样性和特异性。

糖基化是对蛋白质进行的一种重要的修饰行为，其意义在于：糖基化对蛋白质具有保护作用，使它们免遭水解酶的降解；糖基化为各种蛋白质作上不同的标志，有利于高尔基复合体对蛋白质进行分选和包装；同时，糖基化具有运输信号的作用，可引导蛋白质包装形成运输小泡，以便进行蛋白质的靶向运输；糖基化有利于蛋白质在成熟过程中折叠形成正确的构象，增加蛋白质的稳定性；糖基化形成细胞膜表面的糖被，在细胞膜的保护、识别以及通信联络等生命活动中发挥重要作用。

（二）蛋白原的水解加工

许多蛋白质产物刚从内质网合成时是分子量较大的无活性蛋白质，这些蛋白质必须在高尔基复合体中被特异性地水解，切除部分肽段或修饰才能够成熟或转变为有活性的蛋白。例如人胰岛素是在胰岛 B 细胞粗面内质网上合成的，刚合成的多肽其 N-端带有信号肽，称为前胰岛素原（preprointsulin），分子量约为 12kD。在内质网腔中信号肽被切除，前胰岛素原转为胰岛素原（proinsulin）。胰岛素原是由 A、B、C 三个肽段组成的一条多肽链，分子量为 9kD。当胰岛素原运输到高尔基复合体后，通过特异性的蛋白酶水解切除 C 肽段，使之成为独立的两个 A、B 肽链。A、B 肽链再通过链间和链内二硫键的折叠，成为成熟有活性的胰岛素，分子量约为 6kD（图 5-8）。最终成熟的胰岛素分子通过高尔基复合体反面区室的包装和浓缩，形成分泌颗粒释放到细胞外。

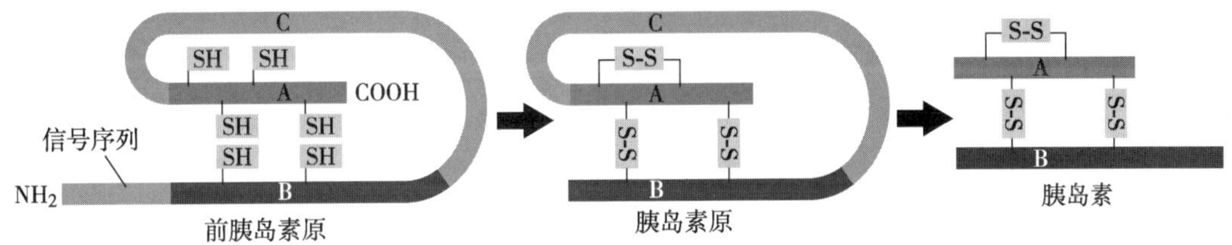

图 5-8　胰岛素原在内质网中的水解

（三）蛋白质的分选和定向运输

高尔基复合体在细胞内蛋白质的分选和运输中发挥极为重要的作用。高尔基复合体通过对蛋白质的修饰、加工，使得不同的蛋白质带上可被高尔基复合体网膜上专一受体识别的分选信号，进而对蛋白质进行选择、浓缩，形成不同去向的运输和分泌小泡。

以甘露糖-6-磷酸（mannose-6-phosphate，M-6-P）为标志的溶酶体酶蛋白的分选机制是目前了解比较清楚的一条途径。溶酶体酶蛋白在内质网膜上合成后，进入内质网腔经过加工修饰，形成 N-连接的甘露糖糖蛋白。该糖蛋白在内质网腔运输到靠近高尔基复合体的位置便以“出芽”的方式形成运输小泡，随后运输到高尔基复合体。在高尔基复合体顺面扁囊，溶酶体酶蛋白上的甘露糖残基被磷酸转移酶和磷酸葡糖苷酶催化而形成 M-6-P。由于 M-6-P 的存在，使溶酶体酶蛋白的甘露糖残基在经过高尔基复合体中间扁囊运输到反面扁囊的过程中免遭切除。同时，M-6-P 作为一种化学信号被位于反面扁平囊上的 M-6-P 受体识别并结合，溶酶体酶蛋白因而被选择性富集，随即触发高尔基复合体囊膜外胞质面网格蛋白的组装，形成表面覆有网格蛋白的有被小泡（coated vesicle），并从高尔基复合体囊膜上出芽脱落，脱落的小泡很快脱去网格蛋白外被形成表面光滑的无被运输小泡，无被小泡与细胞质中的晚期内体融合，形成内体性溶酶体。内体性溶酶体具有酸性内环境（pH＝5.0），在酸性条件下，M-6-P 与受体分离，受体形成空泡返回高尔基复合体的反面管网区或与细胞膜融合，成为细胞膜的一部分。当溶酶体酶蛋白被其他途径误分泌到细胞外时，位于细胞膜上的这种受体可以与其结合并将其送回细胞质中与内体性溶酶体结合（图 5-9）。

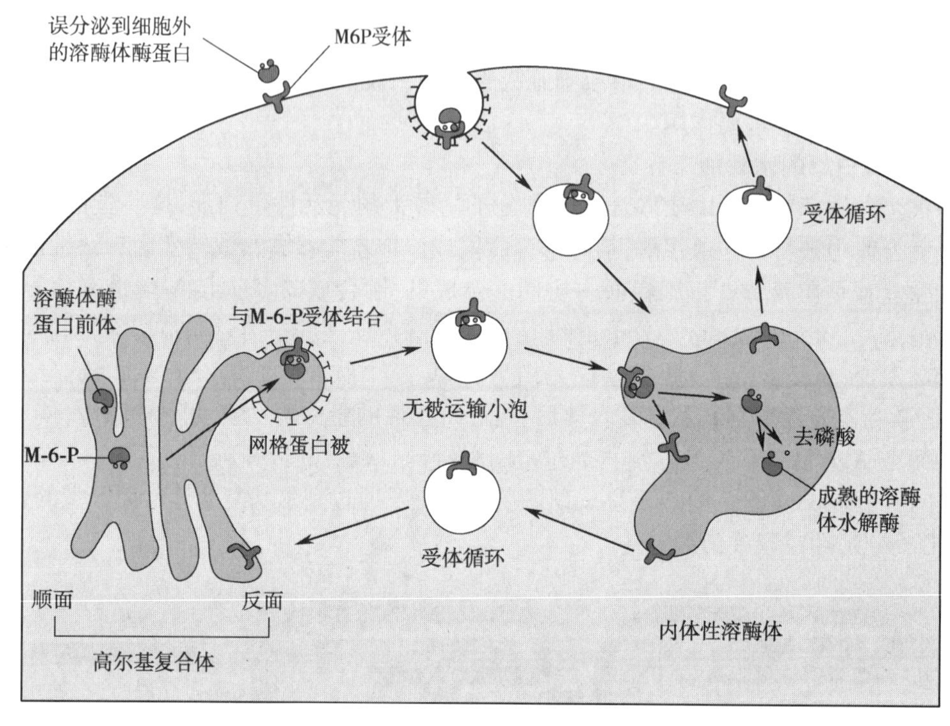

图 5-9　以 M-6-P 为标志的溶酶体酶蛋白的分选运输

以上溶酶体酶蛋白的分选途径并不是溶酶体唯一的分选途径。有研究发现，在某些细胞（如肝细胞）中，还存在着非 M-6-P 依赖的其他分选机制。

经高尔基复合体加工分选形成的分泌小泡运输主要有三条可能的途径和去向：①经高尔基复合体单独分拣和包装的溶酶体酶蛋白，以有被小泡的形式被转运形成内体性溶酶体。②分泌蛋白以有被小泡的形式运向细胞膜或被分泌释放到细胞外，如细胞外基质中的糖蛋白、蛋白质类激素以及各种酶等。这些分泌蛋白可通过基本分泌途径形成小泡，持续不断地通过胞吐作用分泌到细胞外，这种方式又称连续分泌（continuous secretion）。③一些特殊的分泌细胞还可将分泌物质以很高的浓度储存在分泌泡中，暂时保存在细胞质中，当受到一定条件刺激时才分泌到细胞外。这种分泌方式称为调节分泌（regulated secretion）。例如消化酶前体就贮存在这种分泌泡中，进餐之后由于激素调节导致胞吐发生，将消化酶释放到胰腺中央管中。

四、高尔基复合体与医学

高尔基复合体是高度动态化的细胞器。病理条件下，高尔基复合体的形态结构发生改变，表现为萎缩、损伤和代偿性肥大等。由于乙醇等毒性物质的作用可造成肝细胞中高尔基复合体脂蛋白正常合成分泌功能丧失，形成脂肪肝。在这种病理状态下，肝细胞高尔基复合体中脂蛋白颗粒明显减少甚至消失，高尔基复合体自身形态萎缩，结构受到破坏。当细胞分泌功能亢进时，往往伴随着高尔基复合体结构的肥大。通过大鼠肾上腺皮质的再生实验观察到，再生过程中，腺垂体细胞分泌促肾上腺皮质激素的高尔基复合体处于旺盛分泌状态时，其整个结构显著增大；再生结束后，随着促肾上腺皮质激素分泌的减少，其高尔基复合体结构又恢复到常态。

高尔基复合体在肿瘤细胞中的数量分布、形态结构以及发达程度，也因肿瘤细胞的分化状态不同而呈现显著差异。例如在低分化的大肠癌细胞中，高尔基复合体仅为聚集分布在细核周围的一些分泌小泡；而在高分化的大肠癌细胞中，高尔基复合体则特别发达，具有典型的高尔基复合体形态结构。

第三节　溶　酶　体

溶酶体（lysosome）是由 C. de Duve 和 A. Novikoff 等于 1955 年在对鼠肝细胞的电镜观察中证实存在的一种膜性细胞器，因其内含多种水解酶而被命名为溶酶体。溶酶体是内膜系统的另一种重要结构组分。

一、溶酶体的形态结构

溶酶体普遍地存在于所有的动物细胞中。电镜下可见溶酶体是由一层单位膜包裹而成的囊球状结构小体（图 5-10）。膜厚约 6nm，一般直径为 0.2~0.8μm，最小者直径仅 0.05μm，而最大者直径可达数微米。典型的动物细胞中含有几百个溶酶体，但在不同细胞中溶酶体的数量存在很大差异。即使在同一细胞中，溶酶体的大小和形态也有很大差异。不同溶酶体中所含有的水解酶亦非完全相同。因此，溶酶体在其形态大小、数量分布、生理生化性质等各方面都表现出了高度的异质性。

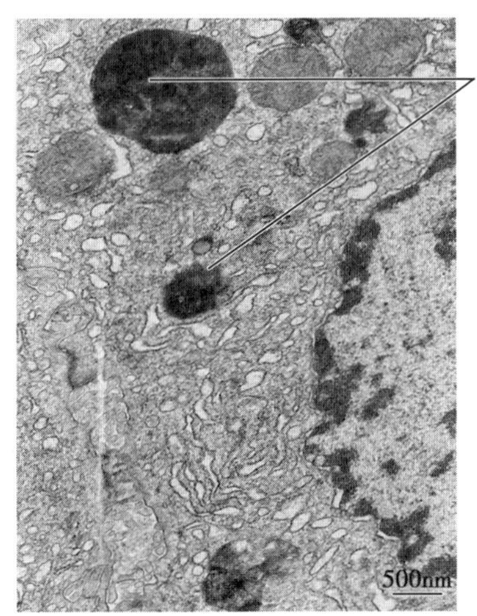

图 5-10　溶酶体电镜图

二、溶酶体的酶

溶酶体中含有 60 多种酸性水解酶，包括蛋白酶、核酸酶、脂酶、糖苷酶、磷酸酶和溶菌酶等多种酶类。其中，酸性磷酸酶是溶酶体的标志酶，这些酶作用的最适 pH 通常在 3.5~5.5，溶酶体中的 H^+浓度比细胞质中高 100 倍以上。溶酶体膜上嵌有质子泵，可依赖水解 ATP 释放出的能量将 H^+逆浓度梯度泵入溶酶体中，以形成和维持溶酶体囊腔中酸性的内环境。溶酶体膜腔面富含两种高度糖基化的膜整合蛋白 lgpA 和 lgpB，可能有利于防止溶酶体所含的酸性水解酶对其自身膜结构的消化分解。溶酶体膜上具有多种载体蛋白，用于水解产物的向外转运。

溶酶体中的水解酶蛋白是以 M-6-P 作为分选的重要识别信号，经内质网、高尔基复合体共同加工、包装、运输形成成熟的溶酶体，此为溶酶体分选途径中研究较为清楚的一条途径。实际上，溶酶体的发生可能是多种途径的复杂过程。不同种类的细胞可能采取不同的途径，同种细胞也可能有不同的方式。

三、溶酶体的类型

根据溶酶体的发育阶段和生理功能状态，一般将其分为初级溶酶体（primary lysosome）、次级溶酶体（secondary lysosome）和残余体（residual body）三种基本类型。不同的溶酶体类型只是同一种结构不同功能状态的转换形式。

（一）初级溶酶体

初级溶酶体是指刚从高尔基复合体出芽形成的内含多种水解酶的含酶小泡。此时，小泡中缺乏被水解的底物，其囊腔中的酶通常处于非活性状态，因此也被称为无活性溶酶体（inactive lysosome）。初级溶酶体在形态上一般为圆球状，内容物均一，不含有明显颗粒物质。但在不同的细胞类型，或在同一细胞类型的不同发育时期，可呈现为电子致密度较高的颗粒小体或带有棘突的小泡。

（二）次级溶酶体

当初级溶酶体经过成熟，接受来自细胞内、外的物质，与含底物的小泡融合，从而使水解酶激活，开始发挥水解活性，此时的溶酶体称为次级溶酶体。因此，次级溶酶体实质上是溶酶体的一种功能作用状态。次级溶酶体因囊腔中含有正在被消化分解的底物，因而其体积较大，外形多不规则，最大直径可达几个微米。

根据底物来源和种类，含底物的小泡可分为三类：内体、自噬体和吞噬体。内体（endosome）或称内吞体，是细胞通过内吞作用摄入细胞外介质中的大分子形成的；自噬体（autophagosome）是细胞内衰老、残损的细胞器（如损伤的内质网、线粒体等）等其他胞内物质被膜包被形成的；吞噬体（phagosome）是特殊细胞如巨噬细胞和中性粒细胞吞噬胞外微生物、异体细胞和较大的颗粒异物等形成的。据此，次级溶酶体对底物的消化作用可概括为内吞作用、吞噬作用和自噬作用三种途径（图 5-11）。

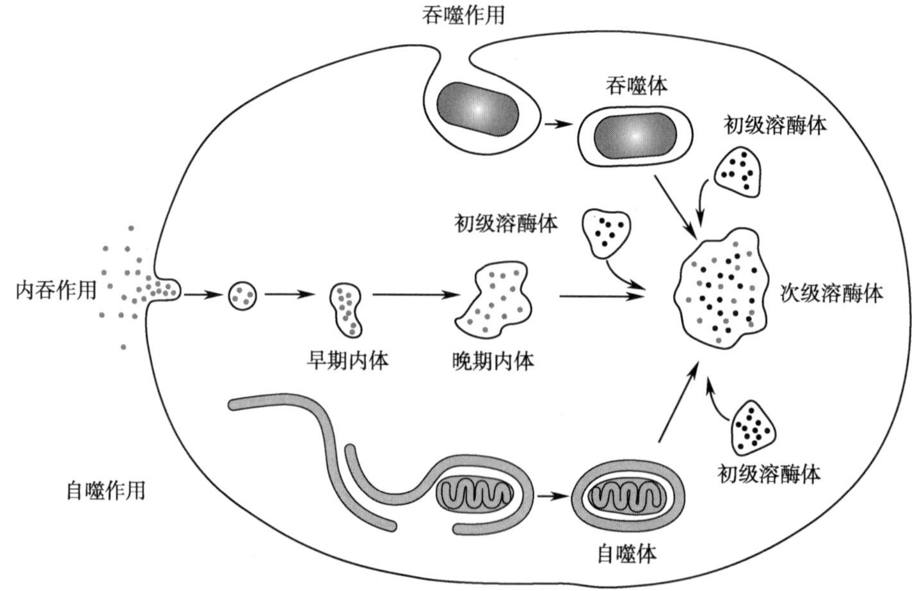

图 5-11　次级溶酶体消化底物的三种途径

（三）残余体

次级溶酶体在完成对绝大部分作用底物的消化、分解作用之后，随着酶活性的逐渐降低至最终消失，进入了溶酶体生理功能作用的终末状态，尚有一些不能被消化分解的物质残留于其中，这种含有残余底物的溶酶体称为残余体。不同的残余体，不仅形态差异明显，而且也有不同的内含残留物质。

有些残余体可通过胞吐的方式被释放到细胞外；有些则可能沉积于细胞内而不被外排。例如常见于脊椎动物和人类神经细胞、肝细胞、心肌细胞内的脂褐质（lipofuscin）；见于肿瘤细胞、某些病毒感染细胞、大肺泡细胞和单核吞噬细胞中的髓样结构（myelin figure）及含铁小体（siderosome）。它们会随个体年龄的增长而在细胞中累积。

四、溶酶体的功能

溶酶体含有丰富的水解酶，具有强大的消化分解能力，其主要功能是参与细胞的各种消化活动。根据在消化活动中所起的作用不同，溶酶体的功能可以归纳为以下几个方面。

（一）更新细胞成分

体内的细胞及细胞器都有一定的寿命，如人成熟的红细胞平均寿命约120天，肝细胞中线粒体的平均寿命约10天，细胞质膜也处在不断更新之中。溶酶体的消化作用可不断地清除衰老的细胞、损伤的细胞器和无用的生物大分子，以保障细胞正常代谢活动。

（二）参与细胞防御

防御功能是某些细胞特有的功能，这些细胞可以识别并吞噬入侵的病毒或细菌，在溶酶体作用下将其杀死并进一步降解。当机体被感染后，单核细胞迁移至感染部位，分化成巨噬细胞（monocyte），巨噬细胞中溶酶体含量丰富，被吞噬的细菌或病毒颗粒，最终都在溶酶体的作用下被分解消化。

（三）为细胞提供营养

溶酶体作为细胞内具有消化功能的细胞器，在细胞饥饿状态下，可通过分解细胞内的一些对于细胞生存并非必需的生物大分子物质，为细胞的生命活动提供营养和能量，维持细胞的基本生存。另外，溶酶体通过降解内吞的血清脂蛋白，为细胞获得胆固醇等营养成分。很多单细胞真核生物，如黏菌、变形虫等，从外界摄入的各种营养物质，就是依赖溶酶体的分解消化作用才被细胞有机体吸收利用。

（四）参与细胞分泌过程

在某些腺体组织细胞的分泌活动过程中，溶酶体常摄入分泌颗粒，参与分泌过程的调节。例如储存于甲状腺腺体内腔中的甲状腺球蛋白，首先要通过吞噬作用进入分泌细胞内，并与溶酶体融合，被水解成甲状腺素，然后才被分泌到细胞外进入毛细血管。

（五）在个体发育过程中起重要作用

在无尾两栖类动物个体的变态发育过程中，其幼体尾巴的退化吸收（如蝌蚪尾巴的退化）；哺乳动物断乳后乳腺的退行性变化；动物子宫内膜的周期性萎缩；某些特定的细胞编程性死亡等，都离不开溶酶体的作用。

溶酶体在受精过程的顶体反应中也发挥重要作用。动物精子的头部最前端的顶体（acrosome）相当于特化的溶酶体，当精子与卵子识别接触时，精子释放顶体中的多种水解酶，如透明质酸酶、酸性磷酸酶、蛋白水解酶等，能分解卵细胞的外被及滤泡细胞从而产生孔道，使精子进入卵细胞。

五、溶酶体与医学

溶酶体是细胞内物质消化的主要场所，在细胞生命活动中具有多方面的重要生物学功能。通常把由于溶酶体的结构或功能异常所引起的疾病统称为溶酶体病。

（一）组织损伤性疾病

由于不同因素的影响，使得溶酶体膜的稳定性下降，使溶酶体内水解酶释放，导致某些组织损伤性疾病的发生。

1. 痛风　痛风是以高尿酸血症为主要临床生化指征的嘌呤代谢紊乱性疾病。当尿酸的生成与排除之间平衡失调、血尿酸盐升高时，尿酸盐会以结晶形式沉积于关节及关节周围多种组织，并被白细胞所吞噬。被吞噬的尿酸盐结晶与溶酶体膜之间形成的氢键结合，改变了溶酶体膜的稳定性；溶酶体中水解酶和组胺等可致炎物质释放，引起白细胞自溶坏死，同时引发所在沉积组织的急性炎症。被释放的尿酸盐又继续在组织沉积。当沉积发生在关节及周围组织时，会形成异物性肉芽肿；当沉积发生而在肾脏组织中，则可能导致尿酸性肾结石或慢性间质性肾炎。

2. 硅沉着病　又称硅肺病，是一种职业病，是尘肺病中最为常见的一种类型。通常由于患者职业活动长期接触粉尘，吸入大量游离二氧化硅粉尘颗粒引起肺部结节性纤维化，进而引发肺部其他病变。该病与溶酶体膜受损导致溶酶体酶释放有关。其可能的发病机制为：吸入肺中的二氧化硅粉尘颗粒，被肺组织中的巨噬细胞吞噬形成吞噬体，进而与溶酶体融合为吞噬性溶酶体。硅尘颗粒在溶酶体内形成硅酸分子，硅酸分子与溶酶体膜受体结合使膜的稳定性受到影响，导致溶酶体酶和硅酸分子从溶酶体内外泄，造成巨噬细胞自溶。外泄的溶酶体酶分解周围的组织细胞，同时，释放出的不能被消化分解的硅尘颗粒又被其他巨噬细胞所吞噬，这一过程重复进行，结果导致巨噬细胞死亡，诱导成纤维细胞增生，产生大量胶原物质，造成肺组织纤维化，肺的弹性降低，引起肺功能障碍甚至丧失。

（二）遗传缺陷性溶酶体病

由于遗传缺陷导致溶酶体内缺乏某种水解酶，致使相应底物不能被水解而贮积在溶酶体内，造成机体代谢紊乱，引起溶酶体贮积症。溶酶体酶缺乏或缺陷疾病多为一些先天性疾病，目前已经发现有40余种溶酶体贮积症，如：

1. Gaucher 病　是一种常色体隐性遗传病。在正常生理条件下，酸性β-葡糖脑苷脂酶（acid beta-gucosidase，GBA）催化葡糖脑苷脂分解成葡萄糖和神经酰胺。如果 *β-GBA* 基因发生突变，β-葡糖脑苷脂酶活性降低，单核巨噬细胞内的葡糖脑苷脂不能进一步被水解而贮存在溶酶体中，形成 Gaucher 细胞。这些细胞在组织、器官的浸润引起疾病。根据临床表现，Gaucher 病可分为Ⅰ型、Ⅱ型和Ⅲ型，均由 *β-GBA* 基因突变所致，致病基因位于1q22。

2. Tay-Sachs 病（Tay-Sachs disease）　又名家族性黑朦性痴呆，该病是由于患者先天性缺乏氨基已糖苷酶（hexosaminidase A，HEXA）所致，是一种常染色体隐性遗传病。在正常生理条件下，HEXA 催化 GM2 神经节苷脂分解成 GM3 神经节苷脂和 N-乙酰氨基半乳糖。当 HEXA 缺乏时，GM2 神经节苷脂分解障碍，在脑组织和内脏器官的溶酶体中贮积、沉淀，大量累积。临床表现为生长发育迟缓、智力发育低下、失明等。

3. Ⅱ型糖原贮积症（glycogen storage disease type Ⅱ，GSD-Ⅱ）　该病患者由于α-糖苷酶基因突变引起溶酶体内α-糖苷酶缺乏，以致糖原代谢受阻而沉积于全身多种组织，病变累及脑、肝、肾、肾上腺、骨骼肌等器官组织。

第四节　过氧化物酶体

过氧化物酶体(peroxisome)又称微体(microbody),1954 年 J. Rhodin 在鼠肾脏肾小管上皮细胞中首次发现这一结构。此后几十年的大量观察研究表明,该结构普遍存在于动物细胞及多种植物细胞中。因其内含氧化酶和过氧化氢酶这一特点,将其命名为过氧化物酶体。

一、过氧化物酶体的形态结构

过氧化物酶体是由一层单位膜包裹形成的膜性细胞器。电镜下,过氧化物酶体在形态上多呈圆形或卵圆形(图 5-12),其直径变化在 0.2~1.7μm 之间。过氧化物酶体和初级溶酶体的形态大小相似,但过氧化物酶体中的尿酸氧化酶等常形成晶格状结构,电子致密度高、排列规则,因此可作为电镜下识别的主要特征。过氧化物酶体具有异质性,在不同生物的细胞中其形态、大小多样,且不同个体的过氧化物酶体所含酶的种类及其生理功能都有所不同。

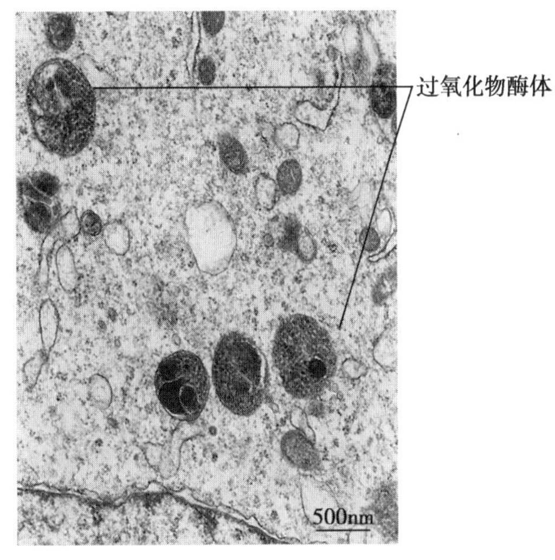

图 5-12　过氧化物酶体电镜图

与其他各种膜性结构细胞器一样,脂类及蛋白质也是过氧化物酶体的主要化学结构组分。其膜脂主要为磷脂酰胆碱和磷脂酰乙醇胺;膜蛋白包括多种结构蛋白和酶蛋白。过氧化物酶体膜具有较高的物质通透性,不仅可允许氨基酸、蔗糖、乳酸等小分子物质的自由穿越,而且,在一定条件下甚至可允许一些大分子物质的非吞噬性穿膜转运,从而保证了过氧化物酶体反应底物及代谢产物的通常运输。

二、过氧化物酶体的酶

迄今已经鉴定的过氧化物酶体酶就多达 40 余种,但是至今尚未发现一种过氧化物酶体含有全部 40 多种酶。根据不同酶的作用性质,可把过氧化物酶体所含的酶大体上分为三类:

1. **氧化酶类**　包括尿酸氧化酶、D-氨基酸氧化酶、L-氨基酸氧化酶等黄素腺嘌呤二核苷酸(adenine dinucleotide FAD)依赖氧化酶类。各种氧化酶占过氧化物酶体酶总量的 50%~60%。尽管各种氧化酶的作用底物互不相同,但其基本特征是:在对其作用底物的氧化过程中,能够把氧还原成过氧化氢。这一反应通式可表示如下:

$$RH_2+O_2 \rightarrow R+H_2O_2$$

2. **过氧化氢酶类**　过氧化氢酶约占过氧化物酶体酶总量的 40%,因其几乎存在于各类细胞的过氧化物酶体中,故而被看作过氧化物酶体的标志性酶。该酶的作用是将过氧化氢分解成水和氧气,即 $2H_2O_2 \rightarrow 2H_2O+O_2$。

3. **过氧化物酶类**　过氧化物酶可能仅存在于如血细胞等少数几种细胞类型的过氧化物酶体之中。其作用与过氧化氢酶相同,可催化过氧化氢生成水和氧气。

此外,在过氧化物酶体中还含有苹果酸脱氢酶、柠檬酸脱氢酶等。

三、过氧化物酶体的功能

过氧化物酶体是真核细胞中直接利用分子氧的细胞器。其含有的依赖黄素(FAD)的氧化酶,通过氧化反应去除有机底物上的氢原子,将底物氧化形成 H_2O_2;H_2O_2 对细胞有毒害作用,过氧化物酶体中的过氧化氢酶可将 H_2O_2 分解,形成水和氧气。这两种酶的催化反应相互耦联,对细胞起保护作用。在肝、肾组织细胞中,过氧化物酶体能氧化分解血液中的有毒成分,比如饮酒进入人体的乙醇,在过氧化物酶体中被氧化成乙醛。

此外,细胞出现高浓度氧状态时,过氧化物酶体通过其强氧化作用对细胞进行有效调节,以避免细胞遭受高浓度氧的损害。

四、过氧化物酶体与医学

在病理状态下,过氧化物酶体可表现为数量、体积、形态的改变。例如在甲状腺功能低下、肝脂肪变性或高脂血症等情况下,过氧化物酶体数量减少、老化或发育不全;在患有甲状腺功能亢进、慢性酒精中毒或慢性低氧症等疾病时,可见患者肝细胞中过氧化物酶体数量增多;当机体出现病毒、细菌及寄生虫感染、炎症或内毒素血症等病理情况,过氧化物酶体数目、大小以及酶含量会发生超常变化。

过氧化物酶体缺陷可导致某些遗传性疾病的发生,例如 Zellweger 综合征(又名肝脑肾综合征),该病于 1964 年由 Zellweger 等首先报道,其遗传方式为常染色体隐性遗传,男女均可发病。该病患者体内过氧化物酶体原发性缺陷,从而导致过氧化物酶不能对超长链脂肪酸进行氧化,积累在细胞质内形成片层状内含物。临床表现为严重的肝功能障碍、重度骨骼肌张力减退、脑发育迟缓及癫痫等综合症状。

知识点关联图

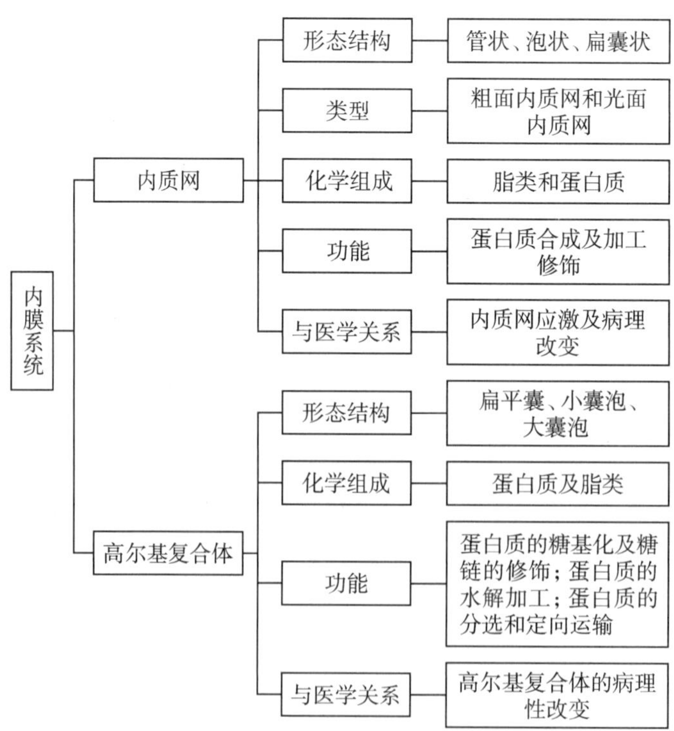

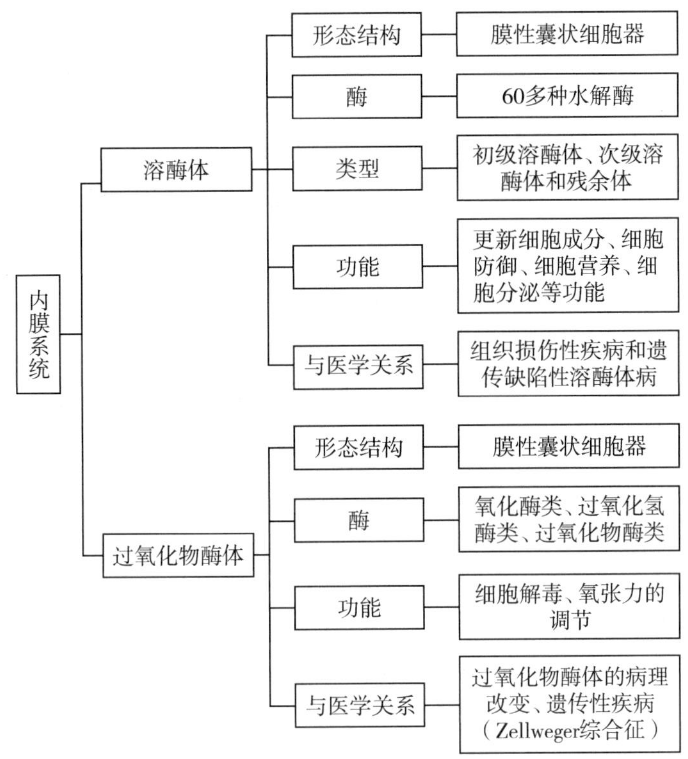

思考题

1. 简述内质网的类型和功能。
2. 简述高尔基复合体的结构特征及其功能。
3. 试述蛋白质的糖基化的基本类型以及其生物学意义。
4. 试述信号肽介导核糖体附着于内质网以及新生肽链跨膜移位的过程。
5. 试述以 M-6-P 为标志的溶酶体酶蛋白的分选运输过程。
6. 细胞内膜系统是一个结构和功能密切联系的动态整体，对此你是如何理解的？

（汪　萍）

第六章 核 糖 体

【导读】核糖体是一种不透光的大分子颗粒复合物，为非膜性细胞器，最早是在 1953 年由 E. Robinson 和 R. Brown 用电镜观察植物细胞时发现。1955 年 G. E. Palade 在动物细胞中也观察到这种颗粒结构。由于富含蛋白质和 RNA，1958 年 R. B. Roberts 建议把这种颗粒命名为核糖核蛋白体，简称核糖体。

核糖体(ribosome)几乎存在于所有细胞内，即使最小最简单的原核细胞——支原体，也至少含有上百个核糖体。目前，仅发现在哺乳动物成熟的红细胞等极个别高度分化的细胞内没有核糖体。一般来说，活细胞的细胞质内有上万个核糖体。核糖体常常分布在细胞内蛋白质合成旺盛的区域，不仅如此，其数量还与蛋白质合成程度有关。处在生长旺盛时期的哺乳动物细胞，其内有数以千万计的核糖体，其含量可达细胞干重的 25%以上；而在饥饿的细菌中，仅有几百个核糖体。

在原核细胞中，绝大多数核糖体都以游离的形式存在于细胞质中，只有少数附着于细胞膜的内侧。而在真核细胞内，部分核糖体游离于细胞质基质中，这类核糖体被称为游离核糖体(free ribosome)；部分核糖体附着于内质网膜的外表面，成为粗面内质网的一部分，这类核糖体被称为附着核糖体(fixed ribosome)。附着核糖体与游离核糖体的功能一致，都是进行蛋白质的合成，即核糖体承担着将 mRNA 上的遗传信息翻译成蛋白质的任务，是细胞中的“蛋白质合成机器”，也是细胞生存所必需的结构之一。

第一节 核糖体的类型与结构

一、核糖体的形态特征、类型及化学组成

(一) 核糖体的形态特征

电镜下可见核糖体为椭圆形高密度颗粒结构，直径为 20~30nm，每个核糖体都由大亚基和小亚基以特定的形式聚合而成。大亚基侧面观略呈半圆形，在一侧有三个突起，分别称为嵴、中央突和柄，其中心凹陷；小亚基侧面观略呈弧形，约 1/3 处的裂缝将其分为头部和基部，从基部伸出的部分称为平台。当大小亚基相结合形成完整核糖体时，小亚基的头部与大亚基中心突相对贴近，小亚基的平台正对大亚基凹陷的掌心部位，亚基间形成通道，mRNA 将从此穿过。此外，在大亚基上中间部位还有一条垂直于 mRNA 通道的中央管。在蛋白质合成时，新生的多肽链由中央管穿出，可保护其免受蛋白水解酶的降解(图 6-1)。

(二) 核糖体的类型和数量

根据核糖体的来源不同，可以将其分为原核细胞核糖体和真核细胞核糖体。真核细胞

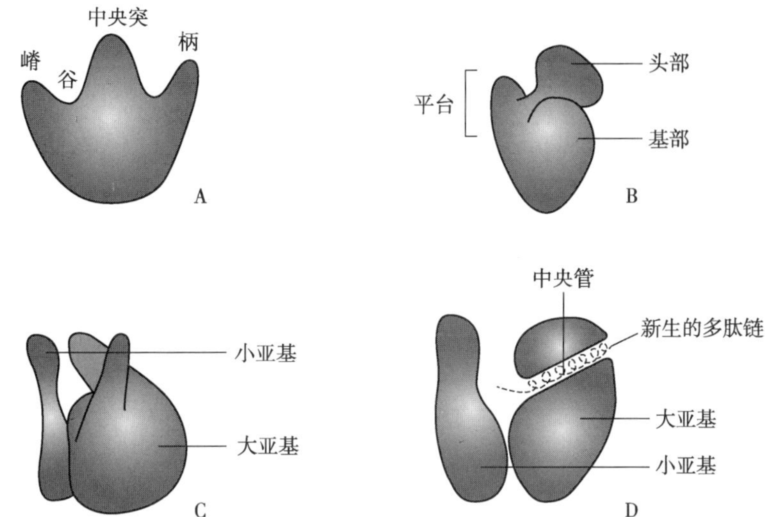

图 6-1　核糖体结构模式图

A. 大亚基；B. 小亚基；C. 大小亚基的结合；D. 核糖体剖面图

中不仅有细胞质核糖体，在线粒体和植物细胞的叶绿体中也存在核糖体。除原核生物核糖体与叶绿体核糖体之间基本相同，各类核糖体之间在大小及化学组成上都存在明显的差异（表 6-1）。

表 6-1　核糖体的类型

类型	来源	单体	大亚基	小亚基
原核细胞核糖体	细菌等	70S	50S	30S
真核细胞质核糖体	植物、动物	80S	60S	40S
线粒体核糖体	哺乳动物等	55*～60S	35S	25S
	酵母	78S	60S	45S
叶绿体核糖体	植物	70S	50S	30S

注：S 表示沉降系数，是反映大分子颗粒物质在离心状态下沉降速度的参数。沉降系数与颗粒物质的大小、分子量和形状呈正相关。*表示以真核生物中哺乳动物 55S 核糖体为例探讨其大小亚基组成。

原核细胞的核糖体较小，细胞质中约有 2 万个，沉降系数为 70S，相对分子质量约为 2.5×10^6，由 50S 大亚基和 30S 小亚基组成。真核细胞的核糖体体积较大，沉降系数为 80S，相对分子质量约为 4.2×10^6，由 60S 大亚基和 40S 小亚基组成。

（三）核糖体的化学组成

核糖体即核糖核蛋白颗粒，主要由 rRNA 和蛋白质构成，其中 rRNA 约占 60%，蛋白质含量约占 40%。通过实验手段可逐级去掉核糖体上的蛋白质，最后得到纯化的 rRNA。对核糖体的成分分析结果（表 6-2）显示，原核细胞核糖体 30S 小亚基由 16S rRNA 和 21 种不同的蛋白质（称 S 蛋白）组成，50S 大亚基由 23S rRNA、5S rRNA 和约 34 种蛋白（称 L 蛋白）组成。80S 核糖体普遍存在于真核细胞的细胞质内，其中 40S 小亚基由 18S rRNA 和约 33 种蛋白质组成，60S 大亚基由 28S rRNA、5S rRNA 和 5.8S rRNA 及约 49 种蛋白质组成。但在不同的真核细胞中，核糖体也存在着差异，如动物细胞核糖体的大亚基内有 28S rRNA，而植物细

表 6-2　原核细胞与真核细胞核糖体成分比较

类型	单体		亚基	亚基 S 值	亚基成分	
	S 值	相对分子质量			RNA	蛋白质种类
原核细胞核糖体	70S	2.5×10^6	大亚基	50S	23S	34
					5S	
			小亚基	30S	16S	21
真核细胞核糖体	80S	4.2×10^6	大亚基	60S	25~28S	约 49
					5.8S	
					5S	
			小亚基	40S	18S	约 33

胞、真菌细胞与原生动物细胞内，核糖体的大亚基中却不是 28S rRNA，而是 25~26S rRNA；此外，在低等真核生物细胞中，构成核糖体的 rRNA 类型比较复杂，可能不仅限于以上几种。

（四）核糖体的存在形式

核糖体在细胞中的存在形式并非单一，它随生理状态和环境条件的改变而发生聚合与解离。蛋白质合成启动时，小亚基首先与 mRNA 识别相结合，接着与大亚基聚合，形成完整的核糖体后才能进行肽链的合成。电镜下观察常见多个核糖体同时结合在一个 mRNA 分子上进行蛋白质合成，形成多聚核糖体（polyribosome 或 polysome）（图 6-2）。多聚核糖体是合成蛋白质的功能单位。当在完成一条多肽链的合成任务之后，核糖体又迅速解离成为大、小亚基，从 mRNA 分子上脱落下来。

体外实验表明，Mg^{2+} 浓度对核糖体的状态影响较大。当 Mg^{2+} 浓度小于 1mmol/L 时，核糖体易解离成大、小亚基；当 Mg^{2+} 浓度为 1~10mmol/L 时，大小亚基聚合形成完整的单核糖

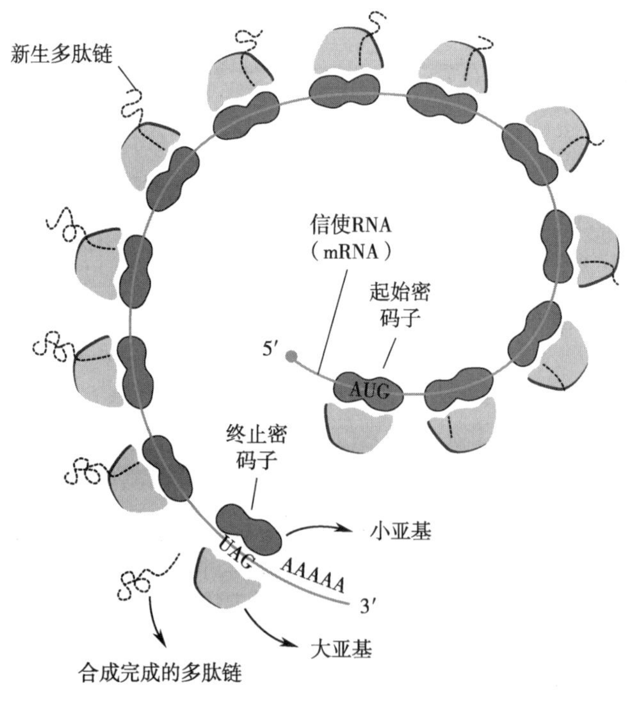

图 6-2　多聚核糖体进行蛋白质翻译的示意图

体；而当 Mg^{2+} 浓度大于 10mmol/L 时，两个核糖体常聚合成二聚体。原核细胞的二聚体为 100S，真核细胞为 120S。

因此，在蛋白质合成活跃的活细胞中，核糖体的大小亚基、单核糖体和多聚核糖体处于一种不断聚合与解离的动态平衡之中。

二、核糖体的结构

蛋白质合成是细胞最重要的生命活动之一，核糖体是这个过程的承担者，因此对核糖体结构的研究是了解蛋白质合成过程的钥匙。从 20 世纪 50 年代发现核糖体以来，许多科学家致力于核糖体结构的研究，主要研究方法有三类：一是化学的方法如蛋白质和 RNA 的酶解碎片分析、化学标记和交联剂反应等；二是电子显微镜和低温电子显微镜观察；三是 X 线晶体学测定。但在很长一段时间里，核糖体结构的研究都没有取得突破性进展。不过 X 线衍射法是研究核糖体三维结构最有希望的方法。但要进行 X 线衍射分析，其前提是获得高质量的核糖体晶体。由于核糖体相对分子质量太大，结构复杂，而且性质很不稳定，即使在细胞内正常生理条件下也会很快降解，所以人们一直对于核糖体能否结晶仍然表示怀疑。

1980 年，以色列女科学家 A. E. Yonath 摸索了不同的溶液条件和结晶程序对核糖体晶体形成的影响，首次得到了一种嗜热芽孢杆菌核糖体 50S 亚基晶体。随着大分子晶体学技术方面取得重要进展，Yonath 通过不断改进，得到了死海微生物嗜盐细菌核糖体 50S 大亚基 0. 24nm 分辨率图谱以及嗜热栖热菌 30S 小亚基 0. 33nm 和 0. 3nm 分辨率的图谱，后续通过不懈努力也成功获得 *E. coli* 70S 完整核糖体 0. 35nm 分辨率的图谱。2009 年 A. E. Yonath 和美国科学家 V. Ramakrishnan 以及 T. A. Steitz 因为对核糖体三维空间结构和功能研究做出了突出贡献而获得诺贝尔奖。

随着X线晶体衍射和低温电子显微镜的应用，人们对核糖体结构和功能的研究认识更加深入。这些研究结果揭示了核糖体中 rRNA 高度压缩的三维结构不但占据核糖体的核心部位，还构成了核糖体的骨架，决定了核糖体的整体形态。与之反差极大的是核糖体蛋白，它们一般位于核糖体的表面，填充 rRNA 之间的缝隙。核糖体蛋白质大多有一个球形结构域和伸展的尾部。其球形结构域多分布于核糖体表面，而伸展的多肽链尾部则伸入核糖体内折叠的 rRNA 分子中。目前观点大都认为核糖体蛋白主要是帮助折叠和稳定核糖体的 rRNA 核心，通过对 rRNA 特定功能区域的空间构象改变来调节翻译的精确度，使 rRNA 更有效率地催化蛋白质合成。

对于 rRNA，特别是原核细胞核糖体小亚基的 16S rRNA 结构的研究已积累了丰富的资料。以大肠埃希菌 16S rRNA 为例，它的一级结构是由 1 542 个核苷酸残基组成的多聚核苷酸长链。在一级结构的基础上，经自身碱基相互配对形成干状螺旋的配对区与环状或泡状的非配对区相间排列，整个 16S rRNA 可分成 4 个结构域，即中心结构域（central domain）、5′端结构域（5′domain）、3′端主结构域（3′major domain）及 3′端次结构域（3′minor domain）。通过对 500 多种不同生物的 rRNA 序列的分析，发现其一级结构在进化上非常保守，某些序列完全一致。而 16S rRNA 的二级结构具有更高的保守性，尽管不同种的 rRNA 的一级结构可能有所不同，但它们都折叠成相似的二级结构。

核糖体 RNA 与核糖体蛋白整合的过程是一种自我装配（self assembly）的过程。1968 年，M. Nomura 将大肠埃希菌核糖体的 16S rRNA 与 21 种核糖体蛋白拆开后，又将它们在体外混合在一起，在不需要任何非核糖体因子的情况下，成功地重新装配成了有活性功能的小亚基。实验还发现不同物种的 rRNA 不能互相替代。这一现象说明了核糖体各成分之间存在严格的特异性匹配关系，而这种装配是以 rRNA 为主导的自动装配过程。

第二节　核糖体的功能

一、核糖体的功能位点

核糖体上存在多个与蛋白质的合成密切相关的结合位点与催化位点（图 6-3）：

1. **mRNA 结合位点**　位于小亚基上。原核生物中，核糖体与 mRNA 的结合位点位于 16S rRNA 的 3′端。研究发现，在原核生物的 mRNA5′端起始密码子的上游有一个 SD 序列（Shine-Dalgarno sequence），即 5′-AGGAGGU-3′序列。SD 序列能与核糖体小亚基 16S rRNA 的 3′端碱基序列互补结合。真核生物没有 SD 序列，核糖体小亚基准确识别 mRNA 的基础主要依赖于 mRNA 5′端的甲基化帽子结构。

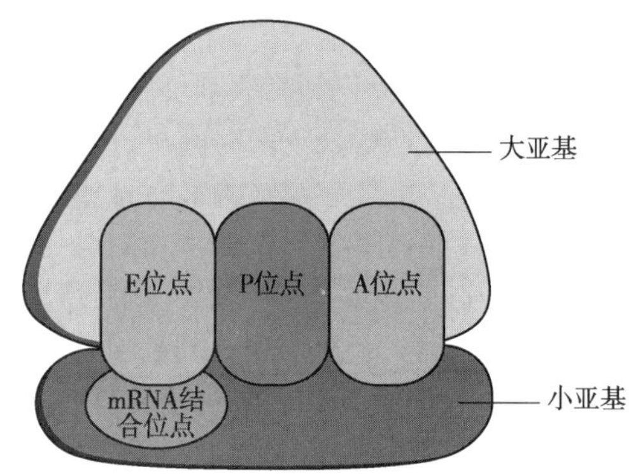

图 6-3　核糖体中主要活性部位示意图

2. **A 位（aminoacyl site）**　又称氨酰-tRNA 结合位或受位，主要位于大亚基上，是新加入的氨酰-tRNA 结合的位点。

3. **P 位（peptidyl site）**　又称肽酰-tRNA 结合位或供位，主要位于大亚基上。是结合起始氨酰-tRNA 和延长中的肽酰-tRNA 的位点。

4. **E 位（exit site）**　主要位于大亚基上。是肽酰-tRNA 移交肽链后脱酰-tRNA 的暂时停靠点。（仅原核生物有）

5. **转肽酶（transpeptidase）活性部位**　位于大亚基上。其作用是催化氨基酸之间形成肽键。

二、蛋白质合成的基本过程

蛋白质的合成即翻译是细胞中最复杂、最精确的生命活动之一，其过程可分为四个阶段：氨基酸的活化、肽链的起始、肽链的延长和肽链的终止。真核生物翻译过程涉及多种因子，较为复杂，本文着重以原核生物为例介绍蛋白质合成的过程。

（一）氨基酸的活化

为了解读 mRNA 上的遗传密码，细胞合成了具有不同反密码子的 tRNA。氨基酸在进入核糖体之前必须先与 tRNA 识别结合。精准的氨基酸与 tRNA 的结合需要氨酰-tRNA 合成酶的参与。在这种酶的作用下，氨基酸的羧基与 tRNA 3′端的 CCA-OH 之间缩合成酯键，从而形成氨酰-tRNA（图 6-4）。该反应消耗 ATP，生成的氨酰-tRNA 中酯键含较高能量，可用于后期蛋白质合成中肽键的生成。大多数生物中，每种氨基酸都有相对应的氨酰-tRNA 合成酶。氨酰-tRNA 合成酶具有高度特异性，它既能识别特异的氨基酸，又能辨认与之对应的 tRNA，这是保证遗传信息准确翻译的关键之一。

（二）肽链的起始

肽链合成的起始阶段是指核糖体大亚基、小亚基、mRNA 和具有启动作用的起始氨酰-

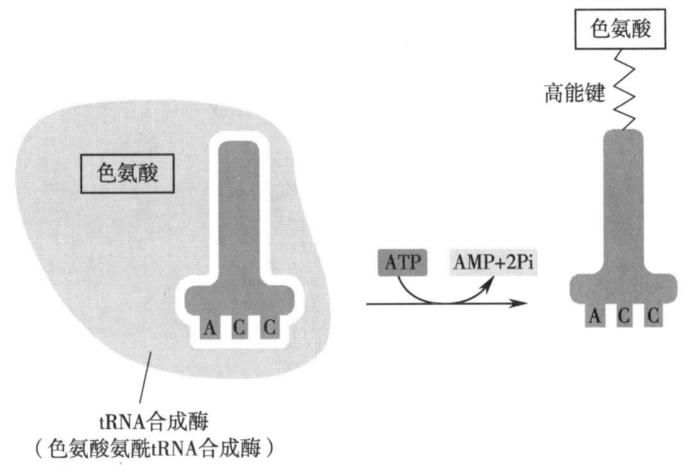

图 6-4　氨酰-tRNA 的生成

tRNA 装配为起始复合物的过程。具有起始作用的氨酰-tRNA 在原核细胞中是甲酰甲硫氨酰-tRNA（fMet-$tRNA^{fMet}$），在真核细胞中是甲硫氨酰-tRNA（Met-$tRNA^{Met}$）。虽然新合成肽链的第一个氨基酸为甲酰甲硫氨酸或甲硫氨酸，但通常后续会被特定的蛋白酶除去。

大肠埃希菌中翻译起始复合物的形成是在起始因子（initiation factor，IF）作用下，mRNA 起始密码子 5′端上游的 SD 序列与核糖体小亚基中 16S rRNA 3′端的碱基序列互补识别，形成小亚基-mRNA 复合物；随即起始氨酰-tRNA（通常为 fMet-$tRNA^{fMet}$）通过反密码子与 mRNA 中的起始密码子 AUG 相结合，形成包含小亚基的前起始复合物，这一过程需要 GTP 和 Mg^{2+} 参与；接着 50S 大亚基与上述包含小亚基的前起始复合物相结合，同时起始因子脱落，形成由核糖体、mRNA 和起始氨酰-tRNA 构成的完整的起始复合物。此时起始氨酰-tRNA 占据着核糖体的 P 位，而 A 位留空，有待于对应 mRNA 上第二个密码子的相应氨酰-tRNA 进入，从而进入延长阶段（图 6-5）。

真核细胞蛋白质合成起始与原核细胞类似，略有差异，如真核细胞 40S 小亚基首先识别 mRNA 5′端帽子结构，再沿着 mRNA 移动，直到第一个 AUG（起始密码子）出现。

（三）肽链的延长

起始复合物形成后，根据 mRNA 上密码子序列的指导，各种氨酰-tRNA 依次结合到核糖体上，连续循环进行肽链的延长。每个循环包括三个步骤：进位、转肽和移位（图 6-6）。

1. **进位**　在 GTP、Mg^{2+} 及延长因子（elongation factor，EF）作用下，按照起始复合物中 mRNA 在 A 位上的密码子，带有与之对应反密码子的第二个氨酰-tRNA 进入 A 位，待反密码子与密码子识别结合后，GTP 分解释放 Pi，延长因子脱落。

2. **转肽**　此时，核糖体的 P 位与 A 位的 tRNA 都结合了一个氨基酸，两个氨基酸在核糖体大亚基上转肽酶的作用下通过肽键将两个氨基酸结合起来，形成二肽，即 A 位氨基酸的氨基与 P 位氨基酸的羧基脱水形成肽键。肽键形成后，在 A 位上的 tRNA 携带二肽，P 位上的脱酰-tRNA 已经不携带氨基酸。

3. **移位**　接着由 GTP 供能，核糖体沿 mRNA 5′端向 3′端移动一个密码子（三个核苷酸）距离，结果使 A 位上携带二肽的 tRNA 移到 P 位，空出的 A 位可接受新的氨酰-tRNA，而原先 P 位上的脱酰-tRNA 移位到 E 位，随后再从核糖体上解离。

此后，肽链上每增加一个氨基酸残基，即重复进位、转肽和移位的步骤，多肽链以此方式

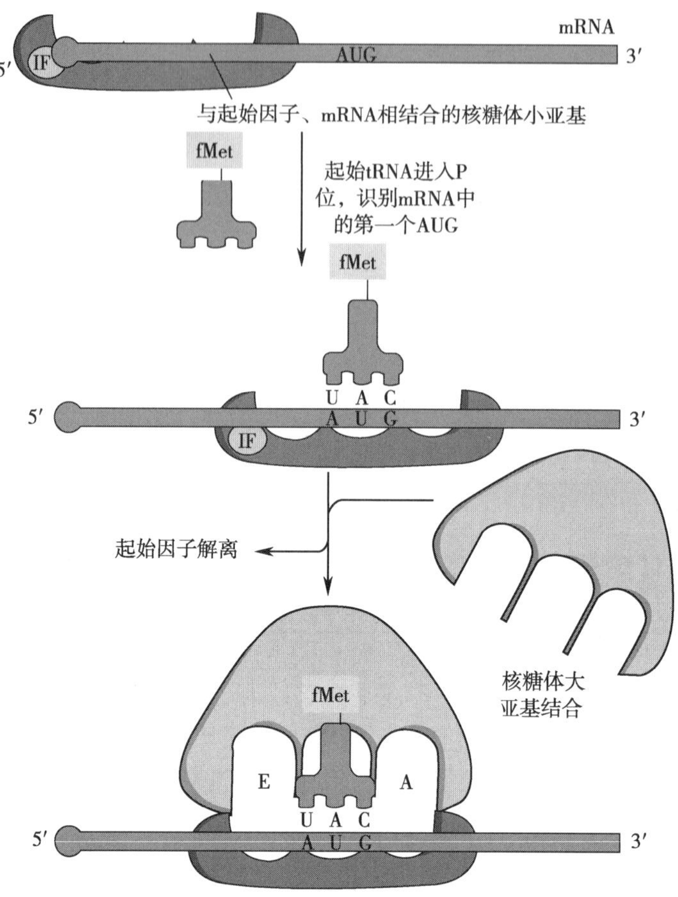

图 6-5　肽链的起始

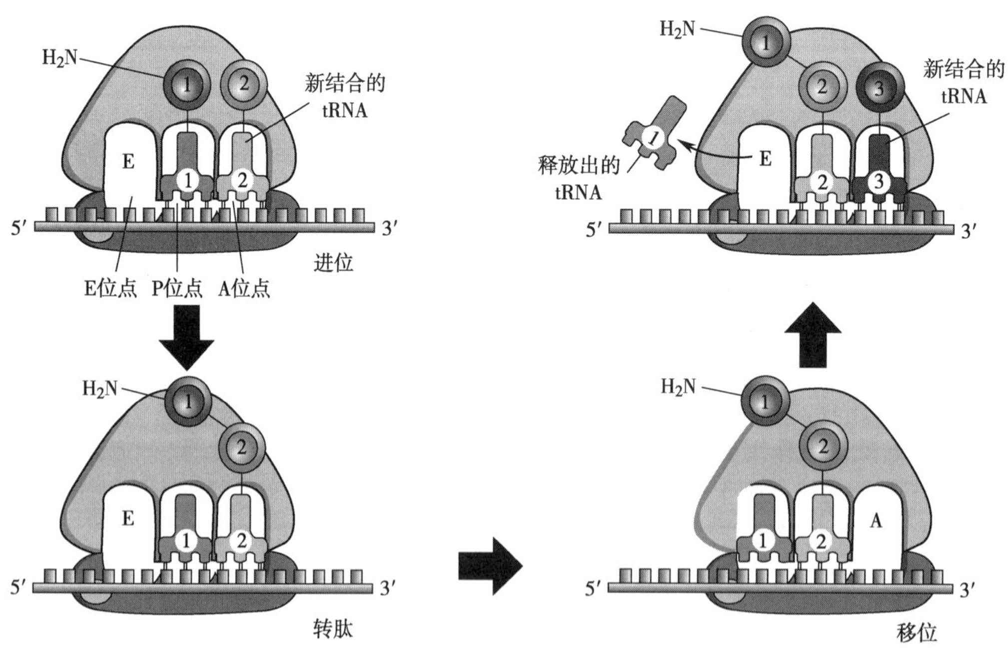

图 6-6　肽链的延长

从氨基端向羧基端延长。真核细胞的多肽链延长过程与原核细胞大致相同,仅在参与的延长因子方面和E位有所区别。

(四)肽链的终止

当A位所在mRNA上的密码子是终止密码子(UAA、UAG和UGA),由于没有与之匹配的反密码子,氨酰-tRNA不能结合到核糖体上,而释放因子(release factor,RF)可识别终止密码子,催化翻译的终止,合成的多肽链便从核糖体中脱落,tRNA与mRNA也随即释放,核糖体解体成大小亚基(图6-7)。真核细胞的终止过程与原核细胞相似,仅是释放因子有所区别。

大多数多肽链的合成时间介于二十秒和数分钟之间,但核糖体并不是单个独立地进行蛋白质的合成,而是高效率的依次结合在一条mRNA上形成多聚核糖体进行多肽链的合成。在功能状态下,无论是游离核糖体,还是附着核糖体,它们通常都是以多聚核糖体形式存在的。多聚核糖体中核糖体的数量是随着mRNA的长度变化而增减。一般情况下,待翻译的mRNA越长,合成的多肽链分子质量越大,核糖体的数量越多。原核细胞中,DNA转录成mRNA和mRNA翻译成蛋白质这两个生命活动是同时并在同一场所进行的,实验中所分离的多聚核糖体常常与DNA结合在一起。但真核细胞中,转录和翻译过程是完全分开的,因此多聚核糖体常附着在内质网上,或游离在细胞质基质中。

三、合成蛋白质的类型

对于真核细胞,附着核糖体和游离核糖体在细胞中合成的蛋白质种类不同。

附着核糖体合成的蛋白质通过粗面内质网进行运输,同时对这些蛋白质进行加工修饰和折叠,以帮助这些蛋白质准确到达目标部位。附着核糖体合成的主要是提供给内膜系统、细胞膜以及分泌到细胞外的分泌蛋白(secretory protein)。电镜下分泌功能旺盛的细胞中,可见细胞质中粗面内质网上附着很多核糖体,并且呈规则的平行排列。

细胞质中的游离核糖体主要合成结构蛋白(structural protein)。结构蛋白是指参与组成细胞自身结构的蛋白质,以及细胞内代谢所需要的蛋白质(如酶等)。一个细胞中的游离核糖体含量多,说明该细胞在积极合成结构蛋白,以供细胞生长与分化的需要。因此在一些未分化的细胞、胚胎细胞甚至恶性肿瘤细胞,其细胞质中具有大量的游离核糖体,并且分布往往比较均匀。

四、核糖体的本质是核酶

1981年,T. R. Cech和他的同事在研究四膜虫的26S前体rRNA(precursor rRNA)时发现,内含子的切除反应发生在仅含有核苷酸和纯化的26S rRNA前体而不含有任何蛋白质催化剂的溶液中。他随后证实:内含子切除是由26S rRNA前体自身催化的,而不是蛋白质。这说明RNA分子具有催化活性,因此被命名为核酶(ribozyme)。核酶是指一类具有催化活性的RNA分子。T. R. Cech因为首次发现了核酶而获得1989年诺贝尔奖。

1992年,H. Noller等分别用蛋白酶K和核酸酶处理大肠埃希菌核糖体大亚基,证明23S rRNA能够催化肽键的形成,即转肽酶是一种核酶,但一直没有在核糖体的结构研究中获得直接证据。直到2000年通过对核糖体大、小亚基三维结构的研究中进一步证实,转肽酶中心仅由23S rRNA组成,并负责肽键形成。核糖体整体结构由rRNA构建,而蛋白质主要位于核糖体的表面,远离核糖体的功能中心,它们更多的是稳定rRNA构象,在各项功能中起辅助作用。此外,核糖体中的3个功能结合位点,即A位、P位和E位,也主要是由rRNA组

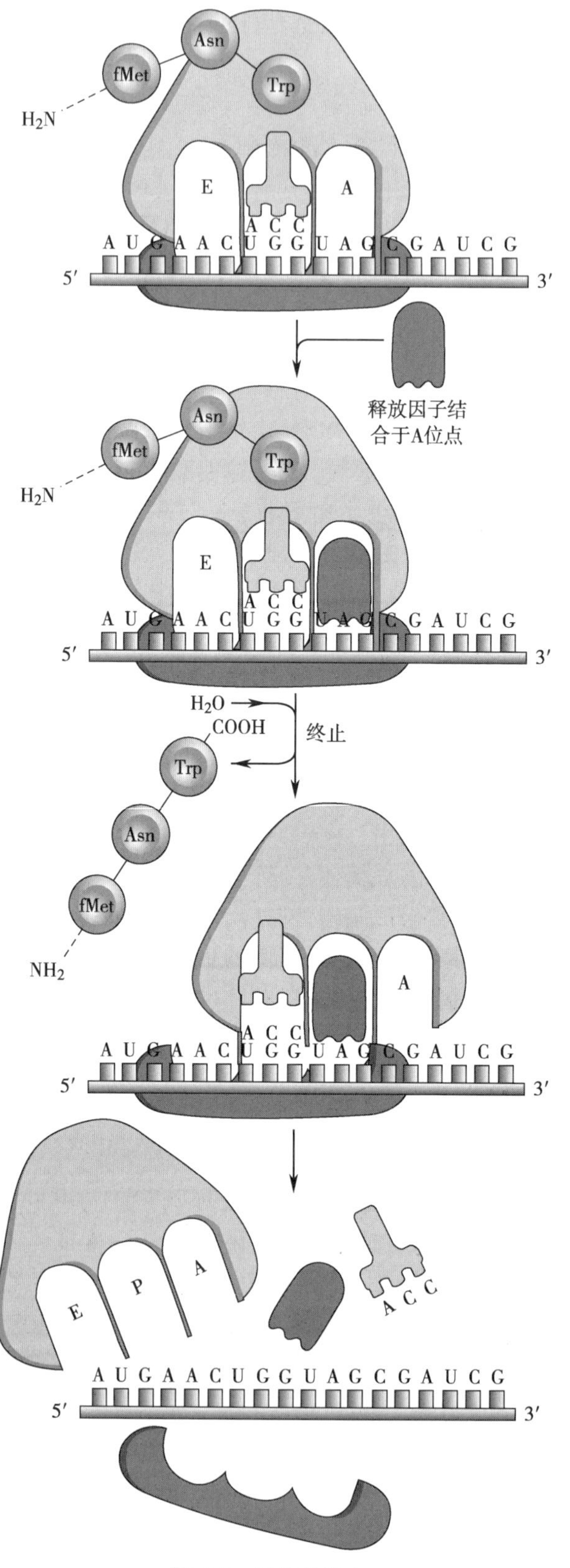
Asn
fMet
Trp
H2N
E
A
A C C
A U G A A C U G G U A G C G A U C G
5′
3′
释放因子结
合于A位点
Asn
fMet
Trp
H2N
E
A C C
A U G A A C U G G U A G C G A U C G
5′
3′
H2O
COOH
终止
Trp
Asn
fMet
NH2
A
A C C
A U G A A C U G G U A G C G A U C G
5′
3′
E
P
A
A C C
A U G A A C U G G U A G C G A U C G
5′
3′

图 6-7　肽链的终止

成。肽键的形成是蛋白质合成的关键步骤。因此，就核糖体功能来看，核糖体本质就是核酶。

第三节　核糖体与医学

核糖体是由四种 rRNA 分子和几十种不同的核糖体蛋白组成的复合体微粒，负责“中心法则”的 mRNA 到蛋白质这一翻译过程，与细胞的生长增殖活动息息相关。面对复杂的细胞内外环境因素的影响，核糖体也与其他细胞结构一样，会呈现出敏感多变的特性，这种变化特性就有可能导致细胞结构和功能的相应改变，甚至引起某些疾病的产生。

一、核糖体的生理性变化

在生理状态不同的细胞中，核糖体的存在形式发生着明显的改变。多聚核糖体的解聚是指多聚核糖体分散为单核糖体，失去正常原有规律的排列，孤立地分散在胞质中或附在粗面内质网膜上。一般认为多聚核糖体的解聚将伴随着内源性蛋白质生成的减少。如幼红细胞在成熟过程中，血红蛋白的合成逐步减弱，多聚核糖体也随之解聚而减少；当完全成熟时，红细胞完全被血红蛋白充填，血红蛋白合成活动停止，核糖体完全消失。此外，当细胞处于有丝分裂阶段，附着核糖体开始脱落，逐渐为分散孤立的单核糖体所代替，蛋白质合成水平明显下降。因此，多聚核糖体的解聚和附着核糖体的脱落都可看作是蛋白质合成水平降低或停止的一个形态指标。

二、核糖体的病理性变化

当机体受到外界一些因素的影响时，核糖体会出现相应的病理性改变。例如，机体在创伤愈合过程中，需要合成大量的蛋白质以修复创伤组织，此时可观察到成纤维细胞粗面内质网膜上附着许多螺旋状的多聚核糖体，显示蛋白质合成有增强趋势。相反，当生物缺乏维生素 C 时，会引起维生素 C 缺乏症（又称坏血病），其成纤维细胞中粗面内质网膜上的多聚核糖体解聚为单核糖体，但不脱落下来，此时蛋白质合成明显减少。在病毒性肝炎和肝硬化患者的肝细胞中，可见粗面内质网上多聚核糖体解聚呈离散单体状，附着核糖体脱落，蛋白质合成水平也骤降。

三、核糖体蛋白基因突变与人类疾病

人们研究发现，众多哺乳动物的核糖体蛋白基因（ribosomal protein gene，*RPG*）具有高度同源性，这说明绝大多数 *RPG* 在进化时高度保守。在核糖体的翻译过程中，核糖体蛋白可促进 rRNA 折叠，使之形成稳定的有功能的三维结构。近年来，通过 X 线衍射晶体法和冷冻电子显微镜对核糖体的结构进一步研究，证实核糖体蛋白作为 rRNA 伴侣，不仅参与核糖体的组装，同时在蛋白质合成过程中，某些核糖体蛋白可能对核糖体的空间构象起“微调”作用，引起核糖体的空间构象发生一系列变化。另外，核糖体蛋白可以像起始和延长因子一样，在核糖体的结合位点上，协调核糖体和 mRNA 之间的相互作用，与 rRNA 协同作用催化蛋白质的合成。在翻译过程中，如果某一种核糖体蛋白缺失或者对其进行化学修饰，或者 *RPG* 发生突变都将影响核糖体的功能，降低多肽合成的活性。除了参与蛋白合成，许多核糖体蛋白还具有独立于核糖体之外的许多功能，包括参与 DNA 修复、RNA 剪接和修饰、细胞迁

移和侵袭、调控细胞生长和增殖，调控凋亡和发育以及细胞转化等等，这些统称为核糖体外功能。RPG 的突变会导致细胞代谢失常、细胞表面抗原减少、细胞生长停顿或者死亡，最终引发各种遗传代谢性疾病，如 Diamond blackfan 贫血（DBA）、色素性视网膜炎和 $5q^-$综合征、肿瘤等。

四、核糖体与抗生素

原核生物和真核生物的蛋白质生物合成过程相似但也有差别，这种差别在医学上有重要的价值。利用原核生物和真核生物翻译体系的差异，设计出对病原微生物有特效，而对人体没有损害的药物，这类药物主要以抗生素为代表。

抗生素（antibiotics）是一类主要利用微生物产生的能够杀灭或抑制细菌的药物，它们通过直接干扰原核生物的蛋白质合成而起到杀菌或抑菌作用，但并不影响（或较少影响）真核生物的蛋白质合成。抗生素可作用于蛋白质合成的多个环节，包括抑制起始因子、延长因子等。例如：链霉素和卡那霉素通过与原核生物核糖体小亚基结合，使其构象改变，引起读码错误，使细菌蛋白质没有活性从而起到抑菌作用；氯霉素通过阻碍氨酰-tRNA 进入 A 位，以及抑制转肽酶活性，从而阻断翻译延长过程，使肽链延伸受到影响等。

知识点结构图

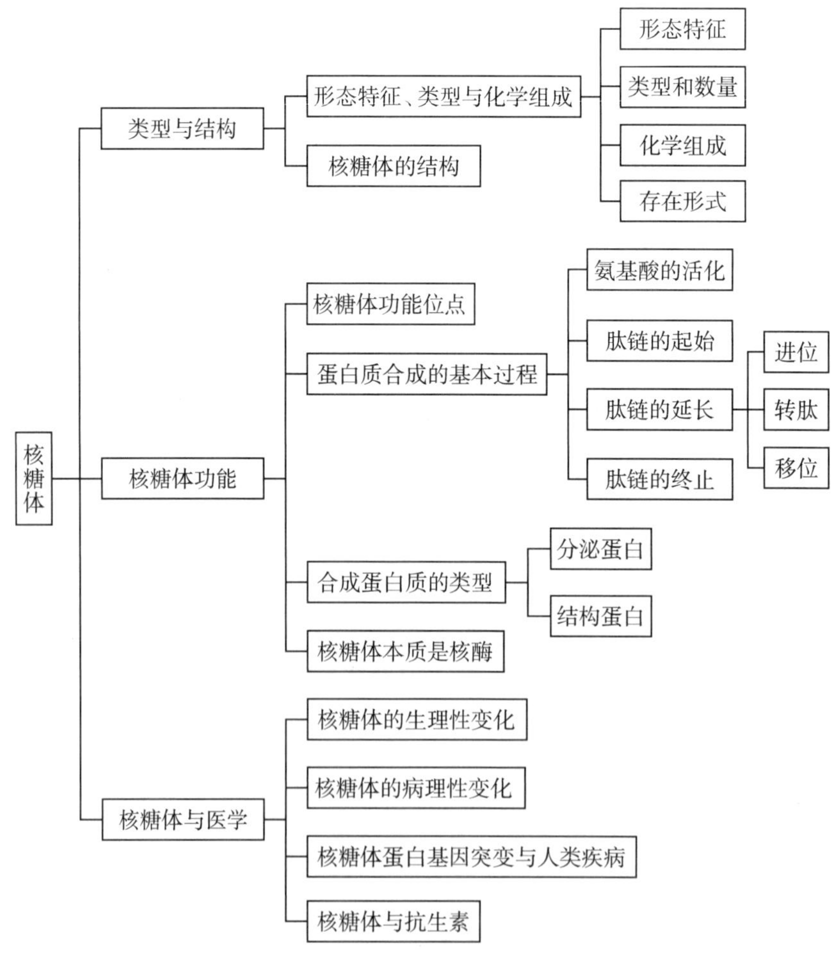

思考题

1. 试比较原核细胞和真核细胞细胞质核糖体在结构组分与蛋白质合成上的异同点。
2. 以原核细胞为例，简述蛋白质合成的基本步骤。
3. 细胞内以多聚核糖体的形式合成蛋白质，其生物学意义是什么？

（朱晓蕾）

第七章　线　粒　体

【导读】很久很久之前，一个古老的厌氧真核细胞吞噬了一个革兰氏阴性需氧细菌，经过长期的进化，二者互利共生，这种细菌最终演变成为了真核细胞的线粒体（内共生起源学说）。如今的线粒体在结构和功能上有何特征？与"宿主细胞"间又是如何功能互补、相互依存的呢？如果线粒体的结构和功能发生了改变，对"宿主细胞"又有何影响呢？带着这些问题我们来学习本章——线粒体。

1890 年，德国生物学家 R. Altaman 首次在动物细胞内发现了一种杆状和颗粒状的结构，命名为生命小体（bioblast）；Benda 于 1897 年根据这些结构的形态学特征将其命名为线粒体（mitochondrion；希腊字根：mito-线，chondrion-颗粒），并沿用至今。

线粒体是一个敏感而多变的细胞器，普遍存在于除哺乳动物成熟红细胞以外的所有真核细胞中。它是细胞内进行生物氧化和能量转换的主要场所，它能将有机物中储存的化学能通过氧化磷酸化转换为细胞直接利用的 ATP。因此，有人将线粒体喻为细胞的"动力工厂（power station）"。由于线粒体还与细胞的死亡调控和活性氧生成有关，又常被冠以"细胞死亡马达"和"细胞信号转导细胞器"的称号。线粒体内含有自身的 DNA 和蛋白质合成体系，它也是一种半自主性细胞器。线粒体参与了生物体的生殖、生长、发育、遗传、变异、代谢、衰老、死亡等各种生命活动，线粒体结构或功能异常将导致线粒体病，如线粒体肌病、线粒体脑病、线粒体脑肌病等。目前，线粒体生物医学已成为研究热点之一，相信随着分子生物学等学科的发展和实验手段的不断进步，对于线粒体的研究将更加全面和深入。

第一节　线粒体结构

借助特殊的染色方法，光学显微镜下可以看到线粒体一般呈短线状、杆状或颗粒状，直径 0.5～1.0μm，长度 1.5～3.0μm，有时可见特殊形状的线粒体，如环形、哑铃形、分支形、椭圆形和星形等。不同类型或同一类型不同生理条件下的细胞，其线粒体的形状、大小、数量及分布有所不同。如当细胞处于高渗环境时，线粒体常伸长为线状；当处于低渗环境时，线粒体常膨胀为泡状。不同类型的细胞，线粒体的数量差异较大，有的细胞仅含有 1 个线粒体，而变形虫细胞中的线粒体数目高达 50 万个。一般情况下，线粒体的数目与细胞本身的代谢活动有关，代谢越旺盛的细胞线粒体数量越多。总体而言，动物细胞比植物细胞的线粒体数目多，新生细胞比衰老细胞的线粒体多。线粒体在细胞内的分布不均匀，常聚集在能量需求旺盛的区域，如分泌细胞中线粒体往往聚集在分泌物合成的区域，骨骼肌和心肌细胞中的线粒体常聚集在肌原纤维周围，精子的线粒体位于鞭毛周围形成线粒体鞘。已有证据表明，细胞中的线粒体时刻处于运动之中，可随细胞生理活动的变化而定向聚集、分散，这种运动依赖于细胞骨架和马达蛋白。此外，细胞在受到药物、毒物和激素等因素的刺激时，细胞内线粒体的形态、大小、数目和分布也将会发生变化。

电子显微镜下可见线粒体是由两层单位膜围成封闭的囊状结构，包括内膜、外膜、膜间隙（膜间腔或外室）和基质腔（嵴间腔或内室）四个功能区，如图 7-1、图 7-2 所示。

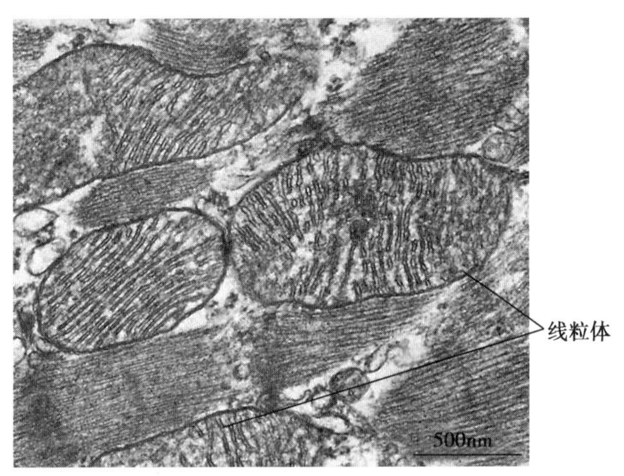

图 7-1　人心肌细胞线粒体的电镜照片

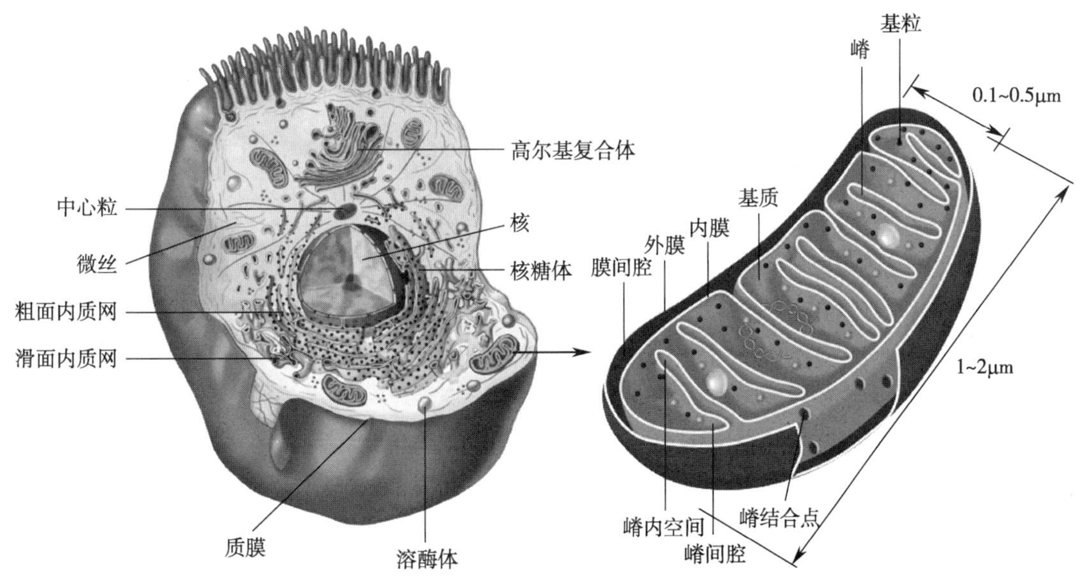

图 7-2　线粒体结构示意图

左为线粒体在细胞内的分布，右为线粒体结构示意图

一、外膜

外膜(outer membrane)是线粒体最外面的那一层单位膜,厚6~7nm,表面平整光滑。用磷钨酸负染分离的线粒体外膜,在电镜下观察,可见外膜上有整齐排列的圆筒状通道,高5~6nm、外径6nm、内径2~3nm,成分为孔蛋白(porin)。孔蛋白构成线粒体外膜的亲水通道,可根据细胞状态可逆性的开闭,开放时允许分子质量为1~10kD的分子选择性通过,ATP、NAD、辅酶A等小于1kD的分子可自由通过,因此外膜通透性较高。外膜的基本成分同样是脂质双分子层,蛋白质不同程度的嵌入其中。外膜上还分布着一些特殊的酶,如NADH-细胞色素c还原酶、酰基辅酶A合成酶、磷酸甘油酰基转移酶、尿氨酸羟化酶等,其中单胺氧化酶(monoamine oxidase)是其标志性酶。

二、内膜

内膜(inner membrane)是位于线粒体外膜内侧的一层单位膜,封闭但不平整。内膜向线粒体内部突起形成皱褶,称为嵴(cristae)。嵴极大地扩大了内膜的表面积(可达5~10倍),为线粒体进行高效率的生化反应提供了保障。嵴所包围(嵴内)的空隙称为嵴内腔(intracristae space)。嵴上垂直镶嵌着许多带柄的球状小颗粒,称为基粒(elementary particle),也称为ATP合酶(ATP synthase)或ATP合酶复合体(ATP synthase complex),具有催化ADP磷酸化生成ATP的作用。每个线粒体有10^4~10^5个基粒。基粒分为头部、柄部、基片三部分,由多种蛋白质亚基组成。圆球形的头部突入内室,基片嵌于内膜中,柄部将头部与基片相连。内膜的基本化学成分与外膜相似,但蛋白质含量明显高于外膜。此外,内膜缺乏胆固醇,富含心磷脂(cardiolipin)(约占内膜磷脂含量的20%),这使得内膜具有高度的不透性(impermeability),限制了离子和大分子的自由进出,它们进出线粒体需借助内膜上不同的载体蛋白帮助,这为线粒体内质子电化学梯度的建立和ATP的合成提供了必要条件。内膜上的蛋白质根据功能主要分为三种:①呼吸链酶复合体,执行电子传递和氧化还原反应;②ATP合酶复合体,合成ATP;③特异性转运蛋白质,调节代谢物进出基质腔。内膜的标志性酶是细胞色素氧化酶系。

三、膜间隙(膜间腔或外室)

膜间隙(intermembrane space)又称外室(outer chamber),是线粒体外膜与内膜之间的狭窄腔隙,宽6~8nm,与嵴内腔相通。由于外膜的通透性大,膜间腔内的基本成分与胞液相似,充满无定形胶质溶液,内含多种可溶性酶、底物及一些辅助因子,也含有一些与内膜结合疏松的细胞色素c,游离的细胞色素c可参与细胞凋亡的信号转导。腺苷酸激酶为膜间隙的标志性酶。此外,在线粒体的内、外上存在一些相互接触的区域,这些区域的膜间隙狭窄,其上镶嵌着蛋白质等物质进出线粒体所需的通道蛋白和特异性受体,称为接触点(translocation contact site),它可能是蛋白质等物质进出线粒体的通道。

四、基质腔(嵴间腔或内室)

基质腔(matrix space)又称内室(inner chamber),是线粒体内膜封闭形成的囊腔。基质腔内充满了与线粒体功能密切相关的无定形胶质溶液,称为线粒体基质(matrix)。线粒体中催化丙酮酸氧化、脂肪酸氧化、三羧酸循环、氨基酸分解、蛋白质合成等有关的酶都在基质中。其中,苹果酸脱氢酶是基质腔的标志性酶。此外,线粒体基质中还含有RNA、核糖体、双链闭合环状的线粒体DNA(mitochondrial DNA,mtDNA)以及mtDNA复制、转录所需的各种分子,它们构成了线粒体相对独立的遗传信息的复制、转录和翻译系统。

第二节 线粒体的半自主性

线粒体具有自己的遗传物质(mtDNA)及转录、翻译系统,能合成自身的一部分蛋白质,但线粒体内大部分蛋白质是由核基因编码的,且 mtDNA 的复制、转录、翻译也受到核基因编码产物的控制,因此,线粒体是一种半自主性的细胞器(semiautonomous organelle)。

一、线粒体 DNA

线粒体是人体细胞除细胞核外唯一含有 DNA 的细胞器,每个线粒体中可有一个或多个 mtDNA 拷贝,形成线粒体自身的基因组及其遗传体系。

(一) 线粒体 DNA 的结构

线粒体 DNA(mtDNA)位于线粒体基质内,有时附着于内膜。绝大多数真核细胞的 mtDNA 与细菌的 DNA 很相似,一般呈裸露闭合环状,不与组蛋白结合。不同种属生物的 mtDNA 的大小不同,哺乳动物的 mtDNA 约为 16.6kb,酵母的 mtDNA 约为 80kb,植物的 mtDNA 可达到 200~2 500kb。

1981 年,人类的 mtDNA 全部核苷酸序列被成功测序,称为“剑桥序列”。它由 16 569 个核苷酸对组成,重链(H 链)富含嘌呤碱基,与重链互补的链为轻链(L 链),富含嘧啶。重链与轻链共有 37 个基因(重链含有 28 个基因,轻链上含有 9 个基因),分别是 2 个 rRNA 基因、22 个 tRNA 基因和 13 个蛋白质编码基因。mtDNA 所编码的 13 种蛋白质包括电子传递链上复合体Ⅰ的 7 个亚单位(ND1、ND2、ND3、ND4、NDA4L、ND5 和 ND6)、复合体Ⅲ的 1 个亚单位(Cytb)、复合体Ⅳ的 3 个亚单位(COⅪ、COⅫ和 COⅩⅢ)以及 ATP 合酶复合体的 2 个亚单位(ATP6 和 ATP8),它们仅是线粒体内膜上呼吸链所需蛋白的一部分(图 7-3)。

(二) 线粒体 DNA 的复制

人的 mtDNA 拥有一段非对称性的调控区称为置换环或 D 环(displacement loop, D-loop),D 环区含 H 链的复制起始点(O_H),控制 H 链子链 DNA 的复制。轻链的复制起始点(O_L)位于 L 链上,距 O_H 约 5.5kb,控制 L 链子链的复制。复制起始点所在的区域不同导致 mtDNA 的复制具有一定的特殊性。与原核生物 DNA 的复制类似,mtDNA 的复制也是半保留复制,也需要 RNA 引物。线粒体的 RNA 聚合酶在 O_H 附近合成一段 RNA 引物,由核基因编码的 mtDNA 合成酶(多聚酶 γ)以 L 链为模板合成一条互补的 H 链替代亲代 H 链,被置换下来的亲代 H 链暂时保持单链状态,单双链形成的替换环形似字母 D,因此,mtDNA 的复制又称为 D 环复制。轻链的复制要晚于重链,H 链合成一定长度后轻链才开始合成。一般情况下,重链与轻链的合成方向是相反的,最终形成一个连锁的对环,然后在 mtDNA 拓扑异构酶的作用下去连锁,释放出新合成的 mtDNA 双链,整个复制过程大约需要 2 小时。mtDNA 的复制可发生在 S 期、G_2 期、甚至整个细胞周期。在一个细胞周期中,mtDNA 复制的活跃程度也不尽相同,有些 mtDNA 仅复制一次,有些 mtDNA 可复制多次,而有些可能不复制。

(三) 线粒体 DNA 的转录和翻译

D 环区不仅含有 O_H,还含有 H 链和 L 链的启动子区(P_H 和 P_L),控制 mtDNA 的转录。转录过程所需的 RNA 聚合酶是由核基因编码的在细胞质中合成后输入线粒体内的。在线粒体 RNA 聚合酶的作用下,从启动子区开始全长转录合成前体 RNA 分子,经剪切加工后产生线粒体 mRNA、rRNA 和 tRNA。mtDNA 的转录受核基因编码的蛋白质及相关激素的调节。

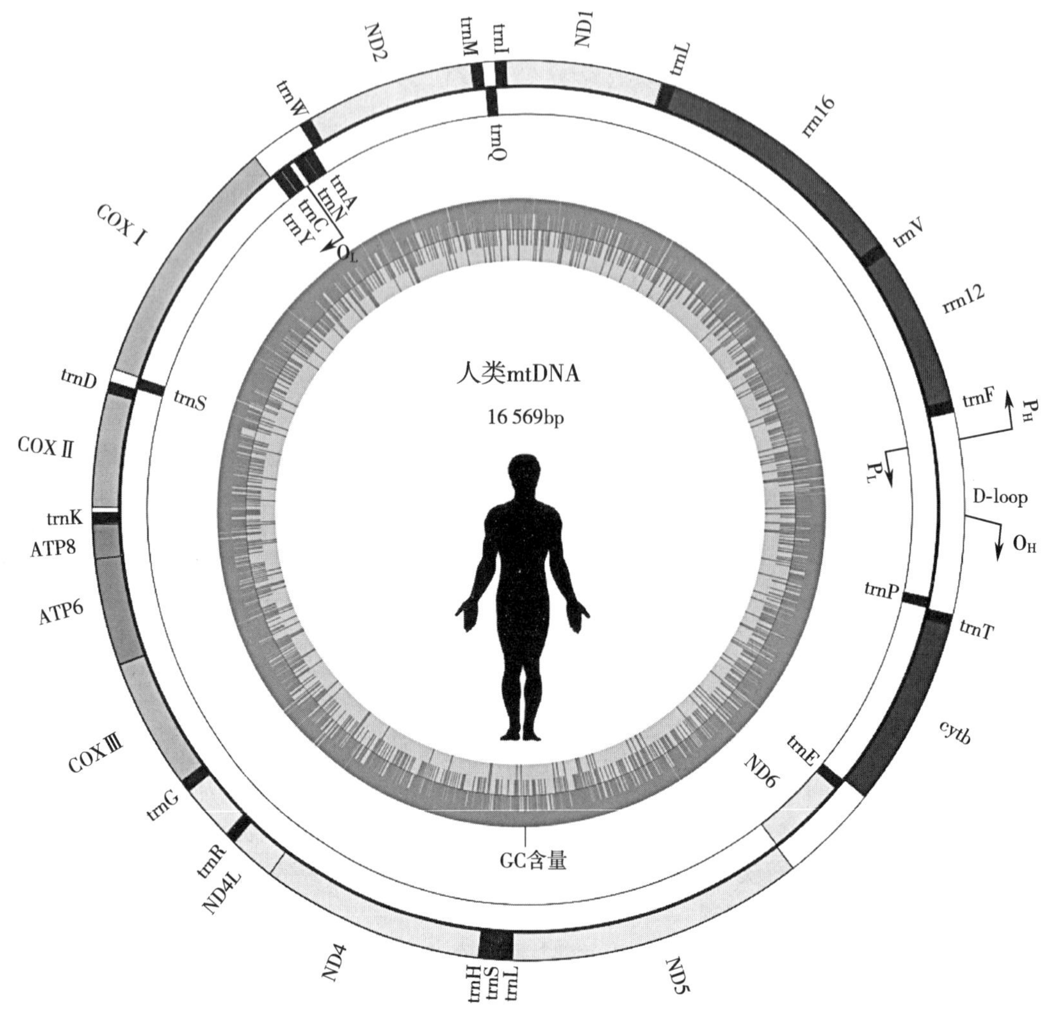

图 7-3　人线粒体 DNA 的结构示意图

线粒体 mRNA 的翻译是在线粒体内的核糖核蛋白体上完成的。其蛋白质的合成与细菌的相似，表现在：线粒体 mRNA 转录和翻译几乎在同一时间和地点进行；线粒体蛋白质合成所需的起始 tRNA 为甲酰甲硫氨酰 tRNA，而非真核细胞的甲硫氨酰 tRNA。放线菌酮可选择性地抑制细胞质中的蛋白质合成，但不影响线粒体内的蛋白质合成；氯霉素、红霉素和四环素可抑制线粒体中的蛋白质合成，而对细胞质中的蛋白质合成却影响很小。线粒体内 mRNA 具体的翻译过程还不甚清楚，但其翻译产物已确定。线粒体 DNA 编码的蛋白质全部为疏水性的，可留在线粒体内与胞质输入的某些蛋白质组成呼吸链和 ATP 合酶复合体。

（四）线粒体 DNA 损伤和修复

由于 mtDNA 是裸露的，缺乏组蛋白的保护；常位于线粒体内膜附近，处于一个高氧化还原的环境中；而又缺乏有效的 DNA 损伤修复能力，因此，mtDNA 容易受到损伤，进而发生断裂、突变、铰链、大片段缺失、甚至整个 mtDNA 的缺失等变异，损伤的 mtDNA 将可能导致严重的线粒体疾病。

二、核编码线粒体蛋白的转运

线粒体中大约有 1 500 个基因产物，其中线粒体编码的仅有 37 个，线粒体内绝大部分蛋白质都是由核基因编码的。这些核编码的线粒体蛋白首先在细胞质核糖体上合成蛋白质前体，然后输入到线粒体内，转移过程需要引导肽（leader peptide）和“分子伴侣”（molecular chaperone）的帮助。绝大多数核编码的线粒体蛋白被输入到线粒体基质中，少部分蛋白被输入到线粒体膜间腔或插入到内、外膜上。核编码线粒体蛋白输入线粒体的方式相似但不相同，它们有一些共同的特性。

（1）核编码线粒体蛋白通过后转移方式实现单向跨线粒体膜转运：即先合成蛋白质前体，然后再转运到线粒体内。这不同于蛋白质在核糖体上合成并进入糙面内质网腔的边合成边转移的共转移方式。

（2）核编码线粒体蛋白的跨膜转运需要引导肽：引导肽又称引导序列（leader sequence），是位于线粒体蛋白质前体 N 端的一段特殊的氨基酸序列，一般由 20~80 个氨基酸残基组成。其主要特征有：富含碱性氨基酸（尤其是精氨酸）、带正电荷、可形成兼具亲水性和疏水性的 α 螺旋结构、对牵引蛋白无特异性要求等，这些特征有利于引导肽穿越线粒体双层膜。引导肽含有识别线粒体的信息，可识别线粒体表面的受体，牵引线粒体蛋白前体进入线粒体，而后被线粒体基质中的线粒体引导肽水解酶（mitochond rialprocessing peptidase，MPP）和引导肽水解激活酶（processing enhancing protein，PEP）水解。

（3）核编码线粒体蛋白在跨膜转运前后，将经历解折叠（unfolding）与重折叠（refolding）的过程，需要“分子伴侣”的参与：分子伴侣是指细胞中的某些蛋白质分子，可以识别正在合成或部分折叠的多肽并与之相结合，帮助其转运、折叠或装配，这些蛋白质分子本身并不参与最终产物的形成，因此称为分子伴侣。其中，热休克蛋白（heat shock protein，HSP）是一类重要的分子伴侣蛋白，在核编码线粒体蛋白的转运过程中起着重要作用。首先，前体蛋白与胞质内的 HSP70 结合，防止其形成不可解开的构象，也防止已解开的前体蛋白发生聚集。引导肽牵引着前体蛋白多肽链到达转位接触点，HSP70 脱离前体蛋白多肽链，多肽链进入线粒体。同时，线粒体基质内的 mtHSP70 与前体蛋白多肽链结合，拖拽其快速进入线粒体基质中。然后，多肽链在线粒体内 HSP60、HSP10 的协助下重新折叠成有功能的、成熟的线粒体蛋白。

（4）核编码线粒体蛋白的转运需要线粒体膜上多种蛋白质复合体的参与：这些复合体主要由受体和蛋白转位子组成，其中转位子上具有蛋白转运通道。这些复合体可分为：①外膜转位酶（translocase of the outer membrane，TOM）复合体，负责蛋白质通过外膜，进入膜间腔，由 TOM40、TOM22、TOM20、TOM70、TOM37、TOM5、TOM6、TOM7 等亚单位组成，TOM40 为核心亚单位；②内膜转位酶（translocase of the inner membrane，TIM）复合体，负责将蛋白质转运至基质或插入内膜，主要由 TIM21、TIM50、TIM23、TIM17、TIM22、TIM54 等亚单位组成，其中 TIM22、TIM23 起主要作用。

（5）核编码线粒体蛋白跨膜转运过程中需要能量：前体蛋白的解折叠、跨膜转运和重新折叠都需要消耗 ATP 水解提供的能量。胞质与线粒体基质中的热休克蛋白兼有 ATP 酶活性，能水解 ATP，协助核编码线粒体蛋白的转运和折叠。

从以上这些共同特性不难看出核编码线粒体蛋白输入线粒体的大致方式（图 7-4）。核编码线粒体蛋白前体与 TOM 复合体中的受体特异性结合后穿过线粒体外膜中的转位子进

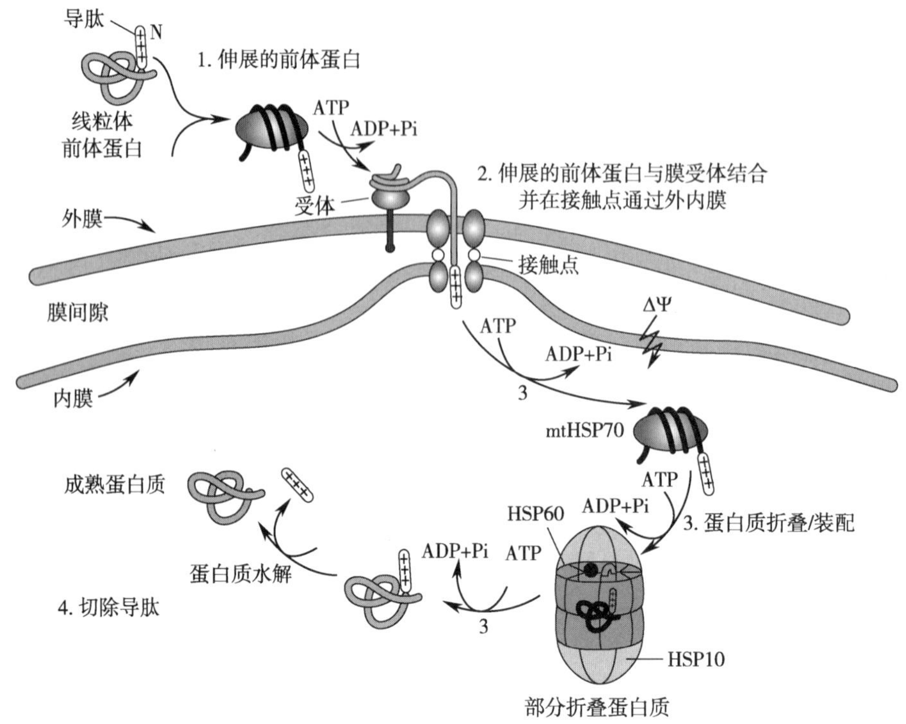

图 7-4 核编码线粒体蛋白转运模式图

入线粒体膜间隙或在接触点处连续穿过外、内膜中相应的转位子进入线粒体基质。核编码线粒体蛋白除了向线粒体基质腔转运外，还包括向线粒体内膜、膜间腔和外膜的转运。它们转运的方式相似，但不相同。目前，核编码线粒体蛋白的转运仍是个研究热点，许多具体的机制尚不明确。

三、线粒体与细胞核间的相互依存关系

mtDNA 只能编码极少部分蛋白质，而 mtDNA 复制、转录、翻译及线粒体其他生理功能的执行均需要核 DNA 编码的蛋白质参与，如 DNA 聚合酶、转录因子、氨酰 tRNA 合成酶、电子传递链上部分蛋白亚基等都是由核基因编码、细胞质内合成，然后再转运到线粒体各自的功能位点上；再比如尽管线粒体 rRNA 是由 mtDNA 转录而来，但组成线粒体核糖体的蛋白质则是由核基因编码的。同时，线粒体也能为细胞核提供所需的能量、细胞信号和部分中间产物。因此，线粒体与细胞核之间是相互协作、相互依存的。如果没有细胞核，mtDNA 则不能复制和表达。但是在细胞质与线粒体之间的蛋白质的转运是单向的，核编码的线粒体蛋白只能从细胞质转运到线粒体内，而线粒体内的蛋白质则不能转运至细胞质。另外，线粒体与细胞质之间也没有 DNA 和 RNA 分子的交换。

第三节 线粒体功能

线粒体具有多种功能，能通过氧化磷酸化产生 ATP、控制 Ca^{2+} 的摄取和释放调节细胞的生理活动、释放细胞色素 c 启动细胞凋亡等等。由于线粒体内的蛋白质十分复杂，很多蛋白

质的功能尚不清楚，线粒体是否具有未知的新功能仍值得深入研究。

营养物质（糖、脂肪、氨基酸等）在细胞内彻底氧化分解生成 CO_2 和水，并释放能量的过程称为生物氧化（biological oxidation）或细胞呼吸（cellular respiration），此过程能提供细胞生命活动所需能量的 95%以上。而细胞呼吸所产生的能量主要是线粒体通过氧化磷酸化合成的 ATP，这也是目前认为的线粒体最主要的功能。因此，线粒体被称为细胞的“动力工厂”。下面以葡萄糖的细胞呼吸为例简要介绍此过程。

一、细胞呼吸及其基本过程

葡萄糖进入细胞内至彻底的氧化分解产生 CO_2、水和 ATP 的基本过程如下（图 7-5）：

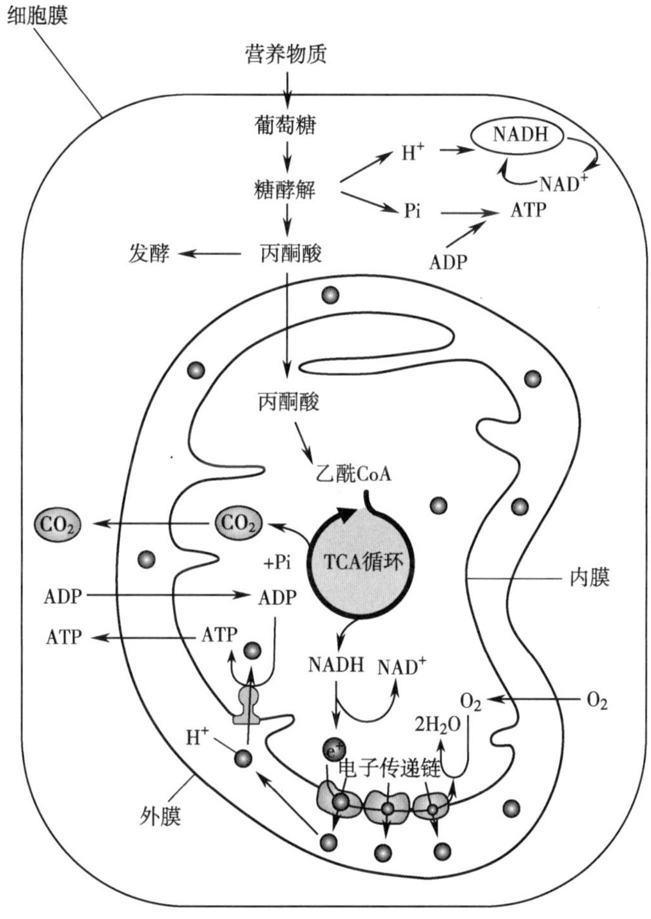

图 7-5　葡萄糖的细胞呼吸模式图

1. **糖酵解**　1 分子的葡萄糖在细胞质中经过糖酵解酶系的降解作用可产生 2 分子的丙酮酸、2 分子 NADH、2 分子的 H^+ 和 2 分子的 ATP，糖酵解产生的能量有限，仅占葡萄糖彻底氧化分解产生能量的小部分。

2. **乙酰 CoA 生成**　丙酮酸进入线粒体基质中，在丙酮酸脱氢酶复合体的作用下经过一系列分解代谢，2 分子的丙酮酸形成 2 分子乙酰 CoA、2 分子 CO_2、2 分子 NADH 和 2 分子的 H^+，此过程无 ATP 产生。

3. **三羧酸循环**　乙酰 CoA 在线粒体基质中的三羧酸循环酶系的作用下，开始一系列循环的化学反应。乙酰 CoA 首先与草酰乙酸形成柠檬酸而进入柠檬酸循环，由于柠檬酸有 3 个羧基，故又称三羧酸循环（tricarboxylic acid cycle，TCA 循环）。整个过程 2 分子的乙酰 CoA 共消耗了 6 分子 H_2O，脱下的 4 对 H 中 3 对以 NAD^+ 为受氢体，1 对以 FAD 为受氢体，最终生成 2 ATP、4 分子 CO_2、6 分子 NADH、6 分子 H^+、2 分子 $FADH_2$ 和 2 分子 CoA。三羧酸循环是各种有机物被彻底氧化分解的最后过程，也是各类有机物相互转化的枢纽，三羧酸循环的中间产物可用来合成包括氨基酸、核苷酸在内的许多物质。

4. **氧化磷酸化与 ATP 的生成**　葡萄糖氧化分解过程中脱下的氢原子首先解离为 H^+ 和 e^-，电子通过线粒体内膜上的电子传递链（呼吸链）逐级传递，最后传递给氧生成 O^{2-}，氧离子再与 H^+ 结合生成水。在此过程中释放的能量被用于 ADP 磷酸化生成 ATP。

线粒体主要负责葡萄糖彻底氧化分解的后三步，而蛋白质和脂肪的彻底氧化分解只在第一步中与葡萄糖有所区别。没有线粒体的动物细胞只能依赖无氧酵解产生 ATP，这仅是有机物所蕴含能量的小部分，线粒体可将有机物蕴含的能量充分释放出来并以高能磷酸键的形式储存在 ATP 分子中，大大提高了有机物的产能效率。

二、氧化磷酸化的结构基础

（一）呼吸链

呼吸链（respiratory chain）指一系列能传递氢质子和电子的酶和辅酶，它们按一定的顺序排列在内膜上组成递氢和递电子的功能结构体系，并耦联线粒体的氧化磷酸化反应，又称电子传递链（electron transport chain）。呼吸链所含蛋白质占线粒体内膜上蛋白质的 17%～25%。解离线粒体内膜，呼吸链可分为脂蛋白复合体（Ⅰ～Ⅳ）、辅酶 Q（泛醌）和细胞色素 c。4 种脂蛋白复合体是线粒体内膜的整合蛋白，镶嵌在线粒体内膜中；辅酶 Q（CoQ）是脂溶性的蛋白质，可从内膜脂双分子层的一侧移向另一侧；细胞色素 c 是膜周边蛋白，可在内膜表面移动（表 7-1）。

表 7-1　线粒体电子传递链组分

复合体	酶活性	分子量	辅基	功能	电子传递
Ⅰ	NADH-CoQ 氧化还原酶	85kD	FMN、FeS	递氢、传递电子	NADH→CoQ
Ⅱ	琥珀酸-CoQ 氧化还原酶	140kD	FAD、FeS	传递电子	琥珀酸→CoQ
Ⅲ	CoQ-细胞色素 c 氧化还原酶	250kD	血红素 b、FeS 血红素 c1	递氢、传递电子	CoQ→细胞色素 c
Ⅳ	细胞色素 c 氧化酶	160kD	血红素 a、Cu 血红素 a3	递氢、传递电子	细胞色素 c→O_2

1. **复合物Ⅰ（NADH-CoQ 还原酶）**　该复合物是呼吸链中最大、最复杂的脂蛋白复合体，至少由 25 条多肽链组成。每个单体含 6 个以上的铁硫蛋白，并结合 1 分子黄素单核苷酸（FMN）作为辅基；其作用是催化 NADH 的 2 个电子传递到辅酶 Q，同时将 4 个质子由线粒体基质转移至线粒体膜间腔，又称 NADH 脱氢酶。

2. **复合物Ⅱ（琥珀酸-CoQ 还原酶）**　含 4 条多肽链，以共价键形式结合 2 个铁硫蛋白、1 分子黄素腺嘌呤二核苷酸（FAD）和 1 个细胞色素 b。其作用是催化电子从琥珀酸转移至辅酶 Q，无转移质子的功能，又称琥珀酸脱氢酶。

3. 复合物Ⅲ（CoQ-细胞色素 c 还原酶） 由 10 条多肽链组成的二聚体结构。单体组成包括 2 个细胞色素 b、1 个细胞色素 c1 和 1 个铁硫蛋白。其作用是催化电子从辅酶 Q 传给细胞色素 c，每转移 1 对电子同时可将 4 个质子由线粒体基质转移至线粒体膜间腔。

4. 复合物Ⅳ（细胞色素 c 氧化酶） 以二聚体形式存在，每个单体由 13 条多肽链组成，含细胞色素 a、a3 和 2 个铜原子。其作用是将从细胞色素 c 接受的电子传给氧，每转移 1 对电子同时可将 2 个质子由线粒体基质转移至线粒体膜间腔。

目前普遍认为细胞内有两条典型的呼吸链，复合物Ⅰ、Ⅲ、Ⅳ组成的 NADH 呼吸链是主要的呼吸链，催化 NADH 的脱氢氧化。复合物Ⅱ、Ⅲ、Ⅳ组成的 $FADH_2$ 呼吸链是另一条呼吸链，催化琥珀酸的脱氢氧化。呼吸链上，复合物之间没有稳定的连接结构，而是由辅酶 Q 和细胞色素 c 这样的可移动性分子连接。呼吸链中各组分有序排列，按氧化还原电位由低向高排序，使电子逐级传递并释放能量。复合物Ⅰ、Ⅲ、Ⅳ都具有质子泵的功能，可将质子从线粒体基质转移到线粒体膜间腔，形成质子动力势（proton motive force），驱动 ATP 的合成。

（二）ATP 合酶

线粒体内膜上镶嵌的基粒又称 ATP 合酶（ATP synthase）或 ATP 合酶复合体，是生物能量转换的核心酶，参与氧化磷酸化，在跨膜质子动力势推动下催化合成 ATP，将呼吸链电子传递过程中释放的能量转化到 ATP 的高能磷酸键中。ATP 合酶形似“蘑菇”，由多种亚基构成，也称 F_0F_1-ATP 合酶（图 7-6）。1997 年的诺贝尔化学奖授予了三位从事 ATP 合酶研究的科学家，以表彰他们在此项研究中的贡献。

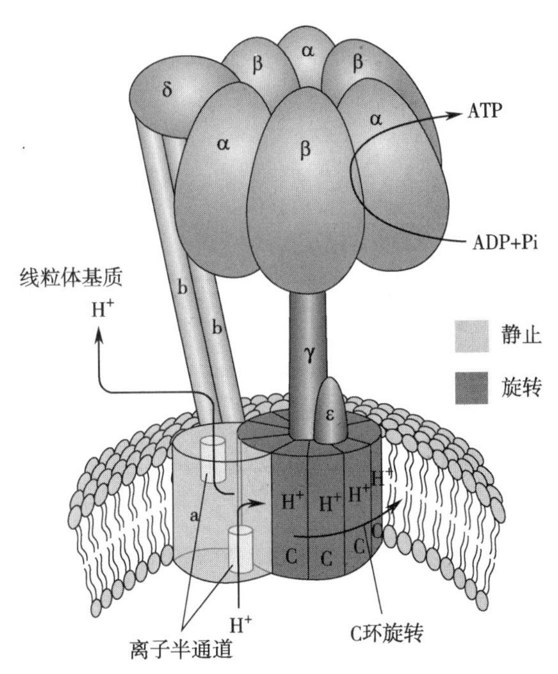

图 7-6　ATP 合成酶的分子结构

1. ATP 合酶的分子结构

（1）F_1 因子：基粒的头部，为水溶性球蛋白，容易从内膜脱落，由 5 种亚基（α、β、γ、δ 和 ε）组成，形式为 $\alpha_3\beta_3\gamma\delta\varepsilon$。其中 α 和 β 交替排列，形如“橘瓣”，每个 β 亚基上具有一个 ATP 合成的催化位点；δ 与 F_0 因子的膜蛋白结合，作为 F_1 与 F_0 耦联的门户，ε 与 γ 亚基有很强的亲和力，一起形成“转子”（rotor），位于 $\alpha_3\beta_3$ 中央，可旋转，以调节 3 个 ATP 合成的催化位点的开放与关闭。F_1 因子各亚基分离时 F_1 无活性，结合时 F_1 才有活性。此外，F_1 因子可与 F_1 抑制蛋白（F_1 inhibitory protein）结合，从而抑制 ATP 的合成。

（2）F_0 因子：基粒的基部，为镶嵌在线粒体内膜上的疏水性蛋白复合体，其组成在不同物种中差别很大。细菌中，F_0 因子由至少 3 种亚基组成（$a_1b_2c_{9\sim12}$）。其中，a 亚基、b 亚基和 F_1 的 δ 亚基共同组成“定子”（stator），以防止 F_1 的 αβ 六聚体转动；12 个 c 亚基形成环状结构，与 F_1 的“转子”相连；a 亚基和 b 亚基位于轮状结构外侧，a 亚基中有质子通道，允许质子

(H^+)由膜间腔流回线粒体基质,进而驱动 c 亚基环旋转。F_0 因子上有一个亚基称为寡霉素敏感蛋白(oligomycin sensitive conferring protein,OSCP),可与寡霉素特异性结合,阻断质子通道,从而抑制 ATP 的合成。

2. **ATP 合酶的工作机制** ADP 和 Pi 在 ATP 合酶的催化下合成 ATP,但具体的机制仍不清楚。目前,大家普遍采信美国生物化学家 Boyer(1979)提出的"结合变构机制"假说(图 7-7)来解释这一过程。该学说认为 F_1 的 3 个 β 亚基上的 3 个 ATP 合成催化位点的构象不同,不同的构象与核苷酸的亲和力不同。L 构象:ADP、Pi 与酶疏松结合;T 构象:ADP、Pi 与酶紧密结合,进而形成 ATP;O 构象:ATP 与酶的亲和力很低,被释放出去。质子(H^+)通过 F_0 时,质子动力势驱动 c 亚基构成的环状结构旋转,进而带动 γ 亚基旋转,γ 亚基的旋转引起 3 个催化位点的构象发生周期性变化(O→L→T),进而不断地将 ADP 和 Pi 合成 ATP,并从 O 构象的催化位点上释放出来。

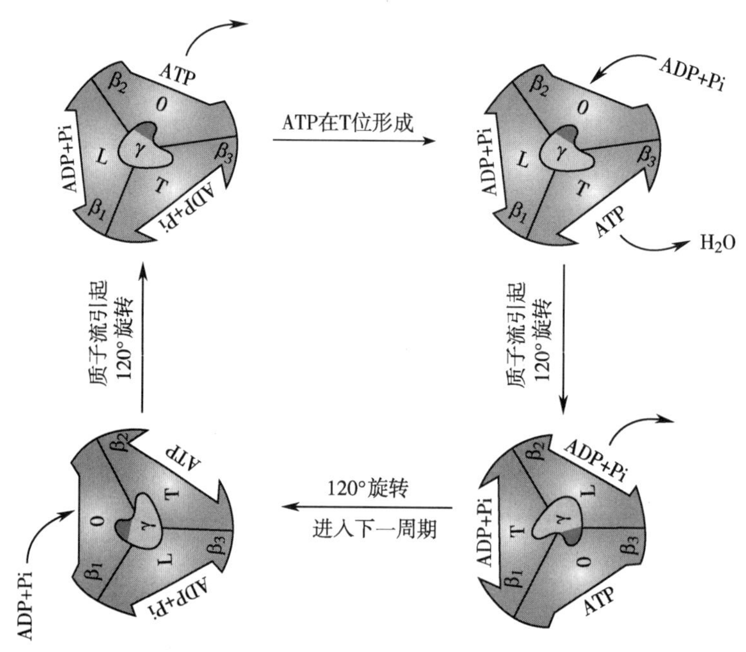

图 7-7 ATP 合酶工作机制("结合变构模型")

三、氧化磷酸化的耦联及机制

氧化和磷酸化是两个不同的概念,氧化是指底物脱氢或失电子的过程,而磷酸化是指 ADP 与 Pi 结合形成 ATP 的过程。在线粒体中,氧化借助呼吸链完成,而磷酸化则由 ATP 合酶催化完成的。氧化磷酸化的耦联机制是研究氧化磷酸化作用的关键,但至今仍未彻底阐明。先后提出了多种假说,如化学耦联假说(chemical coupling hypothesis)、构象耦联假说(conformational coupling hypothesis)、化学渗透假说(chemiosmotic hypothesis)等。目前,被广泛接受的是英国化学家 Mitchell(1961)提出的化学渗透假说,他也因此获得了 1978 年的诺贝尔化学奖。化学渗透假说认为,有机物氧化分解过程中产生的 H 不能直接与 O_2 结合,需先解离为 H^+和 e^-,在 NADH 和 $FADH_2$ 两种还原性电子载体的帮助下,高能电子经电子传递链逐级定向传递给 O_2,最终形成 H_2O;在电子传递的过程中,H^+不能自由通过线粒体内膜,电子传递链同时具有 H^+ 泵的作用,可将 H^+ 从线粒体基质中转移到线粒体膜间腔,进而形成线粒体内膜两侧质子(H^+)浓度梯度和电势差,H^+ 有顺浓度梯度返回线粒体基质的倾向,可借助势能通过 ATP 合酶上的质子通道回流到线粒体基质,过程中所释放的自由能被 ATP 合酶用来催化 ADP 磷酸化、合成 ATP。这就是氧化磷酸化的耦联或氧化磷酸化作用(图 7-8)。该假说有两个特点:①强调线粒体膜结构的完整性,这是质子浓度梯度形成的必要条件;②强调了线粒体内膜定向的化学反应,即 H^+ 的主动跨膜转移和顺浓度梯度的内向回流。化学渗透假说得到了许多实验结果的支持,但也存在一些无法解释的实验现象。因此,该假说还需要不断的修改和完善。

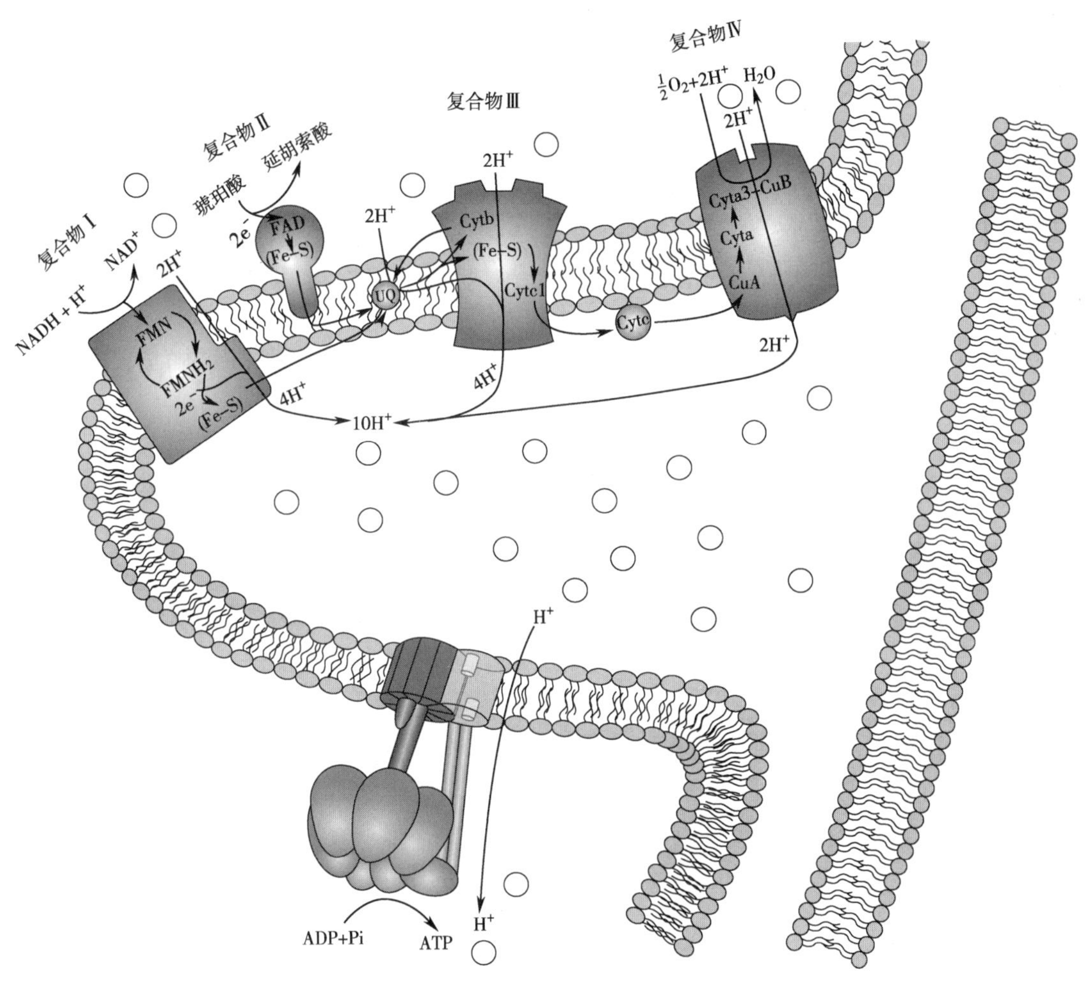

图 7-8 电子传递链与氧化磷酸化过程

从能量转换的总量来看,在 1 分子葡萄糖完全氧化生成 CO_2 和 H_2O 的过程中,ATP 的形成主要有两条途径:①底物水平磷酸化,在糖酵解和三羧酸循环中分别生成 2 分子的 ATP,共计 4 分子的 ATP;②氧化磷酸化,共生成 28 分子的 ATP,其中经 $NADH_2$ 呼吸链发生的氧化磷酸化产生 25 分子的 ATP;经 $FADH_2$ 呼吸链发生的氧化磷酸化产生 3 分子的 ATP。可见,经线粒体的需氧的细胞呼吸的产能效率大大高于无氧酵解的产能效率,线粒体及其氧化磷酸化对维持正常细胞的各项生命活动是十分重要的。

第四节　线粒体增殖和起源

围绕线粒体增殖和起源的争论由来已久，不同学者提出了各自的看法或假说。目前，学者较普遍接受线粒体依靠分裂进行增殖；而关于线粒体的起源，主要有两种假说，即内共生学说与非共生起源学说，由于内共生起源学说很好地贴合了线粒体的半自主性和核质关系特征，资料也比较充实，因而得到了广泛的认可和支持。

一、线粒体的增殖

细胞内衰老、病变的线粒体将发生去极化，并被特异性地包裹进自噬体中，被溶酶体消化分解，新的线粒体通过增殖不断地更新。围绕线粒体增殖的方式先后提出了多种假说，如“重新合成说”“非线粒体结构起源说”等都曾产生过一定的影响。但自 mtDNA 被发现后，学者们普遍接受了分裂增殖的观点，即通过原有线粒体的分裂形成新的线粒体，同位素标记追踪研究及电镜观察结果也为这一观点提供了充分证据。

线粒体是如何进行分裂增殖的呢？其机制目前尚未完全明了。线粒体主要的分裂增殖方式有三种：

（1）出芽分裂：常见于藓类植物及酵母细胞中，先由线粒体上芽生出一个膜性球状小体，随后该小体的不断长大，并与原线粒体分离，最终形成新的线粒体。

（2）收缩分离：常见于蕨类植物和酵母细胞中，这种增殖方式在线粒体中部不断地收缩形成细的“颈”，并向两端拉长，整个线粒体呈哑铃状，最后断裂，形成两个新的线粒体。

（3）间壁分离：常见于哺乳动物（如鼠肝细胞）和植物分生组织细胞中。通过线粒体内膜向中心内褶，或某一个嵴向对侧延伸，当延伸到对侧内膜时，形成线粒体基质间隔或隔膜，将线粒体一分为二，成为被同一外膜包裹的两个独立线粒体，然后再进行线粒体外膜的分裂、分离，最终形成两个新的线粒体。

尽管不同生物、不同组织的线粒体分裂增殖形式不同，但基本过程是相似的，都要经过 mtDNA 复制、线粒体膜的生长、线粒体分裂与分离、结构功能重建与分化等几个阶段。此外，线粒体的分裂是不均等的，同时还受到所在细胞分裂的影响。

二、线粒体的分裂与融合

线粒体是一种动态的细胞器，显微镜下可观察到活细胞中的线粒体在持续不断地进行分裂（fission）与融合（fusion）。线粒体可以通过相互融合形成片层状、网状结构，也可以通过分裂形成分散的体积较小的颗粒状个体，这种动态变化称为线粒体动力学（mitochondrial dynamics）。线粒体的分裂与融合相互协调、平衡，不仅调控了线粒体的形态和数目，也影响了线粒体的功能，从而使细胞能有效应对时刻变化的生理环境。

由于线粒体具有双层膜结构，线粒体的分裂与融合需要内、外膜的共同参与，并且依赖于特定的基因和蛋白质的精确介导和调控（表 7-2）。研究发现，线粒体分裂离不开一类发动蛋白（dynamin）。编码这类蛋白的基因，如酵母中的 *Dnm1*、大鼠中的 *Dlp1*、线虫和哺乳动物中的 *Drp1*，这些基因的突变均会抑制相应物种细胞内线粒体的分裂。Dnm1/DLP1/DRP1 蛋白在线粒体分裂时可形成聚合体，在线粒体外膜上聚集成环，通过水解 GTP 产生的能量促进环的收缩。但这类发动蛋白不具备线粒体膜定位能力，线粒体分裂时需要蛋白质 Fis1 和 Mdv1 将发动蛋白 Dnm1/DLP1/DRP1“招募”到线粒体表面适当位置上。Fis1 蛋白的羧基端（C 端）具有线粒体外膜的跨膜结构，从而保证该蛋白氨基端（N 端）朝向细胞质并定位于线粒体外膜；Mdv1 同时结合 Fis1 和 Dnm1/DLP1/DRP1，以“桥”的方式将发动蛋白定位到线粒体外膜上。此外，线粒体分裂还需要 endophilin B1 及 GDAP1 等一些蛋白质的参与。

表 7-2　部分线粒体动力学相关蛋白

酵母	哺乳动物	定位	作用
Dnm1	DRP1	胞质和外膜	外膜分裂
Fis1	FIS1	外膜	外膜 Dnm1/DRP1 受体
Mdv1/Caf4	MFF	胞质外膜、外膜	连接 Fis1 和 Dnm1 的衔接蛋白，可能的外膜 DRP1 受体
Fzo1	MFN1、MFN2	外膜	外膜融合
Ugo1	未知	外膜	外膜融合，连接 Fzo1 和 Mgm1
Mgm1	OPA1	内膜和膜间腔	内膜融合

哺乳动物中，线粒体融合素（mitofusin）可介导线粒体的融合，其具有 GTPase 活性，可分解利用 GTP；编码线粒体融合素的基因被称为 *Mfn*（如小鼠的 *Mfn1* 和 *Mfn2* 等）。细胞内，线粒体的形态、数目和体积依赖于线粒体的分裂与融合的动态平衡，研究发现：如果 *Mfn* 突变，将导致线粒体更倾向于分裂，进而发生线粒体数且增加、体积减小的现象，称为线粒体片段化。MFN 蛋白位于线粒体外膜，线粒体内膜的融合还需要 Mgm1/OPA1 蛋白的介导。酵母中，位于线粒体外膜上的 Ugo1 蛋白可同时连接 Fzo1（MFN 的同源蛋白）和 Mgm1 蛋白，并可能协调它们的功能。目前，线粒体融合相关蛋白的具体调控机制还不清楚，需要深入的研究。

三、线粒体的起源

目前，围绕线粒体的起源主要有两种不同的假说，即内共生起源学说与非共生起源学说（分化学说），这两种学说都有相应的实验证据所支持。

（一）内共生起源学说（内共生学说）

内共生学说认为线粒体是一种内共生体，起源于细胞内共生的细菌。该学说认为，真核细胞的祖先是一种体积巨大、具有吞噬能力的厌氧细胞，通过糖酵解获取能量。线粒体的祖先是一种含有三羧酸循环酶体系和电子传递链的需氧型的革兰氏阴性菌。大约在 15 亿年前（动植物尚未出现），原始的真核细胞吞噬了线粒体的祖先，在长期的进化过程中，两者形成了密切的互利共生关系，最终形成了今天拥有线粒体的真核细胞。

线粒体内共生起源学说的主要论据有：①线粒体基因组在大小、形态和结构方面与细菌相似，都为双链裸露闭合环状的 DNA 分子；②线粒体有自身的蛋白质合成系统，其蛋白质合成体系和细菌类似;③线粒体内、外膜在结构和功能上有很大差别,外膜与真核细胞的滑面内质网相似,内膜与细菌的细胞膜相似;④线粒体增殖方式与细菌的相似,均能以分裂的方式进行增殖;⑤线粒体能在异源细胞中长期生存;⑥线粒体对抗生素的敏感性与细菌相似,均对四环素、红霉素、氯霉素敏感。

虽然内共生学说能较好地解释线粒体的某些特性,但仍有某些方面难以解释,如线粒体比细菌的体积小;线粒体仅靠自己无法增殖;线粒体内细胞色素 c 与细菌内细胞色素 c 没有显著的相似性;此外,内共生学说认为线粒体把绝大部分遗传信息转移到了宿主细胞的细胞核中,这又是为什么呢?因此,学者们又提出了非共生起源学说(或分化学说)。

(二) 非共生起源学说(或分化学说)

非共生起源学说认为,原始的真核细胞是一种进化程度较高的需氧细菌,电子传递链和氧化磷酸化系统位于细胞膜上。由于功能的需要,这类细菌不断地增加细胞膜的表面积来满足呼吸功能。进化过程中,该细菌的基因组发生了复制,但未伴随细胞的分裂,已增大的细胞膜在基因组附着点附近发生内陷、折叠、融合,最终形成小囊,即细胞核和线粒体的雏形;在以后漫长的进化过程中,又进一步发生了分化,细胞核的基因组有了高度发展,而线粒体基因组则丢失了一些基因,最终演变为今天的线粒体。支持这种学说的依据主要是细菌的中间体与线粒体相似,为细胞膜凹陷所致,且中间体上也含有细胞呼吸的酶系,这类似于线粒体的功能。非共生学说在理论上可以说得通,但具体证据不多。尤其是它无法解释线粒体与细菌在分子水平上有许多相似之处。

内共生学说和非共生学说(或分化学说)虽都有一定的理论依据,也均获得了一些实验证据的支持,但是它们都不能对有关线粒体起源和发生的所有问题给出全面解释,要揭开线粒体起源的最终答案,还有待进一步的深入研究。

第五节 线粒体与医学

线粒体能通过合成 ATP 为细胞提供能量、能调节细胞质的氧化还原状态、能通过氧自由基的产生参与细胞的各种生命活动,因此,线粒体是细胞整体结构、功能不可缺少的重要部分。线粒体也是一种敏感而多变的细胞器,在特定条件下,线粒体与疾病的发生有着密切的关系,一方面,线粒体作为细胞的一个重要组成部分,特定条件下的线粒体状态将是该特定条件在细胞水平上的一种表现形式;另一方面,线粒体是某些疾病发生的主要动因,表现为 mtDNA 突变导致细胞结构和功能异常,进而引发疾病;此外,由于线粒体独特的遗传特性,它也是人类起源和进化研究的重要材料来源。因此,有关线粒体的研究不仅是细胞生物学研究的重要内容,也是医学和进化生物学研究的重要内容之一。

一、线粒体与疾病诊断

线粒体不仅结构和功能十分复杂,也是一种非常敏感、形态易变的细胞器。细胞内、外环境因素的变化可直接导致线粒体形态、结构及功能的异常。因此,线粒体可以作为疾病诊断和环境监测的生理指标之一。①肿瘤与线粒体的变化:尽管肿瘤的发生不是线粒体的异常或呼吸损伤所致,但所有肿瘤组织的一个显著特征是呼吸能力减弱、糖酵解增加,与之相应,肿瘤细胞常表现为线粒体及线粒体内嵴数量的减少。如原发性肝癌细胞在癌变过程中,线粒体的数目及线粒体内嵴数量明显减少，最终成为"液泡"状线粒体。②代谢改变与线粒体的变化：细胞缺血性损伤时线粒体将会出现凝集、肿胀、线粒体基质呈不规则絮状致密物等结构变化；维生素C缺乏症患者的病变组织中有时可见2~3个线粒体融合成1个大的线粒体球的现象；此外，一些病变细胞的线粒体中有时还可见脂肪或蛋白质累积、基质颗粒增加等改变。③射线、微波照射与线粒体的变化：线粒体在射线或微波照射下将发生亚微结构的变化，如线粒体嵴的数目减少、缺嵴、空化和功能紊乱等现象。④药物或毒物与线粒体的变化：某些药物，如氯丙嗪、安密妥、甲状腺素及氯霉素等，它们的作用原理或不良反应与线粒体有一定关系；氰化物、一氧化碳等毒物，可阻断呼吸链上的电子传递，造成线粒体功能的障碍、细胞死亡；此外，在某些有害物质渗入（中毒）、病毒入侵（感染）等情况下，线粒体也可能发生肿胀甚至破裂，有些肿胀后的线粒体的体积比正常体积大3~4倍。

二、线粒体病

狭义的线粒体病是指由于mtDNA异常导致线粒体功能缺陷而引发的疾病。最初认为线粒体病主要累及骨骼肌，后来发现线粒体病也常侵犯中枢神经系统和一些能量需求量大、线粒体含量相对较多的组织和器官，如心、肝、肾、内分泌腺及周围神经等。因此，线粒体病又可分为线粒体肌病、线粒体脑病和线粒体脑肌病。线粒体病往往具有家族性、异质性、进行性、母系遗传、主要累及代谢旺盛的组织器官等特征。目前，已发现700多种mtDNA突变或重组与人类疾病有关，这些突变或重组可归纳以下几种类型：①大片段的插入、缺失，多数眼肌疾病由该类突变所致，如以进行性眼外肌瘫痪为主要特征的Kearns-Sayre综合征（KSS）；②mtDNA点突变，该类突变主要与脑、脊髓及神经性疾病有关，如Leber遗传性视神经病（LHON）、NARP、MELAS、MERRF、MMC等疾病，往往表现出母系遗传特征；③mtDNA拷贝数目突变，表现为mtDNA拷贝数低于正常细胞内的数目，常发现于肿瘤、乳酸中毒、女性不孕、肝、肾衰竭及一些致死性婴儿呼吸障碍的病例中。研究表明：mtDNA的一种突变可有多种不同的临床表现，相同的临床表现也可有不同的突变类型。因此，线粒体病的发病机制往往是十分复杂的，需要深入研究。

三、线粒体与细胞凋亡

细胞凋亡是生理性的细胞死亡过程，它与细胞坏死不同，不能引起机体的炎症反应。研究发现，线粒体与细胞凋亡关系密切，它是细胞凋亡过程的执行者，至少在3个层次上参与了细胞凋亡的调控过程：

1. **释放凋亡诱导因子直接诱导细胞凋亡** 如线粒体在特定条件下可将膜间腔的细胞色素c释放到细胞质，细胞质中的细胞色素c可诱导激活caspases系列蛋白的级联反应，最终由caspase-3启动细胞的凋亡；也可释放凋亡蛋白激活因子（Apaf）和凋亡诱导因子（AIF）等细胞凋亡的启动因子，诱导DNA片段化及染色质的凝集，启动凋亡。

2. **凋亡信号的放大** 激活的caspases可活化凋亡相关蛋白家族（Bcl-2蛋白家族）的Bax和Bak等，这些因子也具有激活凋亡的作用，从而造成更多的线粒体损伤。

3. 凋亡发生时，线粒体内膜通透性增大、Ca^{2+}外流、跨膜电位（$\Delta\psi$）下降、能量合成水平降低等也会使线粒体功能丧失，进而导致细胞凋亡。

此外，线粒体在新陈代谢过程中会产生大量超氧阴离子，这些阴离子最终形成活性氧

(reactive oxygen species,ROS),ROS 水平较低时,可促进细胞增生;而 ROS 水平较高时,可造成线粒体的损伤,进而诱导细胞凋亡。目前,有关线粒体相关凋亡诱导因子的释放机制以及与线粒体功能丧失之间的关系等,已成为研究线粒体诱导细胞凋亡的关键问题。

四、线粒体与老年退行性疾病

目前认为一些老年退行性疾病如帕金森病(PD)、阿尔茨海默病(AD)等的发生原因与线粒体有关。核基因的突变导致氧自由基代谢异常,过多的氧自由基使细胞发生氧化应激反应,造成线粒体呼吸链的损伤、氧化磷酸化能力降低、mtDNA 分子变异、线粒体数量减少等,最终导致脑内神经元细胞死亡;少数病例是由于 mtDNA 突变致使线粒体功能紊乱或降低,进而导致神经元细胞死亡的。近年来,围绕老年退行性疾病尤其是 PD、AD 的致病机制与 mtDNA 突变之间关系的研究日益增多。

五、mtDNA 与人类进化

从生物学意义上讲,人是一种动物,他属于哺乳动物纲,灵长目。随着达尔文《物种起源》的发表,人是由古猿演变而来的假说逐渐得到公认。科学家普遍认为人类的演化大致经历了从南方古猿(最古老的人类)到能人、再由能人到直立人(猿人)、最后到智人(今天的人类)几个阶段,但有关演变的过程还存在着疑问和争论。起初,有关人类进化的研究主要是依据化石资料,但是,由于化石资料的难获得、发现的偶然性、各时期的不连续性等因素,给相关研究带来了很大困难。后来,随着以氨基酸序列和核苷酸序列为对象的分子生物学技术的广泛应用,有关人类起源和进化研究进入了快速发展阶段,特别是在从猿到人演化各时间节点的推测上("分子钟"的应用)。mtDNA 具有一些独特的遗传特征,这些特征包括:①mtDNA 是单倍体和母系遗传的,对 mtDNA 的系统分析可以直接反映出人群或种族的母系进化史;②mtDNA 没有组蛋白的保护,它的突变率比核 DNA 高出 5~10 倍,在相同的时间内将积累更多的突变,而且这些突变多数都不表现出临床症状;③mtDNA 比核 DNA 拥有更多的拷贝数,具有更高的灵敏性,适合于化石 DNA 的分析;④人类及近缘物种的 mtDNA 分子结构简单、序列结构清楚。因此,可以通过比较 mtDNA 序列上的差异来推测人类演化各阶段的分化时间,研究人类的起源和群体的系统进化关系。因此,mtDNA 是一个良好的研究人类系统进化、人群迁徙历史等的分子标记。1987 年,以 Allan Wilson 为首的研究小组提取了祖先来自非洲、欧洲、亚洲、新几内亚岛及澳大利亚共 147 名女性胎盘细胞的 mtDNA,通过 12 种高分辨率限制性内切酶图谱分析,他们建立了表示这些个体 mtDNA 类型相互关系的系统发生树并推测了各节点的时间。这个系统发生树有一个共同的祖先(生活在大约 20 万年前非洲的一个女性),她的后裔大约在 13 万年前分散到了世界各地并定居下来,演化成了现代的不同人种(非洲起源说)。

六、线粒体与疾病治疗

研究发现,线粒体内的某些独特的组分对一些疾病有临床治疗作用。例如,细胞色素 c 可作为一氧化碳中毒、新生儿窒息、肺功能不全、高山缺氧、心肌炎及心绞痛等的急救用药或辅助治疗用药;CoQ 与 NAD^+ 对高血压、牙周病、肌萎缩、心脏病和肝病等也具有一定的疗效。

知识点关联图

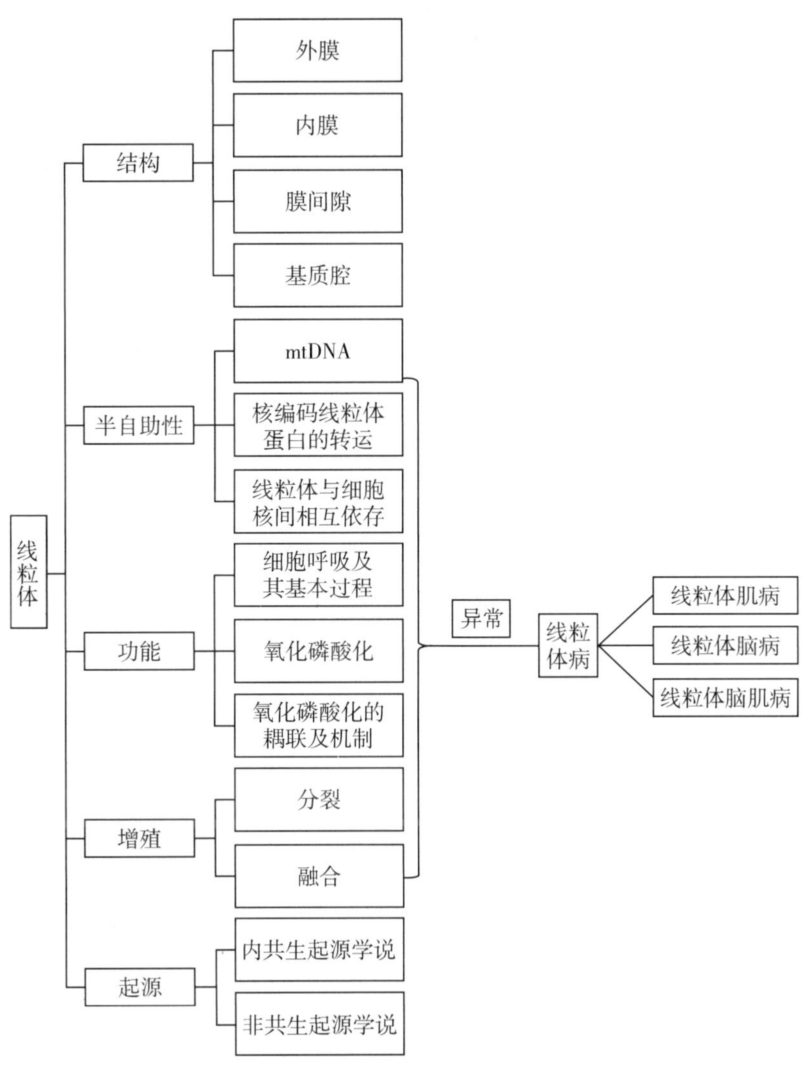

思考题

1. 名词解释:ATP 酶复合体、引导肽、分子伴侣、细胞氧化、呼吸链、氧化磷酸化。
2. 线粒体的结构特点如何?这些结构与线粒体的功能间有何关系?
3. 如何理解线粒体的半自主性?核编码线粒体蛋白是怎么转运进线粒体的?
4. 描述氧化磷酸化的结构基础和过程。
5. 试举例说明线粒体与医学的关系。

(杨建课)

第八章 细 胞 骨 架

【导读】真核细胞可维持一定的形状。同时，细胞的形态及内部结构在生命活动中又是动态变化的。如变形虫借助“伪足”可作变形运动；炎症发生时，中性粒细胞会从血液向炎症组织迁移；巨噬细胞伸出“大手”捕捉并吞噬入侵的病原微生物等。细胞形态结构的维持以及细胞中的这些活动，都与分布在整个细胞中由蛋白纤维构成的复杂网络有关，这种复杂的网络结构就是细胞骨架。

早在1928年，Koltzoff就提出细胞骨架的原始概念。然而，传统的生物学技术观察细胞内的蛋白纤维存在很大困难，如一般电镜样采用低温（0~4℃）固定，而细胞骨架会在低温下解聚。直到1963年采用戊二醛常温固定的方法，Slauterback首次在水螅细胞中发现微管后，人们才逐渐认识到细胞骨架的客观存在。免疫荧光显微镜技术是研究细胞骨架广为采用的一种方法。绿色萤光蛋白（green fluorescent protein，GFP）的应用在研究活细胞内细胞骨架结构及其在细胞内的动态变化中发挥了重要作用。

细胞骨架（cytoskeleton）是真核细胞中由蛋白质纤维构成的立体网架体系，是细胞维持其基本形态的重要结构。狭义的细胞骨架主要是指细胞质骨架，由三类蛋白质纤维构成，它们分别是微管、微丝及中间丝。每一种纤维由各自的蛋白质亚单位形成，三类蛋白纤维相互联系，形成一个完整的动态骨架体系。广义的细胞骨架还包括质膜骨架、细胞核骨架、细胞外基质。细胞骨架是个动态的结构，可随着生理条件的改变不断进行组装和去组装，并受各种结合蛋白的调节以及细胞内外各种因素的调控。

细胞骨架不仅在维持细胞形态，保持细胞内部结构的有序性方面起重要作用，而且与细胞的运动、细胞内物质的运输、信息传递、细胞分裂与分化等均起着重要的作用。本章重点介绍微管、微丝及中间丝这三种细胞质骨架纤维蛋白的结构、功能以及与人类疾病的关系。

第一节 微 管

微管是真核细胞中普遍存在的细胞骨架成分之一，是细胞质骨架系统中的主要成分。微管可以通过组装与去组装来改变长度，表现为动态结构。大部分微管在细胞质内形成性暂时性的结构，如间期细胞内的微管、分裂期细胞的纺锤体微管，这些微管控制着细胞器和大分子的分布以及胞内物质运输。微管还能与其他蛋白质共同装配成纤毛、鞭毛、基体、中心体、纺锤体等结构，参与细胞形态的维持、细胞运动和细胞分裂等。（图8-1）

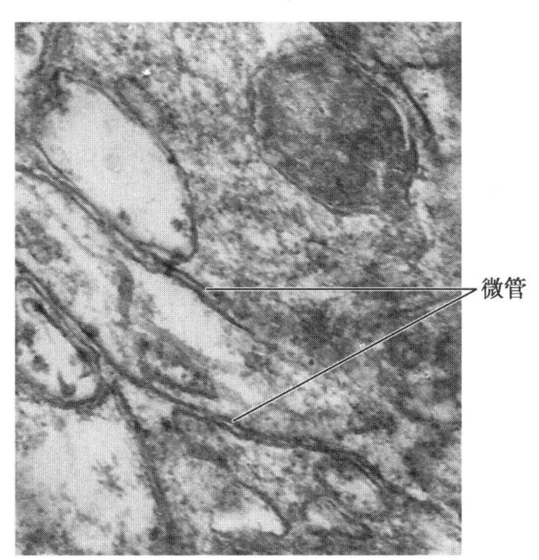

图 8-1　微管电镜图

一、微管的化学组成和结构

（一）微管的化学组成

微管由微管蛋白和微管结合蛋白组成，在不同类型细胞中有相似结构。

1. 微管蛋白　也称管蛋白（tublin），是组成微管的主要化学成分，占微管总蛋白质含量的 80%~95%。微管蛋白主要有 α 微管蛋白（α-tubulin）和 β 微管蛋白（β-tubulin）。在细胞质中基本上无游离的 α 微管蛋白或 β 微管蛋白，两者以异二聚体的形式存在，构成微管的基本亚单位。α 微管蛋白与 β 微管蛋白在化学性质上极为相似，均为酸性蛋白。两者所含氨基酸数分别为 450 个和 445 个。序列分析表明，两者 42%的氨基酸顺序相同。微管蛋白在进化过程中极为保守，各种生物的微管蛋白有一定的相似性。α 微管蛋白与 β 微管蛋白上各有一个 GTP 结合位点，但结合于 α 微管蛋白上的 GTP 通常不被水解，而结合于 β 微管蛋白上的 GTP 在微管蛋白二聚体参与组装成微管后可被水解成 GDP。

此外，人们又发现了另外一种微管蛋白，称为 γ 微管蛋白（γ-tubulin）。γ 微管蛋白存在于所有的真核细胞胞质中，由 455 个左右的氨基酸组成。其氨基酸序列与 α 管蛋白和 β 管蛋白均有约 30%的同源性。γ 微管蛋白对微管的形成、微管极性的确定以及细胞分裂起重要作用。

γ 微管蛋白以一种约 25S 的复合物形式存在于细胞质中微管装配的始发区域，即所谓的微管组织中心（microtubule organizing center，MTOC），该复合物被称为 γ 微管蛋白环状复合物（γ-tubulin ring complex，γTuRC）。分析表明，γTuRC 是由 α 微管蛋白、β 微管蛋白和 γ 微管蛋白和其他非微管蛋白质组成。其作用是在微管装配过程开始时促进微管核心的形成（图 8-2）。

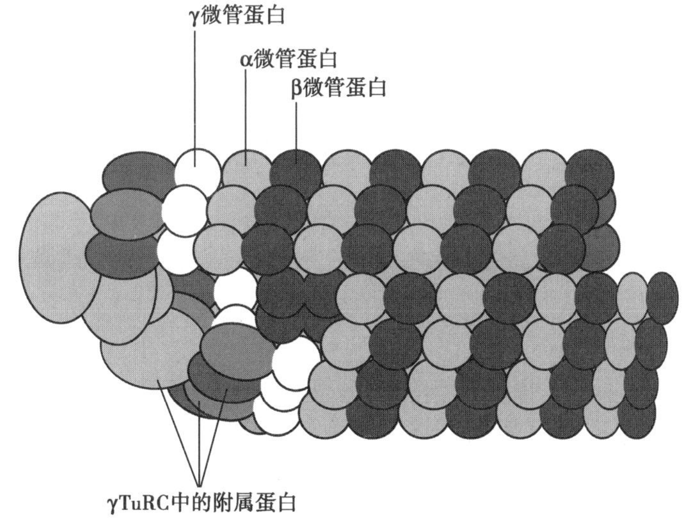

图 8-2　γ 微管蛋白环状复合物

2. **微管结合蛋白**　微管结合蛋白(microtubule associated protein,MAP)是同微管相结合的辅助蛋白。这些蛋白质不是构成微管壁的基本构件,但参与微管的装配,是微管结构和功能必需的成分。微管结合蛋白主要包括 MAP-1、MAP-2、tau 和 MAP-4,前三种微管结合蛋白主要存在于神经元中。MAP-4 在神经元和非神经元细胞中均存在,在进化上具有保守性。不同的微管结合蛋白在细胞中有不同的分布区域,在细胞中起稳定微管结构、促进微管聚合和调节微管装配等作用。

(二) 微管的结构

微管是由微管蛋白装配形成的中空管状结构,其外径为 24~26nm,内径约为 15nm(图 8-3)。微管组装的基本结构单位是 α/β 微管蛋白二聚体,这些二聚体头尾相接形成原纤维,13 根原纤维合拢后构成微管的管壁,新的异二聚体再不断增加到微管的两端使之不断延长。这样每一根原纤维的两端都是不对称的,它们在微管的某一末端都是 α 微管蛋白,而在另一末端都是 β 微管蛋白,从而使整根微管在结构上呈极性状态。结构上的不对称也导致了微管组装时微管蛋白二聚体在两端聚合速度上的差异,通常将组装较快的一端称为正端,而另一端称为负端。

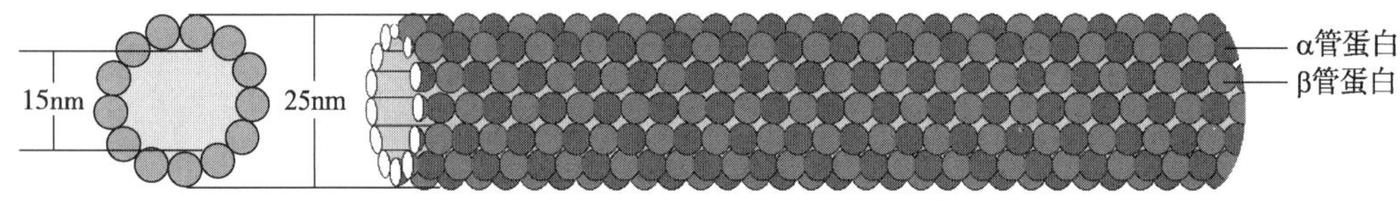

图 8-3　微管结构模式图

细胞内的微管有三种不同的结构类型,即单管、二联管和三联管(图 8-4)。单管由 13 根原纤维组成,是细胞质中大部分微管的存在形式,如细胞质微管和纺锤体微管。单管不稳定,易受低温、钙离子等因素的影响而发生解聚。二联管由 A、B 两根单管组成,A 管有 13 根原纤维,B 管有 10 根原纤维,与 A 管共用 3 根原纤维,如细胞表面的纤毛和鞭毛中的轴丝微管。三联管由 A、B、C 三根单管组成,A 管有 13 根原纤维,B 管和 C 管均由 10 根原纤维组成,分别与 A 管和 B 管共用 3 根原纤维,如中心粒及鞭毛和纤毛的基体。二联管和三联管是比较稳定的微管结构。

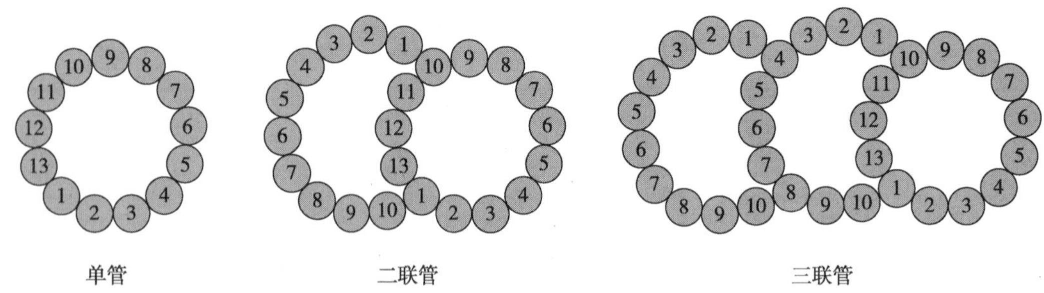

图 8-4　三种类型微管横截面示意图

二、微管的装配

大多数微管都是不稳定的,能够快速地组装或去组装。微管的装配过程可分为三个时期:成核期(nucleation phase)、聚合期(polymerization phase)和稳定期(steady state phase)。

成核期是微管聚合的开始，α 和 β 微管蛋白聚合成短的寡聚体结构，即形成组装的核心。接着二聚体在其两端和侧面增加使之扩展成片状带，当片状带加宽至 13 根原纤维时，即合拢成一段微管。当细胞内高浓度的游离微管蛋白聚合速度大于解聚速度时，新的二聚体不断加到微管正端，使微管延长。此期称为聚合期又称延长期(elongation phase)。当胞质中游离的微管蛋白达到临界浓度，微管的组装(聚合)与去组装(解聚)速度相等。此期称为稳定期或平衡期(equilibrium phase)。

(一) 微管的体外装配

由于细胞内部结构和蛋白质组分相当复杂，微管组装的研究资料主要来源于体外细胞实验。在体外，当 α/β 微管蛋白二聚体达到一定的临界浓度(约 1mg/ml)，在有 Mg^{2+} 存在(无 Ca^{2+})、适当的 pH(pH=6.9)和温度(37℃)、GTP 提供能量的条件下，异二聚体可聚合成微管。

微管的体外组装先由 α/β 微管蛋白聚合形成异二聚体，二聚体同 GTP 结合后而被激活。新的二聚体不断组装到微管的两端，使微管延长。微管蛋白二聚体结合到微管末端后，结合在 β 微管蛋白上的 GTP 被水解为 GDP。GTP 的水解导致自由能和微管蛋白构象发生变化，使微管容易发生解聚。当组装体系中结合 GTP 的 α/β 微管蛋白二聚体浓度较高，微管末端的组装速度大于所携带的 GTP 水解速度时，新生成的微管上的微管蛋白亚基形成一个结合 GTP 的帽子(GTP cap)，从而使微管稳定地延伸。随着微管的组装，二聚体的浓度降低，发生在微管末端的聚合速度下降，当微管组装的速度小于 β 微管蛋白上 GTP 的水解速度时，微管末端的蛋白与 GDP 结合，GDP 导致微管蛋白结构上不稳定，微管趋向于解聚(图 8-5)。因此，GTP 与 α/β 微管蛋白二聚体浓度是影响微管组装的重要条件。

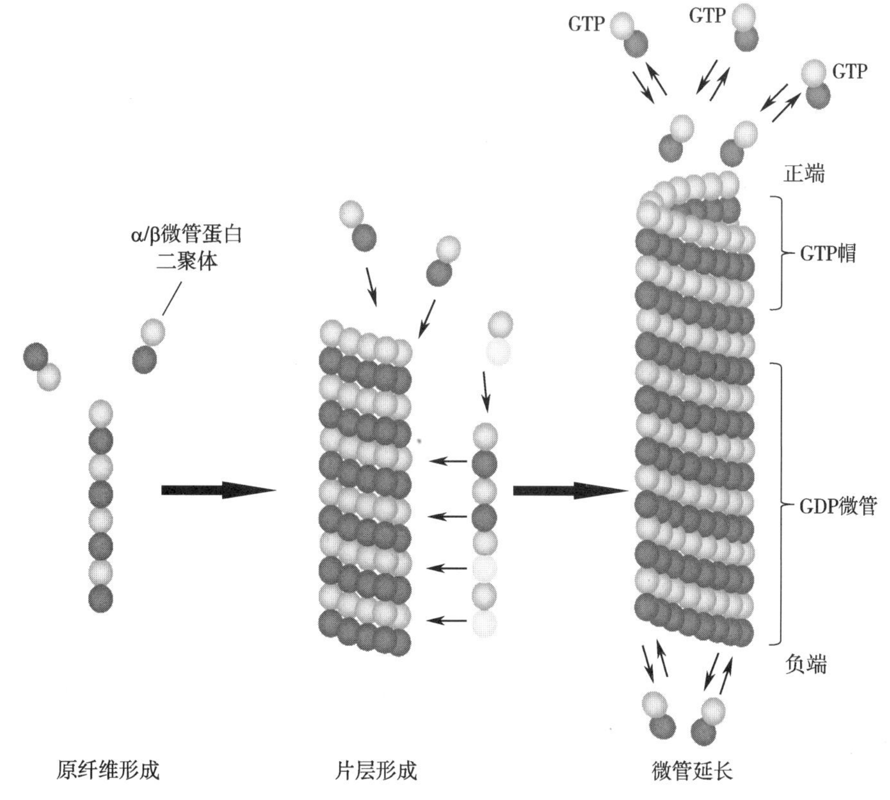

图 8-5　微管的组装

在一定条件下,微管两个端点的装配速度不同,表现出明显的极性。微管的正端发生 GTP 和微管蛋白二聚体的添加,使微管不断延长;而在负端,具有 GDP 的微管蛋白发生解聚而使微管缩短。当一端组装的速度与另一端解聚的速度相同时,微管的长度保持稳定,这种现象被称为踏车行为或踏车现象(tread milling)。

(二) 微管的体内装配

细胞内微管的装配在时间和空间上是高度有序的。在有丝分裂过程中,微管的组装与去组装受细胞内一些调控因子的调控,使微管的分布状态发生显著变化。在有丝分裂前期,细胞质微管解聚,游离的微管蛋白亚基被用于组装纺锤体微管;在细胞分裂末期,这一过程发生逆转。

在正常生理条件下,细胞内微管的装配由微管组织中心起始,动物细胞微管组织中心主要包括中心体、基体等。中心体(centrosome)是动物细胞中决定微管形成的一种暂时性细胞器。在细胞间期,位于细胞核附近;在有丝分裂期,位于纺锤体的两极。微管从中心体的成核部位上生长出来(图 8-6)。

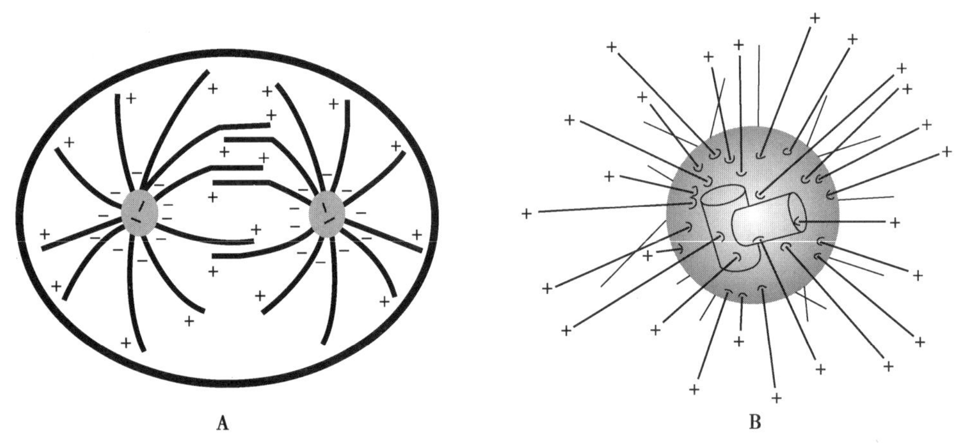

图 8-6　中心体及其发出的微管

A. 细胞分裂时两极的中心体;B. 中心体成核部位发出的微管

在细胞内微管形成时,γ-TuRC 存在于微管组织中心,α/β 微管蛋白异二聚体结合到 γ-TuRC 上,通过微管蛋白彼此间相互作用而稳定,形成一短的微管,随后,更多的 α/β 微管异二聚体结合,微管从此生长、延长。微管组织中心决定细胞微管的极性,微管的负端指向微管组织中心,正端远离微管组织中心。

(三) 影响微管装配的特异性药物

有些微管特异性药物可以影响细胞内微管的组装与去组装,在微管结构与功能研究中起重要作用,这些药物主要有秋水仙素(Colchicine)、紫杉醇(Taxol)和长春新碱(Vinblastine)等。秋水仙素可以与微管蛋白亚基结合,当结合秋水仙素的微管蛋白亚基组装到微管末端后,其他的微管蛋白亚基就很难再在该处进行组装,从而导致细胞内微管的解聚。紫杉醇的作用与秋水仙素相反,紫杉醇与微管结合可以阻止微管的去组装,但不影响微管末端的组装,起加速微管聚合的作用。长春新碱能结合微管蛋白异二聚体,抑制它们的聚合作用。

三、微管的功能

（一）维持细胞形态及胞内细胞器的定位和分布

微管具有一定的强度，这一特性给细胞提供了机械支持力。血小板中有一束环形微骨架排列于血小板周围，以维持血小板圆盘形的结构。微管可固定细胞核、线粒体、内质网和高尔基复合体的位置，并参与这些细胞器的位移。当用秋水仙素等药物处理体外培养的细胞时，微管很快发生解聚，细胞发生变形，伴随着内质网缩到细胞核周围，高尔基复合体解体成小的膜泡样结构分散在细胞质内。一旦去除阻止微管组装的药物，微管又从中心体部位重新组装，内质网逐渐向外侧铺展，高尔基复合体重新组装。可见，微管在维持细胞形态及胞内细胞器的定位和分布中起重要作用。

（二）参与细胞内物质运输

微管参与细胞内物质运输的任务主要由微管马达蛋白来完成，马达蛋白（motor protein）是一类介导细胞内物质沿细胞骨架运输的蛋白。马达蛋白可分为三大家族：动力蛋白（dynein）家族、驱动蛋白（kinesin）和肌球蛋白（myosin）家族。其中驱动蛋白和动力蛋白是以微管作为运行轨道，而肌球蛋白则是以肌动蛋白纤维作为运行轨道。驱动蛋白是一类微管激活的 ATP 酶，可沿微管由负端向正端移动，在胞内物质运输中具有重要作用。动力蛋白是一个由 9~12 个亚基组成的蛋白质复合体，具有 ATP 酶活性，可沿微管由正端向负端移动，为细胞内物质运输和纤毛运动提供动力。

（三）参与中心粒、纤毛和鞭毛的形成

中心体是动物细胞中主要的微管组织中心，位于细胞核附近，包括中心粒（centriole）和中心粒旁物质（pericentriolar material）（图 8-7）。在电镜下，中心粒是由 9 组三联体微管围成的一个圆筒状结构，9 组三联管相互倾斜排列，似风车旋翼。

纤毛（cilia）和鞭毛（flagella）是细胞表面的特化结构，具有运动功能。纤毛和鞭毛都是以微管为主要成分构成的，并且有特殊的结构形式，即由 9 组二联微管和一对中央微管构成

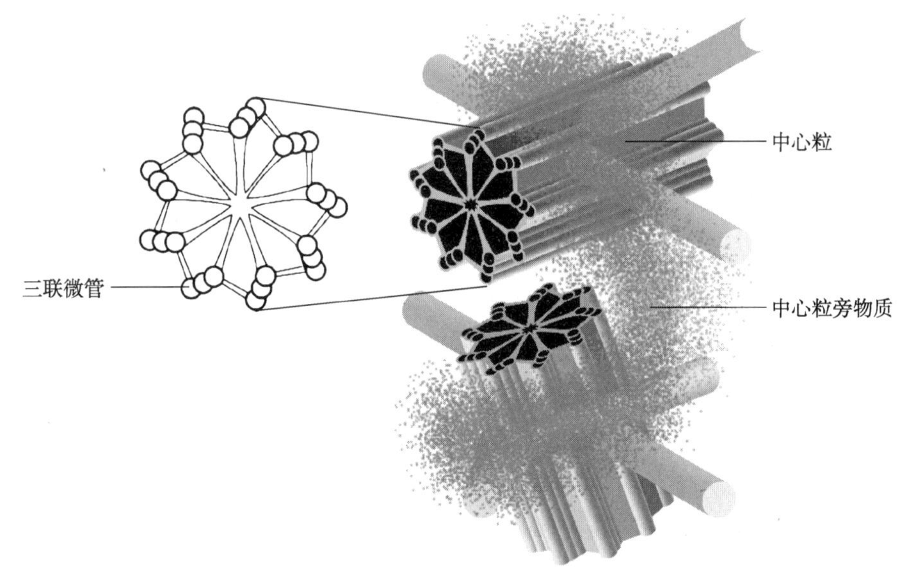

图 8-7　中心粒微管结构模式图

(图8-8)。纤毛和鞭毛的横断面电镜观察可见中央有两条微管,称为中央微管。中央微管的外周包围一层蛋白质,称为中央鞘(central sheath)。外周则以9组二联管围绕。二联管两两之间以微管连接蛋白相连。外周二联管和中央鞘之间也有连接,称为放射辐条(radial spoke)。A管上还伸出动力蛋白臂(dynein arm),其头部具有ATP酶活性,可为纤毛与鞭毛的运动提供动力。鞭毛与纤毛的基体(basal body)由三联管组成,中央无微管。

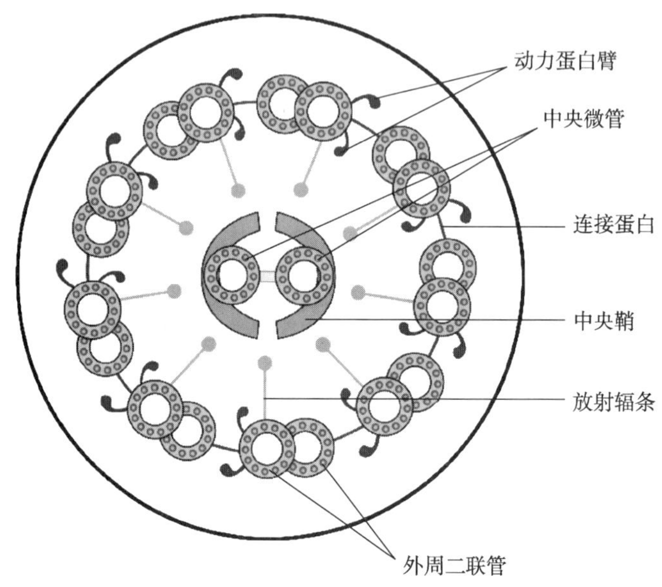

图8-8　纤毛与鞭毛微管结构模式图

(四)参与细胞有丝分裂调控

微管是构成有丝分裂器的主要成分,可介导染色体的运动。当细胞从间期进入有丝分裂期,间期细胞的微管网络解聚为游离的微管蛋白亚基,然后组装形成纺锤体,经过复制的中心体形成纺锤体的两极,指导有丝分裂的进行。有丝分裂前期,染色体一端的动粒可捕获从纺锤体极伸出的微管,并沿着单根微管的侧面向极区方向滑动。由于极区的微管密集,这一运动使动粒容易获得更多的微管,这些微管与动粒连结,并通过在动粒一端的聚合延伸而推动染色体向纺锤体中部移动。分裂末期,纺锤体微管解聚,又组装形成胞质微管网络。

第二节　微　　丝

微丝(microfilament,MF)又称肌动蛋白纤维(actin filament),是由肌动蛋白(actin)组成的骨架纤维。微丝普遍存在于真核细胞中,它以束状、网状或散在等多种方式有序地存在于细胞质的特定空间位置,与微管和中间丝共同构成细胞骨架。

微丝首先发现于肌肉细胞中,具有收缩功能。非肌细胞中的微丝同微管一样,大多数情况下,是一种动态结构,以不同的结构形式来适应细胞的需求。微丝的组装与去组装与多种生命活动过程有关,如细胞突起(微绒毛、伪足)的形成、细胞质分裂、细胞迁移、细胞吞噬作用等。微丝还在细胞收缩(肌肉运动)和物质运输中发挥重要作用。

一、微丝的结构和化学组成

在电子显微镜下，微丝呈双股螺旋状，直径为8nm，螺旋间的距离为36nm。微丝的主要结构成分是肌动蛋白。在大多数真核细胞中，肌动蛋白是含量最丰富的蛋白质之一。肌动蛋白是一种中等大小的蛋白质，由375个氨基酸残基组成，分子量为42kD。肌动蛋白单体呈哑铃型，称为G-肌动蛋白(globular actin，G-actin)，每个G-肌动蛋白由两个亚基组成，它具有ATP(ADP)结合位点。微丝是肌动蛋白单体组装的多聚体形成的肌动蛋白丝，也称F-肌动蛋白(fibrous actin，F-actin)(图8-9)。

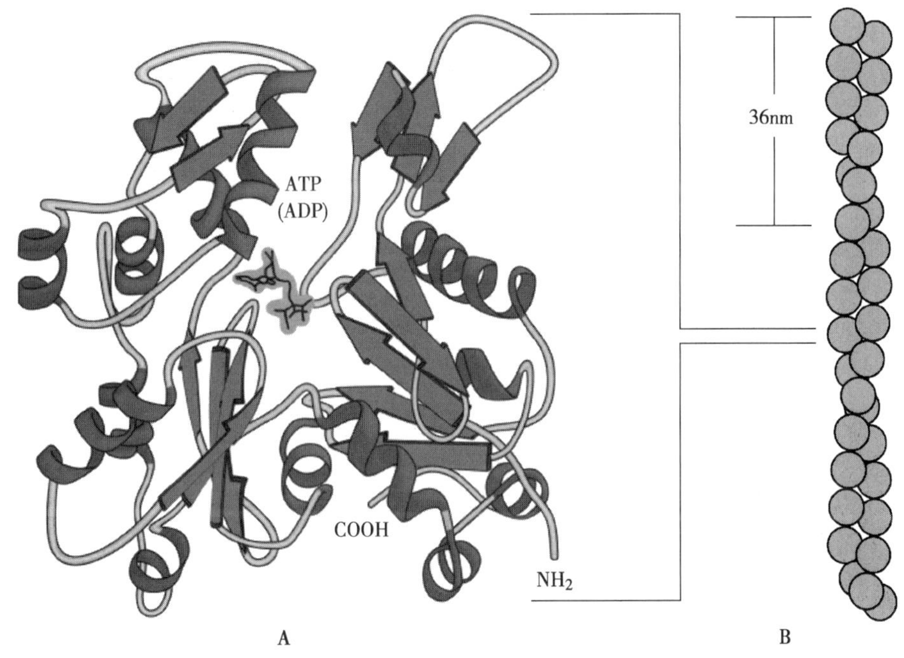

图8-9　G-肌动蛋白和F-肌动蛋白的结构

A. G-肌动蛋白三维结构；B. F-肌动蛋白结构模型

肌动蛋白单体具有极性，装配时首尾相接，故微丝也有极性，有两个在结构上不相同的末端，组装相对快的一端为正端，组装相对慢的一端为负端。

二、微丝的装配

细胞内的微丝具有复杂的三维网络结构，在多数非肌肉细胞中，微丝是一种动态结构，在一定条件下，不断进行聚合和解聚，并与细胞的形态维持及细胞运动有关。有些微丝结构相当稳定，如肌细胞中的细肌丝及小肠上皮细胞微绒毛中的轴心微丝束等；而另一些微丝结构是暂时性的，如胞质分裂环是由微丝和肌球蛋白形成的收缩环。在血小板激活及无脊椎动物精子顶体反应过程中出现的微丝束也是暂时性结构，只有在功能上需要时才进行组装。

（一）微丝的体外装配

体外实验结果表明，微丝的组装及去组装与肌动蛋白的状态(结合ATP或ADP)、离子的种类及浓度等参数相关联。通常，只有结合ATP的肌动蛋白才能参与微丝的组装。当溶液中含有适当浓度的Ca^{2+}，而Na^{+}、K^{+}的浓度很低时，微丝趋向于解聚；而当溶液中含有

ATP、Mg^{2+}以及较高浓度的 Na^+、K^+时，溶液中的肌动蛋白单体则趋向于组装成微丝。

微丝的组装过程可大体分为三个阶段：成核期、聚合期和稳定期。成核期是指形成组装核心的过程，此期肌动蛋白单体开始聚合，3～4 个肌动蛋白单体形成稳定的聚合体，通过和其他蛋白相互结合形成微丝组装的起始复合物（即所谓的核心），一旦核心形成，肌动蛋白单体便迅速在核心两端聚合，进入聚合期。肌动蛋白单体可以在微丝的任何一端添加，但由于微丝的极性，新的肌动蛋白单体加到微丝两端的速度不同，速度快的为正端，速度慢的为负端。单体加到正端的速度是加到负端的速度的 5～10 倍，因肌动蛋白单体具有 ATP 酶活性，与 ATP 结合后，ATP 被水解成 ADP。当微丝的组装速度快于肌动蛋白水解 ATP 的速度时，在微丝正端形成肌动蛋白-ATP 结合帽，使微丝结构稳定，可以持续组装；反之，当负端的肌动蛋白结合 ADP 时，减弱了单体之间的结合力，也就降低了聚合体的稳定性，肌动蛋白将从微丝上解聚下来（图 8-10）。微丝延长到一定时期，肌动蛋白的组装和去组装达到平衡状态，此时即进入稳定期，微丝长度基本不变，正端延长的长度等于负端缩短的长度，并仍在进行着聚合与解聚活动。

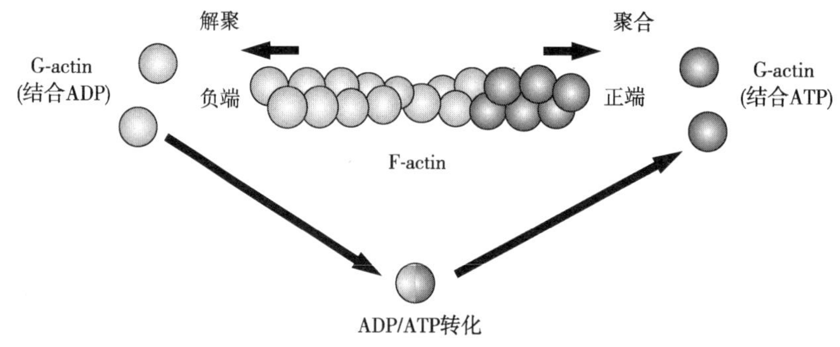

图 8-10　微丝装配动力学

在微丝的组装过程中，有时可见微丝的正端由于肌动蛋白亚基的不断添加而延长，而负端由于肌动蛋白亚基的去组装而缩短，表现出与微管相似的踏车行为。

（二）微丝的体内装配

在大多数非肌细胞中，微丝是一种动态结构，它们持续地进行组装和去组装。细胞内微丝网络的组织形式和功能通常取决于与之结合的微丝结合蛋白，而不是微丝本身。体内肌动蛋白的组装受微丝结合蛋白的种类及其存在状态的调节。在不同的细胞，甚至是同一细胞的不同部位，由于微丝结合蛋白的种类及存在状态上的差异，微丝网络的结构有可能完全不同。细胞微环境内各种微丝结合蛋白通过影响微丝的组装与去组装，介导微丝与其他细胞结构之间的相互作用来决定微丝的组织行为。微丝还可以通过和肌球蛋白之间的相互作用来实现物质运输功能，从而对细胞内生物大分子及细胞器的分布起组织作用，进而调节细胞的行为。

（三）调节微丝装配的微丝结合蛋白

人们已经从各种组织细胞中分离到 100 多种不同的微丝结合蛋白，根据微丝结合蛋白作用方式的不同，可以将其主要分成如下几种类型。

1. **肌动蛋白单体结合蛋白**　细胞内游离态肌动蛋白的浓度远远高于肌动蛋白在体外组装所需的临界浓度，但由于细胞内游离态肌动蛋白常与另外一些相对分子质量较小的肌动蛋白单体结合蛋白（如胸腺素 β_4 和前纤维蛋白等）结合在一起，从而使微丝组装的过程受到必要的调控，储存在细胞内的肌动蛋白单体只有在存在需求信号时才能加以利用。

胸腺素 β_4 是一由43个氨基酸残基组成的小肽，能与肌动蛋白单体结合，并封闭肌动蛋白单体聚合的位点，从而阻止肌动蛋白单体聚合或组装到微丝的末端。前纤维蛋白(profilin)又名抑制蛋白，是一种小分子肌动蛋白单体结合蛋白，由于该蛋白与肌动蛋白单体底部结合，可促进微丝正端的组装，阻断负端的组装。

2. **成核蛋白**　细胞内肌动蛋白的组装受胞外信号物质的调控，微丝组装的成核过程是肌动蛋白单体组装成多聚体核心的过程，其成核过程受成核蛋白Arp 2/3复合物、形成蛋白(formin)等的催化，以实现细胞形态和运动状态的快速变化。Arp 2/3复合物由Arp 2、Arp 3和其他5种蛋白质组成，Arp 2和Arp 3可以启动肌动蛋白的成核过程。在外来信号的作用下，活化的Arp 2/3复合物与细胞膜或其他适当的细胞结构结合，提供一个肌动蛋白的结合位点，大大加速了成核过程。Arp 2/3复合物也可以结合在已有的微丝上，启动微丝的组装。在微丝的延长过程中形成蛋白始终与其正极端结合，提高微丝的组装速度，另一方面保护正端免受加帽蛋白的干扰。

3. **加帽蛋白**　与微丝的末端结合阻止微丝解聚或过度组装的蛋白称为加帽蛋白(capping protein)。细胞内微丝的组装一旦停止，其末端的肌动蛋白亚基所带的ATP很可能因为水解而使得整个纤维处于不稳定状态；而微丝的过度组装不仅浪费了原材料，也会影响细胞的结构和功能。Cap Z或凝溶胶蛋白(gelsolin)与微丝的正端结合，能够调节微丝的动力学性质。

4. **交联蛋白**　微丝的排列方式主要由微丝交联蛋白的种类决定。成束蛋白(bundling protein)将相邻的微丝交联成平行排列，形成排列紧密的微丝束。如丝状伪足中，由于微丝束中相邻的微丝排列紧密，使得依赖于微丝运动的肌球蛋白分子难以进入，因此丝状伪足中的微丝束没有收缩能力。凝胶形成蛋白(gel-forming protein)将微丝连接成网状，这些蛋白分子能够单独或者以二聚体的形式将相邻的微丝交联起来。

5. **切割解聚蛋白**　在细胞迁移或其他运动过程中，细胞需要将在某些区域的微丝快速解聚，或者是形成大量的末端以加速组装。切割蛋白能将较长微丝切成片段，在某些条件下可以加速微丝的解聚，提高微丝的解聚速度。

(四) 影响微丝装配的特异性药物

一些药物能够与肌动蛋白特异性结合，影响着微丝的装配。细胞松弛素B(cytochalasin B)是真菌分泌的生物碱，是第一个用于研究细胞骨架的药物。细胞松弛素及其衍生物在细胞内通过与微丝的正端结合起抑制微丝聚合的作用。体外实验表明，细胞松弛素加到活细胞中，肌动蛋白纤维骨架消失，细胞的移动、吞噬作用、胞质分裂等发生障碍。鬼笔环肽(phalloidin)是从毒蕈中分离得到的毒素，与微丝表面有强亲和力，用荧光标记的鬼笔环肽染色可清晰地显示细胞中微丝的分布。它同细胞松弛素的作用相反，可抑制微丝的解聚，进而影响微丝的聚合和解聚的动态平衡，破坏微丝的网络结构。临床上将一些影响微管组装和去组装的药物用于肿瘤的治疗就是基于这种机制。

三、微丝的功能

(一) 维持细胞的形态

免疫荧光染色的结果显示，细胞内大部分微丝都集中在紧贴细胞质膜的细胞质区域，该区域通常称为细胞皮层(cell cortex)，并由微丝交联蛋白交联成凝胶态三维网络结构，细胞皮层内的一些微丝还与细胞质膜上的蛋白质有连接，使膜蛋白的流动性受到某种程度的限制。微丝网络可以为细胞质膜提供强度和韧性，有助于维持细胞形状。应力纤维（stress fiber）是真核细胞中广泛存在由微丝束形成的较为稳定的纤维状结构，应力纤维具有收缩功能，可维持细胞的形状，赋予细胞韧性和强度。

（二）参与细胞分裂

动物细胞有丝分裂末期，即将分离的子细胞之间的质膜内侧形成的一个起收缩作用的环形结构，称为胞质分裂环（收缩环）。收缩环是由大量平行排列，但极性相反的微丝组成。胞质分裂的动力来源于收缩环上肌球蛋白所介导的极性相反的微丝之间的滑动。随着收缩环的收缩，两个子细胞被缢缩分开。胞质分裂完成后，收缩环即消失。收缩环是非肌细胞中具有收缩功能的微丝束的典型代表，微丝能在很短的时间内迅速组装与去组装以完成胞质分裂功能。

（三）参与细胞运动

在体外培养条件下，可以观察到细胞沿基质表面迁移的现象。这种现象也常常发生在动物体内，如在神经系统发育过程中，神经嵴细胞从神经管向外迁移；在发生炎症反应时，中性粒细胞从血液向炎症组织迁移；神经元的轴突顺基质上的化学信号向靶标伸展等。这些细胞运动主要是通过肌动蛋白的聚合及与其他细胞结构组分的相互作用来实现的。许多动物细胞采用变形的方式进行位移，如变形虫、巨噬细胞和白细胞以及器官发生时的胚胎细胞等。这些细胞含有丰富的微丝，可通过肌动蛋白聚合使细胞表面形成突起，如片状伪足或丝状伪足，依赖肌动蛋白和微丝结合蛋白的相互作用，可进行变形运动。另外，在精卵结合时，微丝促进精子的运动，使精子顶体突出，穿入卵子的胶质里，完成受精作用。

（四）参与肌肉收缩

微丝首先发现于肌肉细胞中。在横纹肌和心肌细胞中肌动蛋白成束排列组成肌原纤维，具有收缩功能。肌肉由肌原纤维组成，肌原纤维由粗肌丝和细肌丝组成，粗肌丝的主要成分是肌球蛋白，肌球蛋白属于马达蛋白，可利用 ATP 产生机械能。肌球蛋白粗丝与肌动蛋白细丝相互交错，肌球蛋白粗丝为双极对称的组装形式，分布在中线两侧。肌肉收缩的滑动丝模型认为肌细胞收缩是由于粗肌丝与细肌丝之间相互滑动的结果。

（五）参与细胞内物质运输及信号传递

在细胞内参与物质运输的马达蛋白中有一类是沿微丝运动的肌球蛋白。肌球蛋白与微丝结合，利用水解 ATP 提供的能量将细胞内的物质沿微丝移动，例如小泡的运输。

细胞表面的受体在受到外界信号作用时，可触发质膜下肌动蛋白的结构变化，而从启动细胞内的信号转导过程。

第三节　中　间　丝

中间丝又称中间纤维（intermediate filament，IF），最初是在平滑肌细胞内发现的，因其粗细介于肌细胞的粗肌丝和细肌丝中间，故命名为中间丝。中间丝是三类细胞骨架纤维中结构成分最为复杂的一种，它相对较为稳定，不受细胞松弛素及秋水仙素的影响，浓盐溶液与非离子去污剂能去除其他细胞骨架纤维，唯独保留中间丝。可见中间丝是最为坚韧和持久的骨架纤维结构类型。与微管和微丝的情况不同，中间丝蛋白并不是所有真核细胞所必需的结构组分。人体内的一些组织细胞（如神经系统的少突胶质细胞）中未观察到中间丝结构。

一、中间丝结构和类型

中间丝的直径一般为 10nm，不同种类的中间丝蛋白有非常相似的二级结构，它们都有共同的结构特点：有氨基末端（N 端）的头部、羧基末端（C 端）尾部和一个中间杆状区域。中间杆状区长度约 47nm，是中间丝结构的关键区域。杆状区内为 α-螺旋区，约由 310 个氨基酸残基组成，内含 4 段高度保守的 α-螺旋段，它们之间被 3 个短小间隔区隔开（图 8-11）。中间丝蛋白的头部和尾部是高度多变的结构，不同类型的中间丝亚基在头部与尾部的大小和氨基酸组成方面有很大区别，具有不同的组成和化学性质。

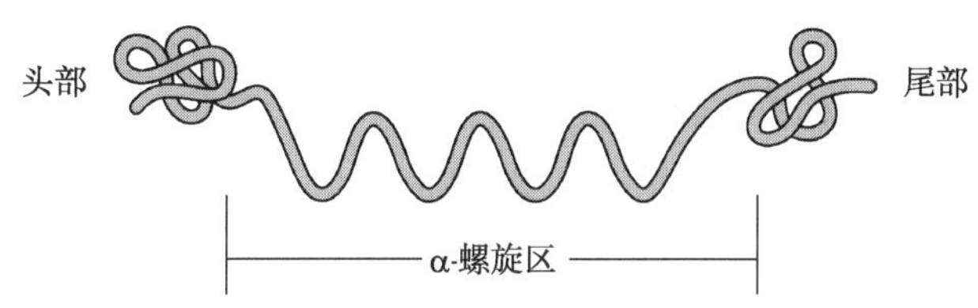

图 8-11　中间丝结构模式图

在人类基因组中，至少包含 67 种不同的中间丝蛋白基因，它们组成了人类基因组中最大的基因家族之一。中间丝的组成成分比微管和微丝复杂得多，不同来源的组织细胞中表达不同类型的中间丝蛋白。根据中间丝蛋白氨基酸序列的相似性和组织特异性等，可将中间丝蛋白分为 Ⅰ～Ⅵ六种类型。Ⅰ型中间丝蛋白为酸性角蛋白；Ⅱ型中间丝蛋白为中性/碱性角蛋白，均存在于上皮细胞内；Ⅲ型中间丝蛋白包括多种类型，如波形蛋白、结蛋白、外周蛋白等，它们存在于成纤维细胞、肌细胞、外周神经元等多种细胞中，通常在各自的细胞内形成同源多聚体；Ⅳ型中间丝蛋白包括 3 种神经丝蛋白（NF-L、NF-M 和 NF-H），主要分布在脊椎动物神经元轴突中；Ⅴ型中间丝包括核纤层蛋白 A/C、核纤层蛋白 B1、核纤层蛋白 B2，存在于内层核膜的核纤层；Ⅵ型中间丝蛋白为巢蛋白，在神经上皮细胞和辐射状胶质细胞中表达。

中间丝的种类和成分可随细胞的生长或成熟而改变，中间丝蛋白的多样性与人体 200 多种细胞类型相关，中间丝为每种细胞类型提供了独特的细胞骨架网络结构。

二、中间丝的装配

中间丝的组装与微管和微丝的组装过程不同，其组装过程不需要 ATP 或 GTP 提供能量。中间丝蛋白的组装首先是两个单体的杆状区以平行排列的方式形成双股螺旋的二聚体，长度约 50nm。然后是两个二聚体以反向平行的形式组装成四聚体。四聚体是细胞质内中间丝组装的基本单位。由于四聚体是由两个二聚体以反向平行的方式组装而成，因此没有极性。四聚体之间在首尾和侧向相互作用，最终组装成横截面由 32 个中间丝蛋白分子组成，长度不等的中间丝（图 8-12）。中间丝的主干主要是由中间丝蛋白的杆状区构成，其 N 端和 C 端除了在中间丝的组装过程中发挥作用之外，还是与细胞的其他结构组分相互作用的主要位点。

中间丝的装配与解聚和微丝与微管的动态特征不同，并不表现为典型的踏车行为。向细胞内导入荧光标记的中间丝蛋白，然后观察中间丝的组装过程，结果显示带荧光标记的中

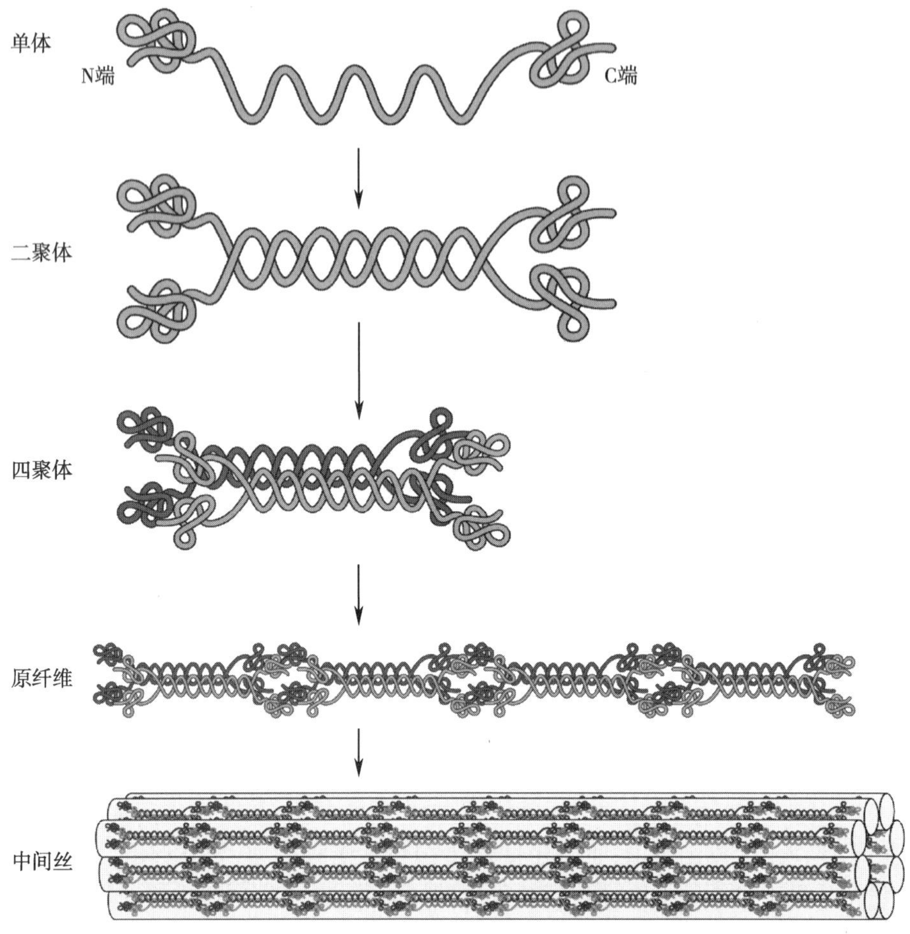

图 8-12　中间丝装配模型

间丝蛋白可以在已经存在的中间丝的多个位点加入，而不是像微管和微丝那样仅仅在末端加入。随着时间的延长，整个中间丝上都显示荧光标记，可见中间丝的组装模式与微管和微丝是完全不同的。

三、中间丝的功能

（一）稳定细胞的结构

电镜提供的图像信息显示，中间丝在胞质中形成发达的纤维网络，与细胞质膜上特定的部位连接，并通过一些跨膜蛋白与细胞外基质或相邻细胞的中间丝间接相连。在细胞的内部，许多细胞质中间丝源自细胞核的周缘，并且与核膜有联系。由Ⅴ型中间丝蛋白组装而成的核纤层结构在核膜的内侧呈网状排列。核纤层与内核膜上的核纤层蛋白受体相连，从而成为核膜的重要支撑结构。此外，核纤层还是染色质的重要锚定位点。中间丝在胞内形成一个完整的骨架网络结构，支持连接细胞，稳定细胞的结构，对维持细胞质的整体结构和功能的完整性有重要作用。

（二）赋予细胞韧性

体外实验证实，中间丝比微管和微丝更耐受剪切力，因而赋予细胞韧性，在维持细胞机械强度方面有重要作用。上皮细胞中的角蛋白丝末端与细胞质膜上特定的区域（特别是桥粒和半桥粒结构）相连，而暴露在角蛋白丝表面的角蛋白的头部和尾部结构域则与细胞质中的其他组分相结合。角蛋白丝通过桥粒将上皮组织中的各个上皮细胞连成一体，以分散皮肤所受外力的作用。中间丝参与细胞连接，在细胞中形成一个网络，为细胞提供支持力。

（三）参与调控细胞分裂

在细胞分裂过程中，核纤层结构发生解聚和重新组装。在细胞分裂前期，核纤层解聚，核膜崩解，核纤层蛋白 A 以可溶性单体形式弥散在细胞中，而核纤层蛋白 B 则与核膜解体后形成的核膜小泡保持结合状态。分裂末期，结合有核纤层蛋白 B 的核膜小泡在染色质周围聚集，并渐渐融合形成新的核膜，而核纤层蛋白则在核膜的内侧组装成子细胞的核纤层。这一过程有赖于核纤层蛋白与染色质之间的相互作用。细胞有丝分裂前，核纤层蛋白的磷酸化水平增加，至核膜解体前核纤层蛋白被高度磷酸化，而在有丝分裂的末期则发生去磷酸化，因此，核纤层蛋白的磷酸化与去磷酸化可能是有丝分裂过程中核纤层结构动态变化的调控因素。

（四）参与细胞内信息传递及物质运输

中间丝外连质膜，向内与核骨架相连，形成一个跨膜的信息通道。中间丝蛋白与单链 DNA 有高度亲和性，可能与 DNA 的复制和转录有关。此外，近年来研究发现中间丝与 mRNA 的运输有关，胞质 mRNA 锚定于中间丝，可能对其在细胞内的定位及翻译起重要作用。

（五）参与细胞分化

微丝和微管在各种细胞中都是相同的，而中间丝蛋白的表达则具有组织特异性，表明中间丝与细胞分化可能具有密切的关系。

第四节 细胞骨架与医学

细胞骨架是细胞生命活动中不可缺少的重要结构，对细胞形态的改变和维持、细胞内物质运输、细胞的分裂和分化、信息传递等具有重要的作用。许多疾病的发生与细胞骨架结构和功能异常密切相关，如某些遗传性疾病、神经系统疾病和肿瘤等。

单纯性大疱性表皮松解症（epidermolysis bullosa simplex），是由于表皮细胞层中的角蛋白基因突变，引起角蛋白结构异常，不能组装成正常的角蛋白纤维网络，使皮肤抵抗机械损伤的能力下降，轻微的挤压即可破坏基底细胞，使患者的皮肤起疱。

阿尔茨海默病（Alzheimer′s disease，AD）也称老年痴呆症，该病与细胞骨架蛋白的异常表达有关。AD 患者的神经元中微管蛋白存在微管聚集缺陷，患者的神经元中可见到不溶性神经纤维缠结，该结构主要由高磷酸化状态的 tau 蛋白（一种微管结合蛋白）组成。过磷酸化的 tau 蛋白对微管的亲和力降低，从而使微管的稳定性降低。

肿瘤细胞常表现为细胞骨架结构的破坏。例如在体外培养的多种人癌细胞中，免疫荧光染色显示微管和微丝发生明显改变：如微管数量减少，网架紊乱甚至消失；微丝应力纤维破坏和消失；肌动蛋白发生重组，形成小体等。这些细胞骨架成分的改变增加了癌细胞的运动能力。因此，微管和微丝可作为肿瘤化疗药物的作用靶点，如长春新碱、秋水仙素和细胞松弛素及其衍生物等作为有效的化疗药物可抑制细胞增殖，诱导细胞凋亡。

知识点关联图

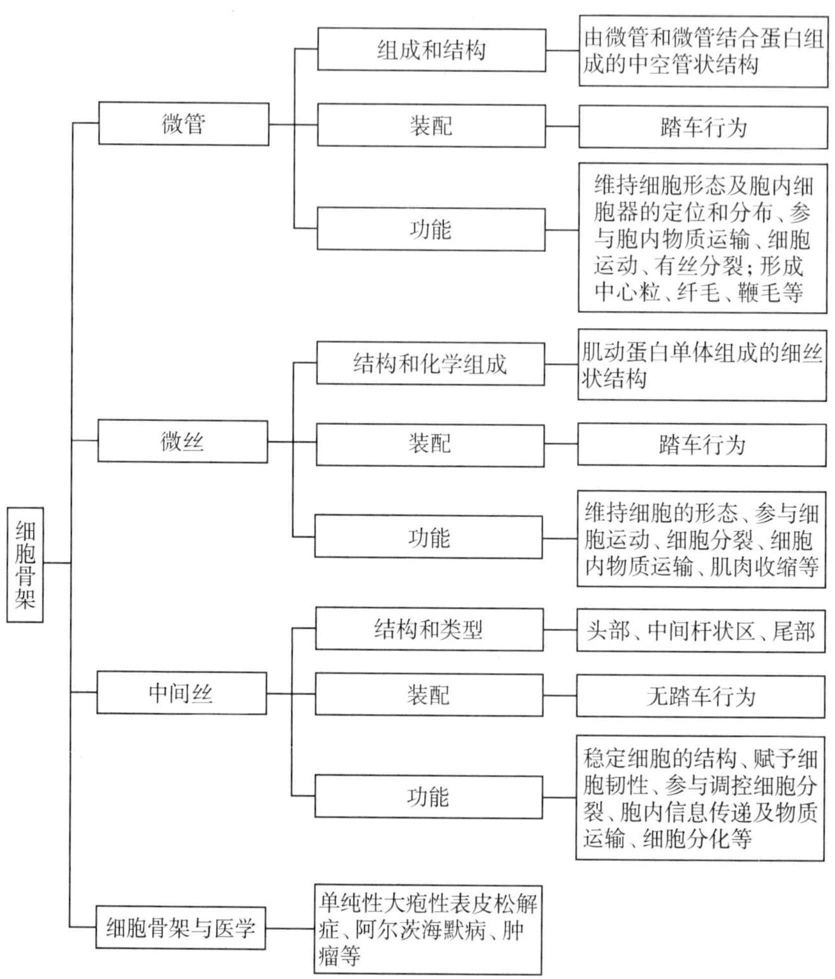

思考题

1. 什么是细胞骨架？细胞骨架在细胞中的功能有哪些？
2. 如何理解细胞骨架的动态性，它与细胞生命活动有什么关系，举例说明。
3. 纤毛和鞭毛的组成结构特点是什么？
4. 微管体外组装需要哪些基本条件？GTP 在组装中起什么作用？
5. 简述微管、微丝装配的基本过程，并比较其异同。
6. 试述细胞骨架与疾病的关系，举例说明。

（汪　萍）

第九章 细 胞 核

【导读】 1831 年,苏格兰植物学家 R. Brown 注意到他所观察的植物细胞都包含一个圆形的区域,他将该区域命名为细胞核(nucleus),这一名词来源于拉丁语,意为核心。随着研究的深入,人们发现几乎所有的动植物细胞都含有细胞核,细胞核是遗传物质储存、复制、转录和加工的场所,是细胞生命活动的控制中心。

真核细胞除了哺乳动物成熟的红细胞、高等植物韧皮部的成熟筛管等少数细胞不含有细胞核外,其他细胞均含有细胞核。细胞核的形态一般与细胞的形态相关,如圆形、卵圆形的细胞中,核多为圆形;柱形、梭形的细胞中,核常为椭圆形。也有一些细胞的细胞核形态不规则,如人的白细胞,细胞呈圆形,而核呈分叶状或马蹄形。细胞核的大小也随细胞类型不同而不同。单细胞真核生物如面包酵母、酿酒酵母,细胞核直径只有 1μm 左右,而非洲爪蟾的卵母细胞细胞核直径可达 1mm。大部分多细胞真核生物的细胞核直径为 5~10μm。常用核质比(nuclear-cytoplasmic ratio)(细胞核的体积:细胞质的体积)来表示细胞核的相对大小。核质比大,表示细胞核相对较大;反之,则细胞核相对较小。绝大多数真核细胞只含有一个细胞核,但也存在双核和多核细胞,如肝细胞、破骨细胞等。

在细胞周期的不同阶段,细胞核的形态结构发生着变化。当细胞进入分裂期,核膜逐渐崩解,细胞核逐渐消失。在分裂结束形成的子细胞中,细胞核又重新出现。完整的细胞核由核膜、核仁、染色质和核基质四部分组成(图 9-1)。

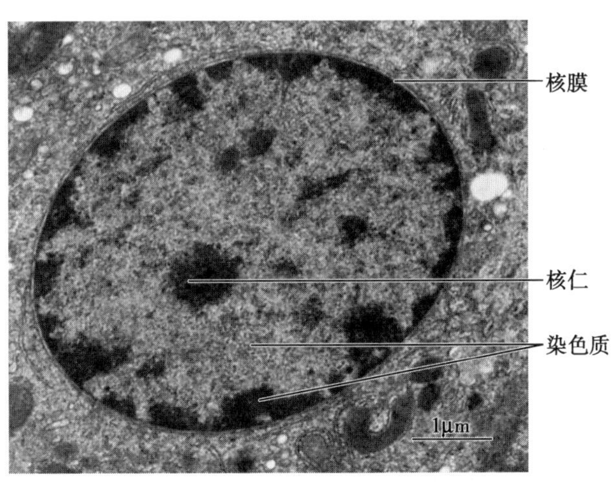

图 9-1 大鼠肝细胞核电镜照片

第一节　核　　膜

核膜(nuclear membrane)是位于细胞核外层的膜结构。它将真核细胞分为细胞核、细胞质两大结构和功能区域,表现为DNA复制、转录和加工在细胞核内进行,而蛋白质合成则发生在细胞质中。核膜的存在使得真核细胞这些重要的生命活动在不同的空间内有序进行,并受到精细的调控,但核膜并非封闭的结构,而是一种选择性通透性膜,其沟通并控制着细胞核与细胞质之间物质的交流、信息的传递,在细胞的生命活动中发挥着重要作用。电镜下可见核膜主要含有3种结构组分:内外层核膜、核孔复合体(nuclear pore complex,NPC)和核纤层(nuclear lamina)。

一、内、外层核膜

核膜由内外两层平行的单位膜构成,面向核质的一层,称为内层核膜(inner nuclear membrane);朝向胞质的一层,称为外层核膜(outer nuclear membrane)。每层膜的厚度为7~8nm,均由磷脂双分子层构成膜的主体,蛋白质镶嵌其中或附着于表面。两层膜中脂类和蛋白质的数量、种类不完全相同。内外层核膜之间存在20~40nm宽的间隙,称为核周间隙(perinuclear space)。外层核膜面向胞质的一侧常附着有核糖体,并与糙面内质网膜相连续,核周间隙则与内质网腔相通。内层核膜无核糖体附着,紧贴其内表面有一层由蛋白质构成的纤维网络结构,称为核纤层(nuclear lamina)。内、外层核膜在局部融合,使得核膜上间隔存在着许多环状的孔洞,称为核孔(nuclear pore)(图9-2)。

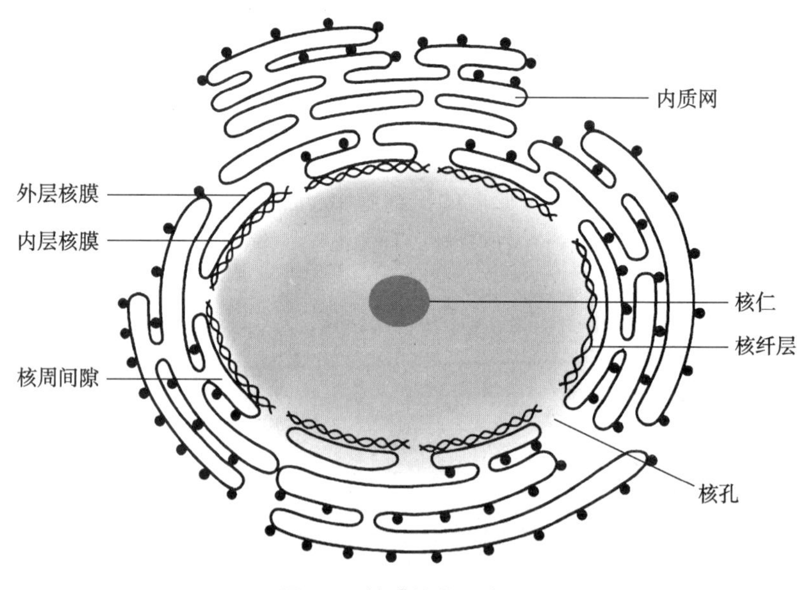

图9-2　核膜结构示意图

二、核孔与核孔复合体

(一) 核孔复合体的结构

电镜观察结果显示核孔不是单纯的孔洞,在核孔处存在一个由多种蛋白质构成的复杂的筒状结构，其跨越核膜，并在一定程度上延伸超出核膜的平面，称为核孔复合体。不同的细胞，核膜上核孔复合体数量变化较大，哺乳动物细胞核孔复合体的数量常为 3 000~4 000 个，而酵母只有 150~250 个。一般来说，转录功能活跃的细胞核孔复合体数量较多。核孔复合体外径约为 120nm，中央形成一条直径约 9nm，长约 15nm 的圆筒状含水通道。构成核孔复合体的蛋白统称为核孔蛋白（nucleoporin），人类细胞每个核孔复合体由约 30 种核孔蛋白组成，分子量约为 1.2×10^5kD。

由于受研究条件的限制，对于核孔复合体的结构，至今仍有很多不清楚的地方，因此尚无完善的模型。目前普遍认为，核孔复合体主要由以下几部分组成（图 9-3）：

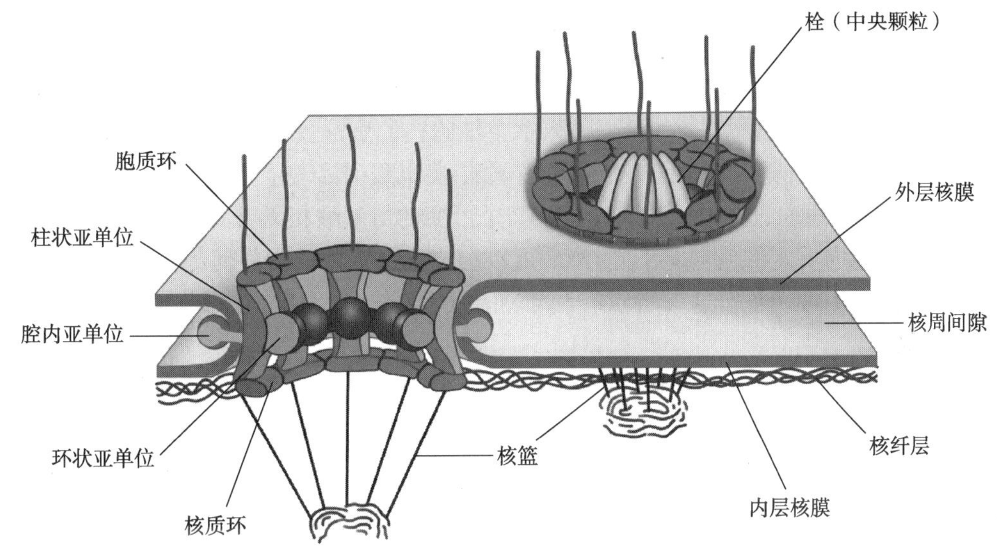

图 9-3　核孔复合体结构示意图

1. **胞质环**　位于核孔复合体靠胞质面边缘的环状结构。环上对称分布有 8 条短纤维，伸向胞质，延伸约 100nm。

2. **核质环**　位于核孔复合体靠核质面边缘的环状结构。环上也对称分布有 8 条纤维，伸向核内，纤维的末端靠拢，形成一个直径约为 60nm 的小环，使核孔复合体在核质面的结构看起来类似一个"捕鱼笼"，也有人称其为核篮（nuclear basket）。在多细胞生物的一些细胞中，核篮结构又发出另外的纤维，延伸入细胞核的内部。

3. **辐**　指胞质环和核质环之间的结构，呈辐射状八重对称，该结构又分为 3 个结构域：连接胞质环和核质环、起支撑作用的结构称为柱状亚单位；在柱状亚单位的外侧，穿过核膜、伸入核周间隙，将核孔复合体锚定在核膜上的结构称为腔内亚单位；在柱状亚单位的内侧、处于核孔复合体内壁中间位置的结构称为环状亚单位，由 8 个颗粒状结构环绕形成。

4. **栓**　又称中央颗粒，位于核孔的中心，呈颗粒状或棒状，被认为在核质之间物质的交换中起转运作用。但并非所有的核孔复合体都能观察到这一结构，因此有人提出它不是核孔复合体的结构组分，而是正在通过核孔复合体的物质。

（二）核孔复合体与核内外物质运输

细胞核和细胞质内的生命活动离不开核内外物质的双向交流，而不同的物质在通过核膜时，运输的方式也不相同。分子量小于 100Da、不带电荷的分子可以通过简单扩散直接穿内外层核膜的脂质双分子层，而其他的分子则是通过核孔复合体中央的含水通道进出细胞核的。对于直径为 9nm 或以下的分子和颗粒，可以以被动扩散的方式穿过这一通道，而更大的分子则需要与核孔复合体相互作用，改变自身构象或扩大核孔复合体的亲水通道来实现跨膜转运，这一过程一般需要转运蛋白的帮助，同时需要消耗代谢能。

1. **亲核蛋白的入核转运**　在胞质中合成，然后进入细胞核行使功能的蛋白质被称为亲核蛋白（karyophilic protein），如组蛋白、核纤层蛋白以及参与核内代谢的酶等。不是所有的胞质蛋白都能进入细胞核成为亲核蛋白，对核膜选择性运输机制的探索发现亲核蛋白往往带有核定位序列（nuclear localization sequence，NLS）——一种使蛋白质定位于核内的短的氨基酸序列。在实验研究中，将 NLS 连接到非亲核蛋白上，并注射到胞质中，结果这种嵌合蛋白被运输入核，而当嵌合蛋白中的 NLS 序列被改变时，该蛋白就不能进入细胞核。最常见的 NLS 富含赖氨酸和精氨酸，如一种可以进入宿主细胞核的病毒蛋白 SV40 大 T 抗原含有的核定位信号为脯氨酸-赖氨酸-赖氨酸-赖氨酸-精氨酸-赖氨酸-缬氨酸。另一种常见的 NLS 包含 2 个更短的氨基酸序列，这 2 个序列被大约 12 个可变的氨基酸相隔，称为双向 NLS。与引导蛋白质进入糙面内质网的信号肽不同，NLS 可以定位于亲核蛋白的任何部位，并且在亲核蛋白进入细胞核后不被切除。这一特点有利于细胞分裂完成后，亲核蛋白在子细胞中能够重新进入细胞核。

除了含有 NLS，大部分亲核蛋白进入细胞核还需要胞质中受体的介导，这类受体被称为核输入受体。在细胞质中，该受体一方面能通过识别 NLS 与亲核蛋白结合，另一方面能与核孔复合体相连，帮助亲核蛋白定位于核孔复合体。第一个被鉴定出的核输入受体是由 importin α 和 importin β 两种蛋白质构成的异二聚体。importin α 能识别并结合亲核蛋白的 NLS 序列，同时与 importin β 相互作用，形成亲核蛋白-受体复合物。在 importin β 的介导下，该复合物与核孔复合体的胞质成分结合，随后移动通过核孔复合体的亲水通道进入细胞核。在细胞核内，一种 GTP 结合蛋白 Ran 与复合物相互作用，导致复合物解体，亲核蛋白被释放出来，而受体与结合的 Ran 蛋白一起返回胞质。在胞质中，Ran 上的 GTP 水解成 GDP，并与受体解离。Ran-GDP 返回核内，再转换为 Ran-GTP 状态（图 9-4）。这样，核输入受体和 Ran

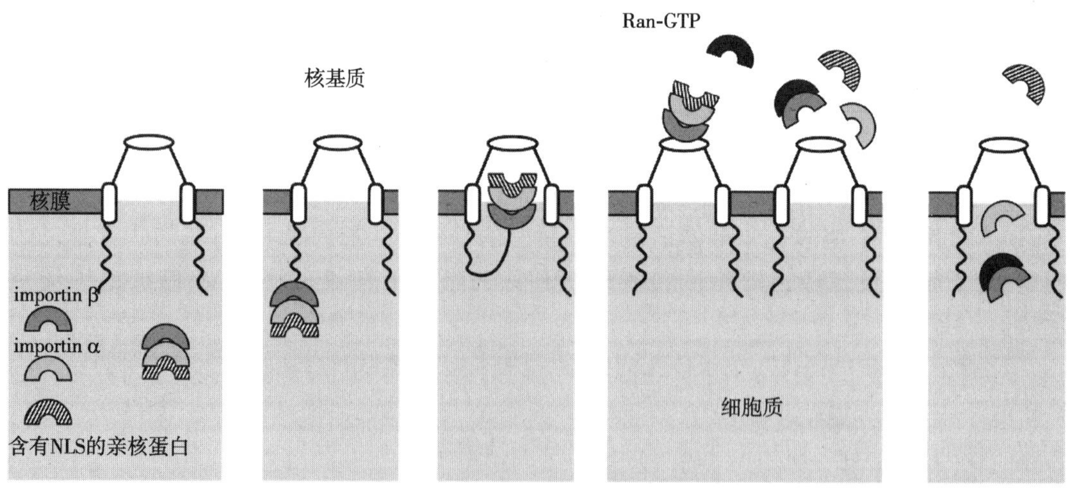

图 9-4　亲核蛋白的入核转运示意图

蛋白可以被重新利用。

2. **核内物质的输出** 与亲核蛋白的入核转运相似,从细胞核运输出去的蛋白质常带有核输出序列(nuclear export sequence,NES)。典型的NES是一段富含亮氨酸的短的氨基酸序列。在细胞核中一类被称为核输出受体的蛋白质能够识别并结合含有NES的蛋白质,帮助它们运输出核。在细胞质中,受体与被运输的物质解离,受体返回细胞核,参与新一轮的转运。

核内RNA的输出同样也是由受体介导并消耗代谢能的。不同种类的RNA运输入胞质时需要不同的转运蛋白协助。大部分RNA不含输出信号,必须与含有输出信号的蛋白质结合才能被运输出核。

核孔复合体对于物质的转运是双向的,同一核孔复合体既能将物质运进也能将物质运出。此外,一些蛋白往返于核质之间,这些蛋白在序列上既包含NLS又包含NES。

三、核纤层

(一) 核纤层的结构与组分

除酵母等一些单细胞真核生物以外,绝大部分真核生物的细胞紧贴内层核膜的下方都有一层由纤维蛋白构成的网络结构,称为核纤层。构成核纤层的蛋白质直径为10~20nm,结构与中间丝蛋白相似,且含有与中间丝蛋白同源的序列,因此被归为中间丝蛋白家族成员。根据编码基因的不同,哺乳动物核纤层蛋白可分为A型核纤层蛋白和B型核纤层蛋白两种类型,前者仅见于分化程度较高的细胞,后者见于所有的细胞。

(二) 核纤层的功能

1. **对核膜起结构支持作用** 核纤层蛋白沿着核膜内表面形成一个稳定的纤维网络结构,核孔复合体也锚定其上,因而起到了支持核膜、固定核孔的作用。核纤层蛋白通过两种方式与内层核膜相连:一是直接附着于内层核膜的脂质中,二是通过与内层核膜上的内在膜蛋白(如emerin蛋白、B型核纤层蛋白受体、SUN结构域家族蛋白等)相互作用间接与核膜相连。内层核膜上与核纤层蛋白相互作用的SUN结构域蛋白又与镶嵌在外层核膜中的KASH结构域蛋白相互作用,后者在胞质面与细胞骨架相连(图9-5)。这样,通过内外层核膜上的这些镶嵌蛋白,核纤层与细胞骨架间接相连,这种连接在细胞迁移中发挥重要作用。在体外培养的细胞中,若核纤层蛋白异常,核膜则变得脆弱,抵抗机械压力的能力下降,不能维持正常的形状而表现出自发消融。

2. **参与核膜的崩解与重建** 核纤层与核膜在细胞分裂过程中的变化密切相关。分裂前期,在蛋白激酶的作用下,核纤层蛋白被磷酸化而发生解聚,核膜也因此崩解成小泡。其中A型核纤层蛋白分散于胞质中,B型核纤层蛋白因内层核膜上有其受体,解聚后仍与崩解的核膜小泡相连。到分裂末期,原先使核纤层蛋白磷酸化的蛋白激酶失活,在磷酸酶的作用下核纤层蛋白发生去磷酸化,围绕到达细胞两极的染色体重新聚集装配成核纤层,而与核纤层蛋白相连的核膜小泡也相互融合形成新的核膜。

3. **核纤层与染色质** 核纤层向外与核膜相连,向内与染色质纤维特定的部位结合,为染色质提供附着位点,这种附着对于间期染色质结构的形成以及染色质中DNA的复制可能是必需的。

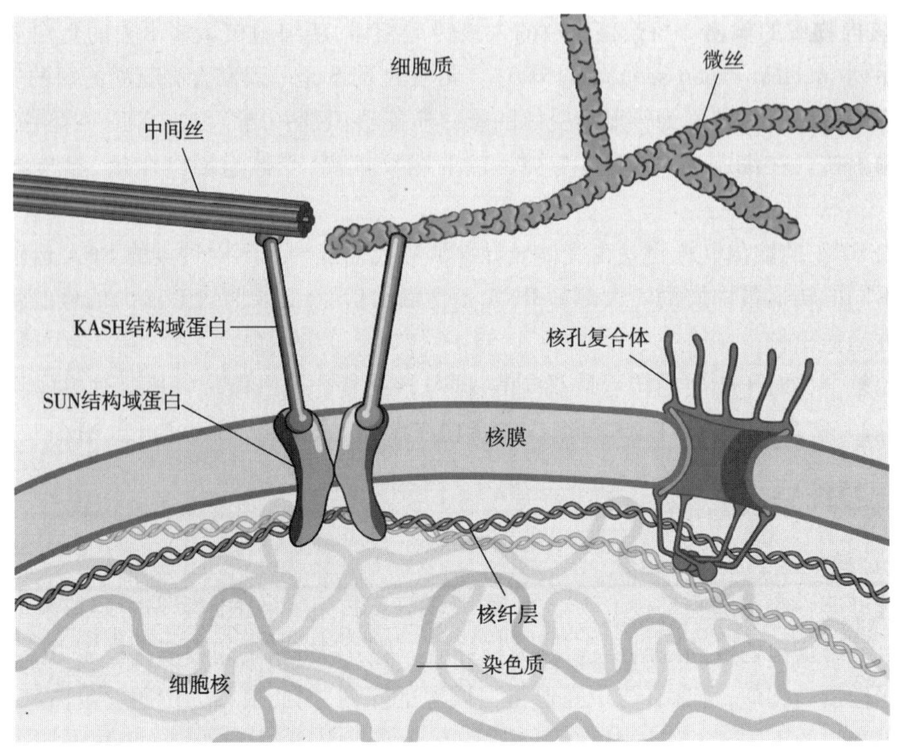

图 9-5　核纤层分布示意图

（三）核纤层与疾病

由于核纤层蛋白异常导致细胞核对机械压力或损伤更加敏感而引起的疾病，称为核纤层蛋白病（laminopathy）。已发现编码 A 型核纤层蛋白的基因突变与多种遗传性疾病相关。这些疾病包括家族性局部脂肪萎缩、腓骨肌萎缩症、哈金森-吉尔福德早衰综合征等，突变主要影响神经、肌肉和脂肪组织。B 型核纤层蛋白基因异常与一种进展缓慢但可致死的疾病——成年起病的脱髓鞘性脑白质营养不良相关。此外，核膜上与核纤层蛋白相互作用的内在膜蛋白缺陷，也可以导致疾病的发生，如编码 emerin 蛋白的基因突变可引起肌肉萎缩。

第二节　染色质与染色体

真核细胞的遗传物质 DNA 与蛋白质结合，以染色质（chromatin）的结构形式存在于细胞核中，因其可以被碱性染料染色，1879 年德国生物学家 W. Flemming 将其命名为染色质。当细胞进入分裂期，染色质凝集，形成一定数目的棒状结构，称为染色体（chromosome）。在细胞分裂过程中，亲代细胞的遗传信息正是以染色体的结构形式被传递给子代细胞。

一、染色质

（一）染色质的化学组成

从离体的细胞中分离出细胞核，再分离出染色质进行生化分析，确定染色质的主要组成成分为DNA、组蛋白、非组蛋白和少量的RNA，其中DNA和组蛋白含量稳定，而非组蛋白和RNA的含量随细胞类型和细胞生理状态不同而不同。

1. **染色质DNA**　染色质中的DNA包含真核生物绝大部分遗传信息（在细胞器线粒体以及叶绿体中存在少量的DNA，储存部分遗传信息），且同一个体的各类体细胞染色质DNA含量相同。人的体细胞细胞核中DNA约含有6×10^9bp。

根据在基因组中出现的频率不同，染色质中的DNA序列可以分为单拷贝DNA（single-copy DNA）序列、中度重复DNA（moderately repetitive DNA）序列和高度重复DNA（highly repetitive DNA）序列三种类型。

单拷贝DNA序列，又称单一DNA（unique DNA）序列，在基因组中只有一个或几个拷贝。真核生物大部分蛋白质编码基因都属于这类序列。

中度重复DNA序列在基因组中一般有10^1～10^5个拷贝，序列长度从几百到几千个碱基对不等，多数为非编码序列，可能参与基因的调控。少数为编码序列，如编码tRNA、rRNA、组蛋白和核糖体蛋白的基因等。

高度重复DNA序列长度较短，一般含几个至几十个碱基对，拷贝数超过10^5个。一些高度重复序列散在分布于整个基因组，如Alu序列；另一些则串联重复排列于局部，如卫星DNA（satellite DNA）。高度重复DNA序列一般不转录，常位于结构基因之间，在染色体上，主要分布于着丝粒和端粒区。

2. **组蛋白**　组蛋白是一类富含精氨酸、赖氨酸等碱性氨基酸的蛋白质，其在细胞核内与DNA紧密结合，构成染色质的基本结构组分。绝大部分真核细胞含有5种组蛋白：H1、H2A、H2B、H3和H4。这五种组蛋白在进化上高度保守，不同生物的组蛋白在序列上差异很小，如牛和豌豆的H4组蛋白所含有的102个氨基酸残基中仅有2个不同。相比较而言，H1组蛋白的保守性最弱，在同一物种不同的组织细胞间存在一定变化。

对组蛋白中某些氨基酸的化学修饰如乙酰化、甲基化是生物体调节染色质结构和染色质中基因表达的重要手段。大多数情况下组蛋白的乙酰化与基因表达激活有关，而去乙酰化和甲基化与基因的失活相关。

3. **非组蛋白**　染色质中除组蛋白以外所有蛋白质的总称。其含量远比组蛋白少，但种类多、功能多样，具有种属和组织特异性。主要包括参与核酸复制和转录的酶、染色质结构构建中起支架作用的蛋白、参与调节染色质结构和功能的蛋白质等。

4. RNA　含量较少，主要为与模板DNA相连的新生的转录产物。

（二）染色质的组装

如果将人类细胞中所有染色体上的双螺旋DNA端对端相接，长度接近2m，然而大部分细胞核的直径只有5～10μm，那么DNA是如何与蛋白质结合并压缩贮存在直径不到10μm的细胞核中呢？

20世纪70年代，研究人员将细胞核悬浮在低离子强度的溶液中，结果细胞核膨胀、破裂释放出染色质纤维。电镜下观察，发现在特别伸展的区域，可以见到一系列珠粒通过一根细线相连形成的串珠样结构，这根细线即为DNA链，用微球菌核酸酶进一步消化，珠状结构之间的连线被切断，产生的单个的珠状颗粒被认为是染色质组装的基本结构单位，称为核小体（nucleosome）（图9-6）。

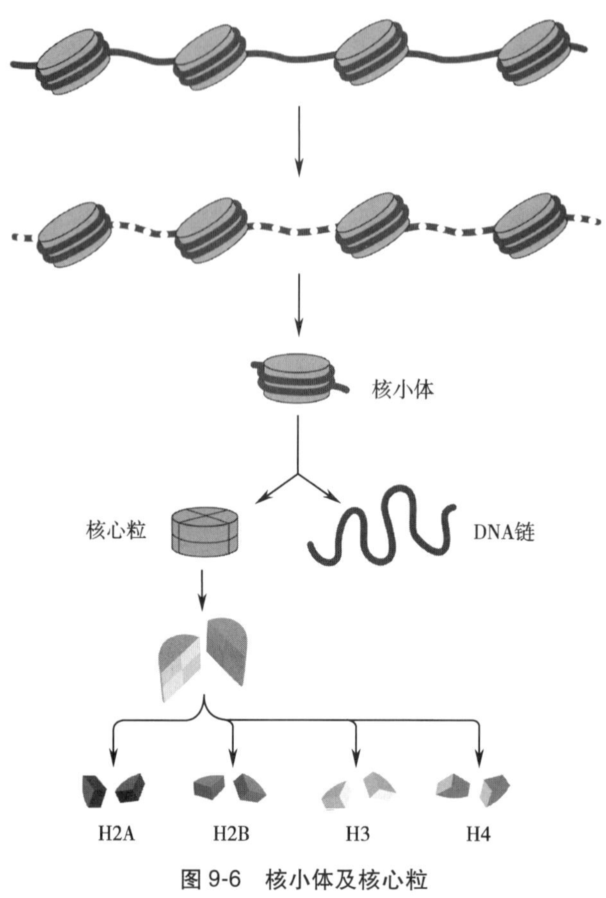

图 9-6　核小体及核心粒

1. **核小体**　对核小体结构和成分的分析研究表明核小体由 5 种组蛋白(H1、H2A、H2B、H3、H4)和长约 200bp 的 DNA 组成,其中 4 种组蛋白(H2A、H2B、H3、H4)各一对组成一个八聚体,构成核小体的核心,称为核心粒(core particle)(图 9-6)。核心粒呈珠状,直径约 11nm,高约 6nm。DNA 在核心粒外围缠绕 1.75 圈,长度约为 146bp,这部分 DNA 被称为核心 DNA(core DNA),不容易被微球菌核酸酶消化。DNA 离开核小体后延伸,再缠绕下一个核心粒。位于相邻两个核小体之间的 DNA 称为连接 DNA(linker DNA)(图 9-7A)。连接 DNA 容易被微球菌核酸酶消化,且在不同物种、不同组织的细胞中长度有差异,一般在 8~114bp 间变化。

核心粒中 4 种组蛋白的氨基端和组蛋白 H2A、H2B 的羧基端 15~30 个氨基酸从核小体伸出(图 9-7B),称为组蛋白尾部,该部位的氨基酸是细胞对染色质进行结构和功能调节的重要的修饰位点。H1 组蛋白被认为在 DNA 缠绕核心粒的主要转弯处以及 DNA 进入或离开核心粒处与 DNA 相互作用,促进更高级结构的形成(图 9-7A)。

2. **螺线管**　多个核小体由 DNA 链相连形成直径约为 10nm 的串珠样结构(图 9-7A),在此结构基础上,以每 6 个核小体围绕一个中心腔螺旋盘绕一圈的方式形成外径约 30nm,内径约 10nm 的中空的纤维,称为螺线管(solenoid)(图 9-8),这一名词来自希腊语,意思为管状的。以螺线管为基础,再压缩大约 50 倍就形成了间期核中的染色质。当细胞进入分裂期,染色质再压缩 5~10 倍,形成染色体。

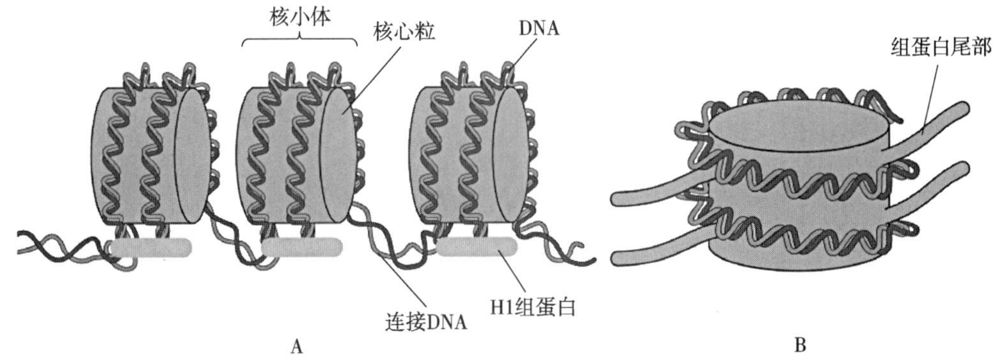

图 9-7　核小体及串珠样结构
A. 串珠样结构；B. 核小体

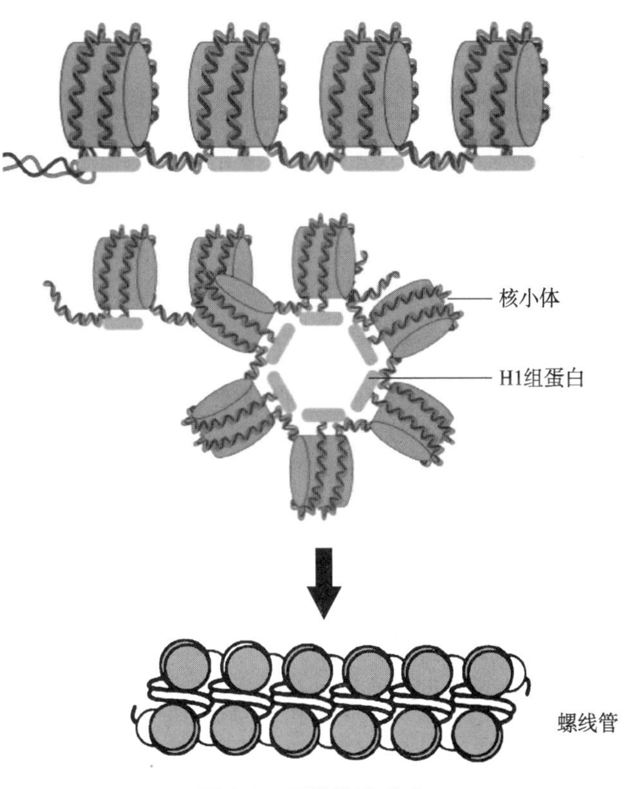

图 9-8　螺线管的形成

3. **从螺线管到染色单体**　从外径 30nm 的螺线管如何组装成染色质，并在分裂期进一步压缩成染色体的过程尚不明确。目前主要有多级螺旋模型（multiple coiling model）及骨架-放射环结构模型（scaffold-radial loop structure model）得到较为广泛的认可。多级螺旋模型认为螺线管进一步螺旋盘绕，形成直径为 400nm 的圆筒状结构，称为超螺线管（supersolenoid）。超螺线管再进一步螺旋、折叠形成染色单体（chromatid）。骨架-放射环结构模型认为螺线管折叠形成了袢环（loop）结构，袢环的基部连在核基质中非组蛋白所构成的支架上，环向周围放射状伸出并折叠缠绕（图 9-9A）。每 18 个袢环以支架为轴心放射状平面排列形成

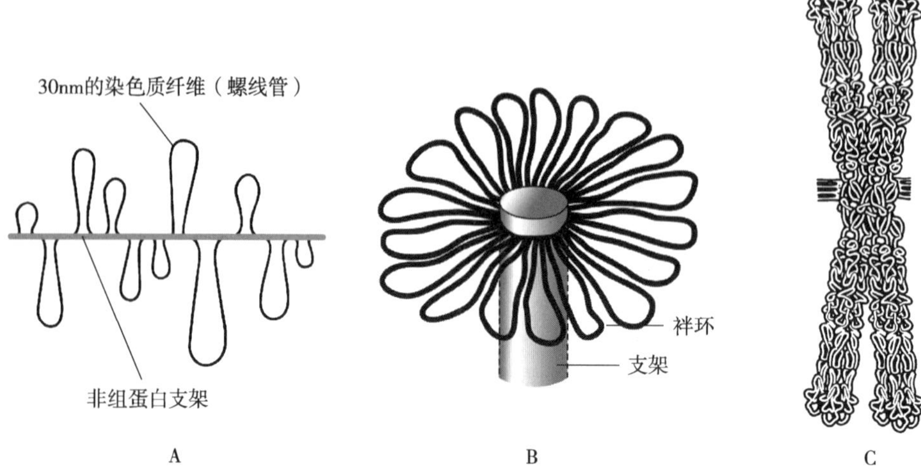

图 9-9　骨架-放射环结构示意图
A. 袢环；B. 微带；C. 中期染色体

微带(miniband)(图 9-9B)。大约 10^6 个微带纵向排列构成染色单体(图 9-9C)。每条染色单体上含有一个双链 DNA。

以上阐述的是染色质及染色体的构建过程，需要指出的是，染色质的结构是高度动态的。当染色质中的 DNA 需要复制或转录时，通过对组蛋白尾部的共价修饰，或在染色质重塑复合体(一种包含 ATP 酶、由多种蛋白质亚基构成的复合体)的作用下，染色质的局部结构会发生变化，出现解压缩，使 DNA 能够被相应的蛋白质结合从而启动复制或转录。在复制或转录过程中伴随着复制叉或 RNA 聚合酶的移动，也会出现组蛋白八聚体的移位和重组。

（三）染色质的类型

间期染色质的包装程度并不完全一致，在一些区域，染色质纤维折叠压缩程度低，包装疏松，这类染色质称为常染色质(euchromatin)；而在另一些区域，染色质纤维折叠压缩程度高，包装紧密，称为异染色质(heterochromatin)。

1. **常染色质**　常染色质在细胞核内相对分散，占据着核大部分区域，用碱性染料对细胞核进行染色时，其着色浅而均匀。常染色质中的 DNA 主要为单一序列和中度重复序列。一般来说，只有处于常染色质中的基因才可以活跃地表达。

2. **异染色质**　异染色质包装紧密，其压缩程度与分裂期的染色体相近，在用碱性染料染色时，呈深染、不规则块状结构。大部分异染色质位于核膜附近。异染色质在细胞中所占的比例随细胞类型不同而不同，在分化越好的细胞中异染色质所占的比例越大。异染色质中的 DNA 通常没有转录活性或不能活跃地转录。

异染色质可分为组成性异染色质(constitutive heterochromatin)和兼性异染色质(facultative heterochromatin)两大类。前者是异染色质的主要类型，指的是在各类细胞中均处于凝集状态的异染色质，其富含高度重复 DNA 序列。兼性异染色质是在特定类型的细胞或在特定发育阶段呈异染色质状态，而在其他类型细胞或其他时期呈常染色质状态的染色质。

例如，女性的两条X染色体，在胚胎发育的早期，在间期核中呈常染色质状态，但至胚胎发育的第16~18天，其中的一条转变为异染色质状态，表现为紧贴核膜内缘的直径约为1μm的椭圆形小体，称为X染色质或X小体（图9-10）。

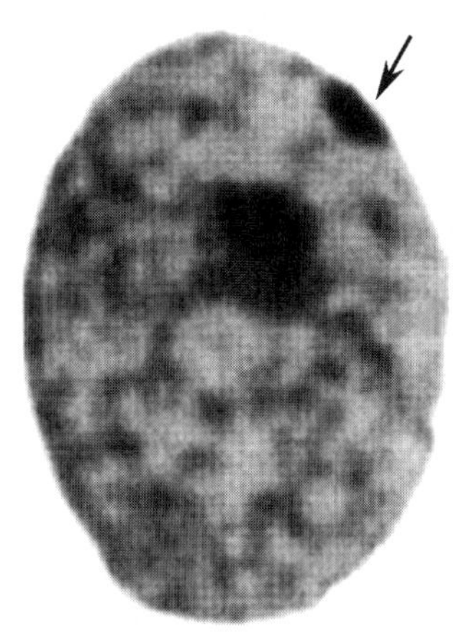

图9-10　正常女性间期核中的X染色质

二、染色体

（一）中期染色体的形态结构

当细胞进入分裂期，染色质进一步凝集形成一定数目的染色体。到分裂中期时，染色体的凝集达到最大程度，此时可见每条中期染色体含有两条姐妹染色单体（sister chromatid），它们在着丝粒（centromere）处相连。着丝粒也是纺锤丝附着的部位，与细胞分裂时染色体的移动和分离密切相关。着丝粒处因明显内缢，又被称为主缢痕（primary constriction），它将染色体分为两个臂，较短的称为短臂（p arm），较长的称为长臂（q arm），两臂的末端称为端粒（telomere）。端粒含有特殊的DNA重复序列，具有维持染色体稳定性和完整性的作用。除了主缢痕，在一些染色体的长、短臂上还可见其他缢缩部位，称为次缢痕（secondary constriction）（图9-11）。次缢痕的数目、大小和位置通常较为恒定，可作为染色体鉴定的标记。

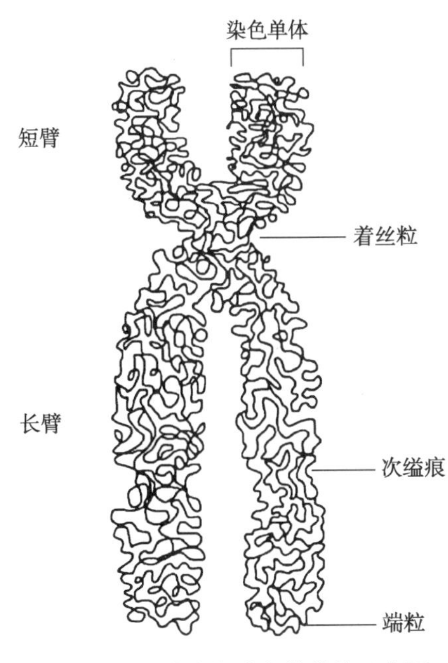

图9-11　人类中期染色体结构示意图

根据着丝粒在染色体纵轴上的位置不同，可将中期染色体分为4种类型（图9-12）：①中着丝粒染色体（metacentric chromosome），着丝粒位于染色体纵轴的1/2~5/8处，染色体的长、短臂长度相近。②亚中着丝粒染色体（submetacentric chromosome），着丝粒位于染色体纵轴的5/8~7/8处，较易区分长、短臂。③近端着丝粒染色体（acrocentric chromosome），着丝粒位于染色体纵轴的7/8至末端，短臂很短。人类近端着丝粒染色体的短臂末端大多有一球状结构，称为随体（satellite），随体与染色体主体部分之间有一个次缢痕区，称为随体柄部。④端着丝粒染色体（telocentric chromosome），着丝粒位于染色体的一端，染色体只有一个臂。正常人类染色体不含有端着丝粒染色体。

（二）染色体的功能元件

虽然不同物种染色体数目、形态不尽相同，但它们的行为相似，如在有丝分裂前完成复制、分裂过程中保持稳定、分裂后期染色单体正确分离进入不同的子细胞。研究表明染色体要想完成这些行为，其上的DNA必须含有3种功

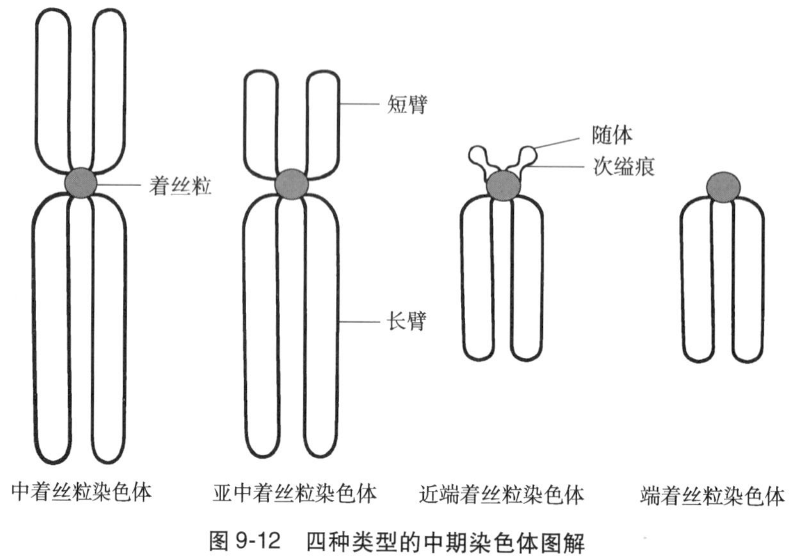

图 9-12　四种类型的中期染色体图解

能序列：自主复制序列（autonomously replicating sequence，ARS）、着丝粒序列（centromere sequence，CEN）和端粒序列（telomere sequence，TEL）。

1. **自主复制序列**　ARS 最初是从酵母 DNA 中被发现的。研究人员将酵母 DNA 裂解，产生不同的片段，然后将这些片段分别与酵母生长所必需的一个基因一同整合到质粒中，再用这种重组质粒转化缺乏上述必需基因的突变型酵母，只有当重组质粒能在酵母中复制时，被转化的酵母才能形成集落，以此方法鉴定出了酵母 DNA 中的 ARS。ARS 来源于复制起始点，能够被一种特异性蛋白质复合物——起始点识别复合物（origin recognition complex，ORC）所识别，从而启动复制。比较不同来源的 ARS，它们均含有一段富含 AT 的保守序列。

2. **着丝粒序列**　着丝粒不仅是两条染色单体相连的部位，也是染色体与纺锤体微管相连的部位，对于染色体的分离必不可少。缺少着丝粒的染色体不能附着在纺锤体上，最终也不能进入子细胞核。染色体上着丝粒区域是由 DNA 序列决定的，目前已从酵母染色体的着丝粒区鉴定出与着丝粒功能相关的短的 DNA 序列，即 CDE-Ⅰ、CDE-Ⅱ和 CDE-Ⅲ。CDE-Ⅰ是一个长度为 9bp 的保守序列；CDE-Ⅱ是富含 AT、长度为 80～90bp 的序列；CDE-Ⅲ是一个长度为 11bp 的高度保守序列，这些序列通过一些蛋白与微管相连。前已述及，含有 ARS 和一个酵母必需基因的重组质粒能在突变型酵母细胞中复制和表达，但这种重组质粒由于缺少着丝粒，不能在有丝分裂时平均分配到两个子细胞中，若在该重组质粒中再插入 CEN 序列，其在酵母有丝分裂时就表现出与染色体相似的分离行为。

3. **端粒序列**　TEL 是存在于线性染色体末端并赋予染色体稳定性的序列。将上述含有 ARS、CEN 序列的环状重组质粒在某一位点切开，形成一个具有 2 个游离端的线性 DNA 分子，该线性 DNA 分子在酵母中由于不稳定而不能进入子代细胞，但若在两个游离端加上端粒序列，就能使该线性 DNA 分子保持稳定，最终通过有丝分裂传递给两个子细胞。目前已从大量真核生物中鉴定出端粒序列，它们具有共同的特征：均含有一个短的串联重复序列，该序列在一条链上富含 CA，在另一条链上富含 TG。不同生物该序列的重复次数不同，一般为 100~1 000 次。人类的端粒所含有的重复序列由 6 个核苷酸构成（在其中一条链上的序列为 TTAGGG）。

将以上三种功能序列拼接起来构建成的人工微小染色体（microchromosome），可作为目标基因的载体应用于基因工程领域。

（三）核型与显带

1. **核型**　染色体作为遗传物质的载体，当数目或结构发生异常时，可能累及多个基因，从而导致严重的疾病，称为染色体病（chromosomal disorder）。对染色体数目和结构的检测是染色体病诊断最重要的依据。为了便于交流，二十世纪六七十年代召开的人类细胞遗传学国际会议建立了人类细胞遗传学命名的国际体制（An International System for Human Cytogenetics Nomenclature，ISCN），对人类染色体的编号、分组以及核型描述作了统一的规定。46 条染色体中 22 对同源染色体为男女共有，称为常染色体（autosomal chromosome），编为 1~22 号（基本按由大到小的顺序编号，同源染色体共用 1 个号）；X 和 Y 染色体男女组成不同，称为性染色体（sex chromosome）。大小、形态相近的染色体被分为一组，46 条染色体共分为 7 组（A~G）（表 9-1）。

表 9-1　人类染色体分组及各组染色体形态特征（非显带）

分组	染色体编号	大小及主要形态特征
A	1~3	最大；1、3 为中着丝粒染色体，2 为亚中着丝粒染色体
B	4、5	大；亚中着丝粒染色体
C	6~12、X	中等大小；亚中着丝粒染色体
D	13~15	中等大小；近端着丝粒染色体；有随体
E	16~18	小；16 为中着丝粒染色体；17、18 为亚中着丝粒染色体
F	19、20	小；中着丝粒染色体
G	21、22、Y	最小；近端着丝粒染色体；21、22 有随体

在分析染色体时，通常将一个体细胞中全部的染色体，按由大到小的顺序分组排列，由此构成的图像称为核型（karyotype）（图 9-13）。对待测细胞的核型进行染色体数目和结构分析，以判断其是否与正常核型一致，称为核型分析（karyotype analysis）。ISCN 规定了核型的描述方法：首先书写染色体总数，然后写出性染色体组成，如果核型异常，再用统一符号描述异常。如对核型分析未发现异常的男女性核型分别描述为 46，XY 和 46，XX；对唐氏综合征男性患者的核型描述为 47，XY，+21。

2. **染色体标本的制备**　制备染色体标本必须选用生长良好并快速分裂的细胞，满足这一需要最易获取的就是白细胞，特别是淋巴细胞。通过静脉穿刺抽取外周血，肝素抗凝，置组织培养液中培养，使血液中的淋巴细胞分裂、增殖。几天后加入秋水仙素，停止细胞分裂进程，再经收集细胞、低渗、固定、滴片、染色步骤，即得到染色体标本片。染色体检查除了取材外周血，还可以取皮肤活检组织、骨髓、羊水中胎儿脱落细胞、脐血、绒毛膜标

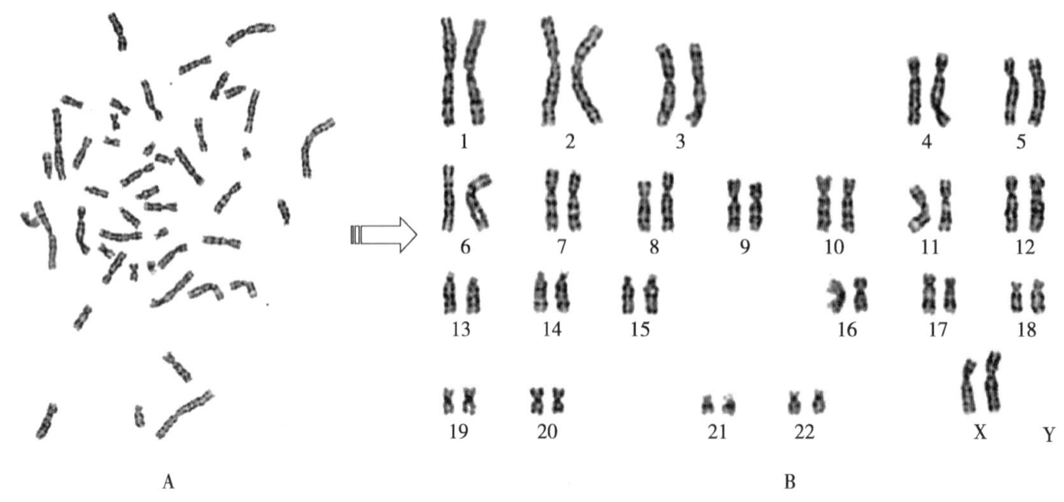

图 9-13　人类 G 显带染色体核型（武其文博士惠赠）
A. 分裂象；B. 核型

本等。

3. **显带**　经上述染色体制备方法得到的染色体长、短臂染色均匀，虽然可以计数，但组内各条染色体之间难以鉴别，对染色体结构异常也不易检出。1968 年瑞典科学家 Caspersson 建立了 Q 显带技术，解决了这一难题。Q 显带技术是使用荧光染料喹吖因氮芥对染色体标本进行染色，在紫外灯照射下，染色体长臂和短臂上出现明暗相间、宽窄不等的横行带纹，同源染色体之间带纹相同，非同源染色体之间带纹不同。这样，根据带型就可以区分不同的染色体，并能发现染色体的结构异常。在 Q 显带技术之后，又相继出现 G 显带、R 显带、T 显带等显带技术，其中 G 显带是临床核型分析最常用的显带技术，该技术是用胰蛋白酶消化制备好的染色体标本，再用吉姆萨（Giemsa）染色，最终在光镜下可见染色体长臂和短臂上出现深浅相间的带纹（图 9-13）。20 世纪 70 年代后期，由于细胞同步化技术的应用，获得了更多处于早中期的细胞，这一时期的细胞染色体更长，经显带后带纹更加丰富，称为高分辨显带染色体（图 9-14）。通过高分辨显带技术可以发现染色体的微小结构畸变，提高了染色体病的诊断率。

4. **显带染色体中带的命名**　ISCN 将每条显带染色体上具有重要意义的、稳定的、有显著形态学特征的部位确定为界标（landmark），如两臂的末端、着丝粒、某些稳定而显著的带。相邻界标之间的区域称为区（region），区的编号从近端（靠近着丝粒的一端）向远端（靠近端粒的一端）连续编号。每个区根据带纹不同，又划分为若干条带（band），带的编号也是从近端向远端连续编号。界标所在的带属于此界标以远的区的第 1 带。描述一特定带时需依次写明所在染色体的序号、臂的符号、区的序号以及带的序号，如用 1q21 表示 1 号染色体长臂第 2 区的第 1 带。高分辨显带染色体带纹更丰富，原来显示一条带的区域因拉长又可显现出若干条亚带，甚至在亚带的基础上还可显现出若干条次亚带。亚带、次亚带的编号也是由近端向远端连续编号。亚带序号写在带的序号之后，中间用“.”隔开，次亚带序号直接写在亚带序号之后，如用 10p12.32 表示 10 号染色体短臂 1 区 2 带第 3 亚带第 2 次亚带。

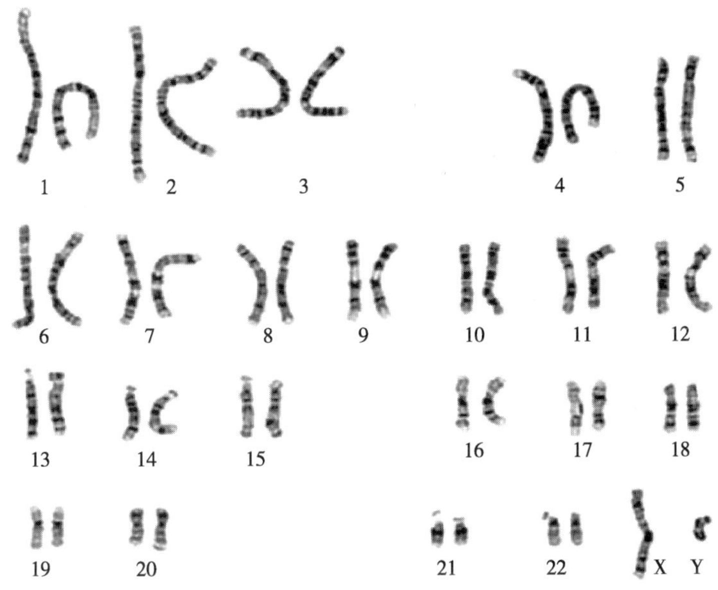

图 9-14 高分辨显带染色体核型

三、核内遗传物质改变与疾病

（一）染色体病

染色体病(chromosomal disorder)是指染色体数目或结构异常引起的疾病。由于人类每条染色体平均携带上千个基因,染色体异常可能累及多个基因,表现出多器官、多系统病变,严重的可导致流产、死胎或新生儿死亡。

根据发生畸变的染色体不同,染色体病分为常染色体病和性染色体病。前者活产儿一般表现为多发畸形、生长发育迟缓、先天性非进行性智力低下,常见的疾病有唐氏综合征、13三体综合征、18三体综合征和猫叫综合征等。后者为 X 或 Y 染色体数目或结构异常引起的疾病,主要表现为性发育异常,如先天性卵巢发育不全综合征、原发性小睾丸症等。

（二）单基因病

如果是染色体某个位点一对等位基因异常引起的疾病,则称为单基因病(single-gene disorder)。根据基因突变所累及的蛋白功能不同,分为分子病(molecular disease)和先天性代谢缺陷(inborn errors of metabolism,IEM)两大类。分子病是基因突变导致某种具有重要生理功能的蛋白质功能异常而引起的疾病,如血友病(一种由凝血因子编码基因突变引起的凝血障碍性疾病);先天性代谢缺陷指的是编码某种酶的基因异常导致酶功能异常而引起的代谢紊乱性疾病,如苯丙酮尿症、半乳糖血症、糖原贮积症等。

（三）多基因病

疾病的发生受染色体上多对等位基因控制,同时受环境因素影响的疾病称为多基因病(polygenic disease)。其发病率一般大于 0.1%,有家族聚集现象,但无典型的单基因遗传系谱特点,这类疾病主要包括哮喘、精神分裂症、糖尿病、强直性脊柱炎、原发性高血压、唇腭裂、先天性巨结肠等。

（四）肿瘤

除了以上三大类疾病,核内无论是染色体畸变还是基因的改变都有可能导致肿瘤的发生。

第三节　核　　仁

核仁(nucleolus)是细胞核中最明显的结构,光镜下多呈球形。每个细胞核一般有核仁1~2个,但也有多个的。核仁的大小、形状和数目可随细胞类型和生理状态不同而不同,在蛋白质合成旺盛的细胞中核仁较大,而蛋白质合成不活跃的细胞核仁偏小。

一、核仁的结构

电镜下核仁是一种无膜包围的纤维网络结构(图9-15),包含3种不完全分隔的结构组分:纤维中心(fibrillar center,FC)、致密纤维组分(dense fibrillar component,DFC)和颗粒组分(granular component,GC)(图9-15)。

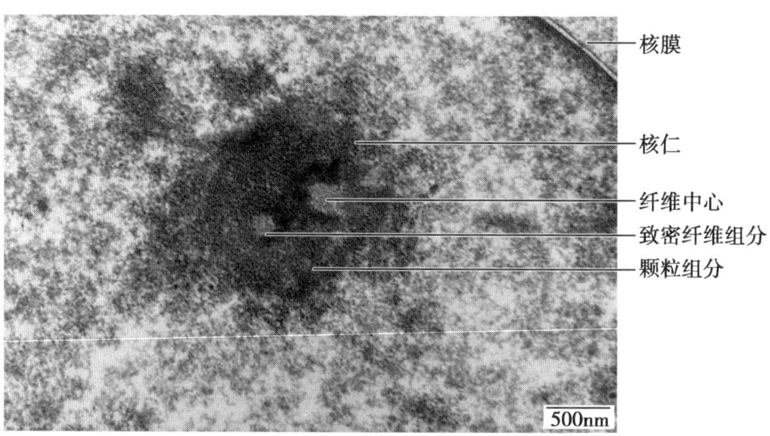

图9-15　人黑色素细胞的核仁电镜照片

(一) 纤维中心

纤维中心是位于核仁中央、呈低电子密度的斑状浅染区。在这一区域存在从核仁周边伸入到核仁内的染色质纤维(图9-16)。在这些染色质纤维上含有多个拷贝、成串排列的

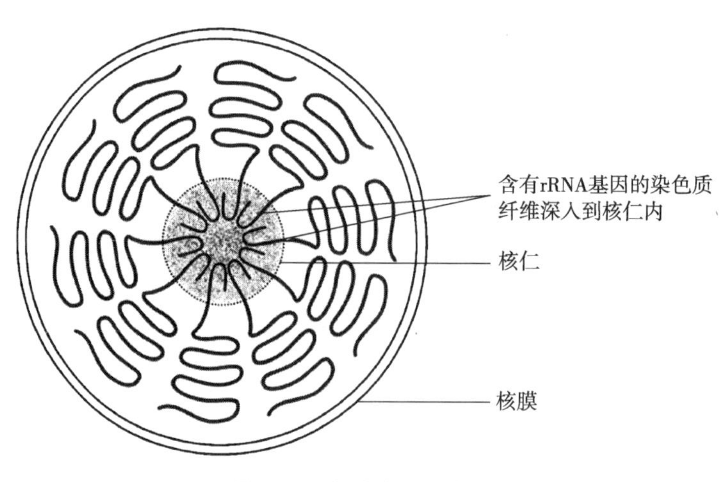

图9-16　纤维中心示意图

rRNA 编码基因。rRNA 基因高效转录,促进了核仁其他组分的形成,因而被称为核仁组织者(nucleolus organizer,NOR)。当细胞进入分裂期,NOR 被包装入染色体中,rRNA 基因停止转录。人类的 NOR 主要位于第 13、14、15、21 和 22 号共 5 对同源染色体的次缢痕部位。

(二) 致密纤维组分

致密纤维组分指的是位于纤维中心周围,呈环形或半月形的高电子密度区,是核仁中电子密度最高的部分。研究显示 rRNA 以很高的密度出现在这一区域。此外,该区域还含有核糖体蛋白和某些特异性的 RNA 结合蛋白。

(三) 颗粒组分

颗粒组分是指密布于纤维中心之间或外侧,并延伸到核仁边缘的电子密度较大的颗粒结构,直径为 15~20nm,主要为 rRNA 和蛋白质组成的处于不同加工阶段的核糖体大、小亚基的前体。

二、核仁的周期性变化

核仁随细胞周期进行发生周期性变化。在有丝分裂前期,染色质凝集,rRNA 合成停止,核仁的各种结构成分分散于核基质中,核仁逐渐缩小直至消失。分裂结束,在子细胞中,染色体解旋成染色质,rRNA 基因重新开始转录,随着 rRNA 的生成及其与蛋白质的结合,子细胞核中又出现了新的核仁。

三、核仁的功能

核仁是真核细胞合成 rRNA 和组装核糖体大小亚基的主要场所。真核细胞细胞质核糖体含有 18S rRNA、5. 8S rRNA、28S rRNA 和 5S rRNA 四种 rRNA,前 3 种均由核仁内的 rRNA 基因转录而来。核仁内在 RNA 聚合酶 Ⅰ 的作用下,以 rRNA 基因为模板转录最初生成的 rRNA,称为 rRNA 前体。哺乳动物的 rRNA 前体为 45S rRNA,其形成后迅速与进入核仁的蛋白质(在胞质中合成,后被运输至核内)结合形成 80S 的核糖核蛋白颗粒,并进一步加工。最终,45S rRNA 被切去部分片段产生 18S rRNA、5. 8S rRNA、28S rRNA。18S rRNA 与大约 33 种蛋白质组装形成核糖体的小亚基,5. 8S rRNA、28S rRNA 和 5S rRNA(由核仁以外的基因转录而来,被运输至核仁)和大约 49 种蛋白质组装成大亚基。大、小亚基形成后,经核孔复合体出核,在胞质内结合形成核糖体。

对核仁组分的进一步研究发现,核仁内还包含许多 tRNA 基因以及它们的转录及加工产物。此外,一些并不参与核糖体亚基组装的蛋白质也被发现存在于核仁内,提示核仁的功能可能不仅限于合成 rRNA 和组装核糖体的大小亚基。对体外培养的人细胞中的核仁进行蛋白质组学分析,结果显示核仁包含 400 多种不同的多肽,其中 30% 的多肽功能尚不明确。

四、核体

除了核仁,近年来运用免疫荧光和电镜技术发现核内还存在其他一些无膜包围的小的功能结构,称为核体(nuclear body),如核斑(speckle)、Cajal 体、Gemini 体、PML 体等。核斑被认为储存了剪接因子;Cajal 体包含 snRNA 和 snoRNA,可能是这些 RNA 转录后修饰和组装成核糖核蛋白复合体的地方;其他核体的功能不明,有待于进一步研究。

第四节　核 基 质

1974 年 Berezney 和 Coffey 等人从大鼠肝细胞中分离出细胞核，再用 DNA 酶、去垢剂和高盐溶液等进行处理，去除几乎所有的 DNA、膜和组蛋白，仅留下不能溶解的蛋白质和一些 RNA，结果得到一个仍保留核基本形态和大小的丝状网络结构（图 9-17），他们将这一结构命名为核基质（nuclear matrix）。由于其基本形态与细胞质骨架相似，也有人称之为核骨架（nuclear skeleton）。

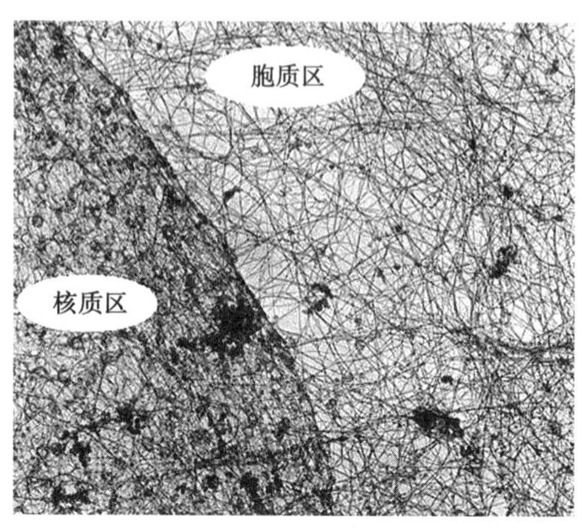

图 9-17　核骨架的透射电子显微镜图像

一些研究表明核基质中的蛋白质与 DNA 特定的序列结合，从而使 DNA 附着于核基质中，这种附着对于 DNA 复制或转录是必要的。另外，核基质蛋白可能还参与了染色体的构建。电镜下观察除去了组蛋白的 Hela 细胞中期染色体，结果仍可见一个密集纤维网组成的染色体形态的支架，线状 DNA 以环状结构从支架放射状伸出（图 9-18），用核酸酶消化 DNA 后支架仍持续存在。由于核基质是相对不溶的，把它作为一个整体来研究很困难，加上其只有在对细胞核进行严格的提取后才能被看见，因此有关活细胞中是否存在核基质以及核基质在细胞核生命活动中的作用还需要更多、更直接的实验证据来支持。

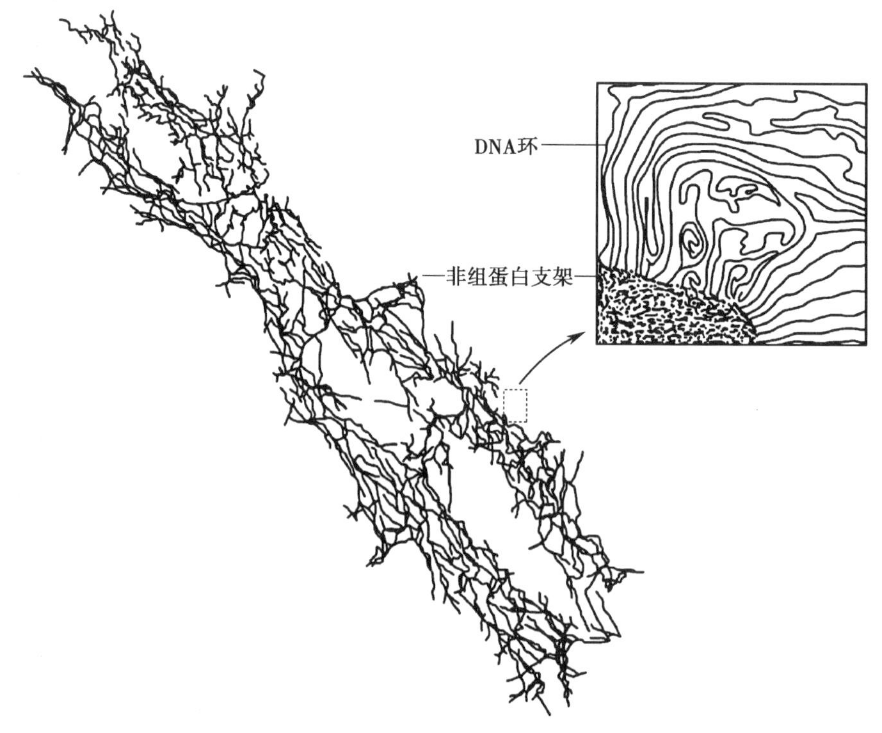

图 9-18　除去组蛋白的中期染色体

第五节 细胞核的功能

细胞核是真核细胞遗传物质的主要储存场所，其不仅储存了 DNA，也是 DNA 复制（replication）、转录（transcription）和转录后加工的场所。

一、DNA 的复制

细胞在开始分裂之前，先要进行遗传物质的复制，复制后的遗传物质通过染色体的分离平均分配到两个子细胞中，使得亲代细胞和子代细胞之间保持遗传物质量的恒定。在复制的起始阶段，首先由起始蛋白与 DNA 上特定的复制起始点结合，局部打开双链。然后，多种参与复制的酶登上打开的单链部分，形成一个多酶复合体，沿着 DNA 链移动，一边移动，一边打开双链。然后在 DNA 聚合酶的作用下分别以两条母链为模板，以细胞核中游离的核苷酸为原料按照碱基互补配对原则合成两条子链。复制完成后形成的两个子代 DNA 分子均含有亲代的一条母链和一条新合成的子链，碱基序列与亲代 DNA 分子完全相同，这种复制方式称为半保留复制（semiconservative replication）。

复制是从特定的复制起始点开始向两侧双向进行的，已经打开的单链部分和尚未解开的双链部分形成 Y 形结构，称为复制叉（replication fork）。真核细胞核 DNA 上含有多个复制起始点，可同时开始复制，一个复制起始点的两个复制叉向两侧推进，与另一起始点的复制叉相连，最终所有的复制单位汇合连接，形成两个连续的 DNA 分子。

二、转录及转录产物的加工

在 RNA 聚合酶的催化下，以 DNA 分子的一条链为模板，按照碱基互补配对原则合成 RNA 的过程，称为转录。细胞中不同种类的 RNA 如 mRNA、rRNA、tRNA、snRNA、microRNA 等，是由 DNA 上不同的基因转录而来的。在转录的起始阶段，RNA 聚合酶与编码序列上游的启动子结合，局部打开双链，然后催化游离的核苷酸与其中一条链（模板链）互补结合，启动转录。在转录的延长阶段，RNA 聚合酶沿着 DNA 链移动，一边移动，一边解开双链，以暴露出的单链为模板，从 5′→3′方向延长合成 RNA 链。当 RNA 聚合酶向前移动时，其后面已经合成好的 RNA 片段与模板链脱离，DNA 重新形成双螺旋。当 RNA 聚合酶停止前进，RNA 链与模板链完全脱离，转录即终止。

真核细胞核内通过转录生成的 RNA 被称为 RNA 前体，其在核内还要经过一系列的加工，才能成为成熟的 RNA。以 mRNA 为例，其加工过程主要包括戴帽（capping）、加尾（tailing）和剪接（splicing）等。戴帽即在 mRNA 前体的 5′端加上 5′-三磷酸 7-甲基鸟苷的结构。戴帽并非发生在转录结束之后，而通常在转录结束之前、RNA 合成达到约 25 个核苷酸之后就发生了。加尾是在 mRNA 前体的 3′端加上多个重复的腺苷酸。哺乳动物中 mRNA 3′端多聚腺苷酸的数量为 200~300 个。在加尾部位的上游存在加尾信号，哺乳动物中这一信号由高度保守的序列 AAUAAA 组成，位于加尾位点上游 10~30 个核苷酸。戴帽和加尾可以防止 mRNA 被核酸酶降解，增强了 mRNA 的稳定性。此外，帽子结构还在 mRNA 由核向胞质的运输过程中以及在翻译的起始阶段起重要作用。剪接是切除 mRNA 前体分子中的内含子，并将外显子连接起来的过程，是由一种非常大的核糖核蛋白体——剪接体作用于 mRNA 完成的。只有加工成熟的 mRNA 才能被运输出核，进入细胞质，作为蛋白质合成的模板。

知识点关联图

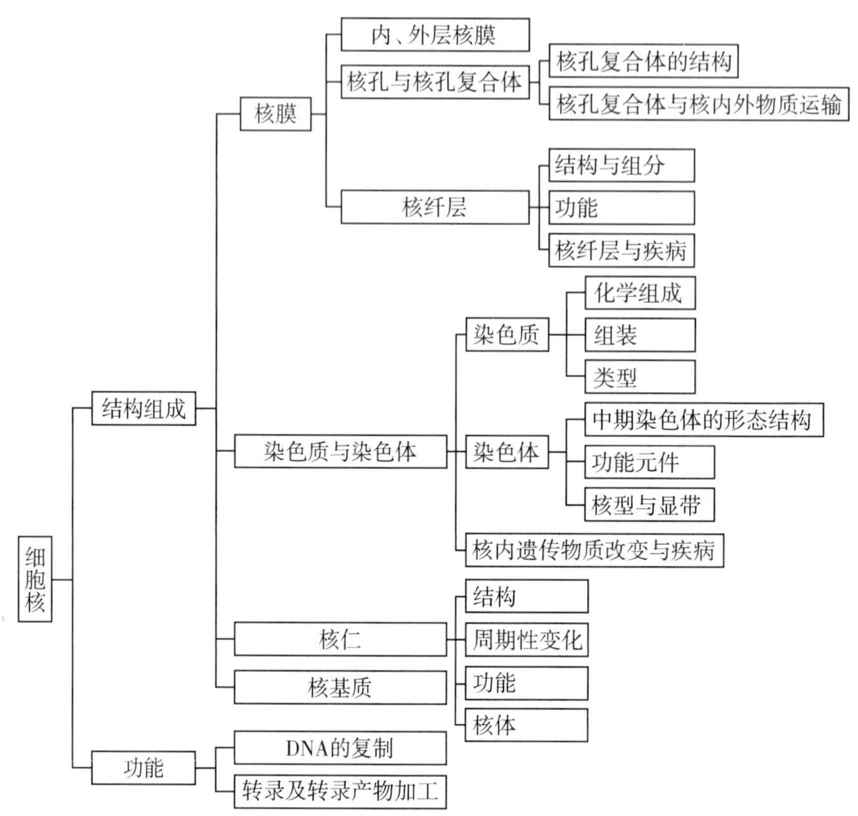

思考题

1. 试述核孔复合体选择性运输的意义。
2. 试述染色质、核仁、核糖体三种非膜相结构的相关性。

（宫　磊）

第十章　细胞的社会联系

【导读】人类肉眼可见的生物多数是多细胞生物，组成生物体的这些细胞形态各异、功能不尽相同，但却通过特定的物质结构相互联系、相互影响形成一个庞大的、复杂的有机体，从而共同完成生物的生长、发育、衰老、死亡等过程。它们分工明确，却又合作密切，形成一个复杂的细胞社会大家庭。

在多细胞生物体中除血液和结缔组织外，为了保持组织的完整性，细胞与细胞之间、细胞与细胞外基质之间彼此联系形成一个庞大的社会体系。细胞连接（cell junction）和细胞黏附（cell adhesion）是维持细胞之间联系的主要形式，是细胞社会性形成的基础。细胞连接参与细胞在机体内的运动方式，指导细胞的运动、自我发展、自我修复，允许细胞感知和响应环境中的变化。细胞黏附是细胞之间建立连接的基础，细胞在此基础上完成细胞之间的黏附与聚集，而后进一步构建细胞连接，形成细胞的社会系统。细胞外基质由细胞合成并分泌到细胞以外，主要成分是多糖、蛋白、蛋白聚糖或者其他纤维。细胞外基质与细胞关系密切，二者不断相互影响。

第一节　细胞连接

在多细胞生物体中细胞之间为了维持组织的完整性及加强彼此之间的机械联系，细胞与细胞之间通过细胞膜表面的连接结构，形成一个密切相关、彼此协调的统一体，这种连接结构称为细胞连接。细胞连接是细胞社会性的基础，对于维持多细胞生物组织完整性非常重要，具有细胞通信作用，可以调节细胞之间的代谢活动。根据结构和功能特点可将细胞连接分为三大类，即紧密连接（tight junction）、锚定连接（anchoring junction）和通信连接（communicating junction）。

一、紧密连接

紧密连接又称封闭小带（zonulaoccludens），广泛存在于人和脊椎动物的上皮细胞中，例如皮肤表皮层、肠黏膜上皮、脑血管内皮细胞、睾丸生精上皮等。紧密连接多存在于相邻的细胞间隙的顶端侧面，形态为斑状、带状或点状，具有阻止细胞膜中脂类、蛋白质自由流动，调控水、电解质等物质的转运，维持细胞的稳定结构等功能。相邻细胞之间的跨膜蛋白相互结合形成特异的连接区域，在电镜下可以看到连接区域形成网状结构称为焊接线，也称嵴线。从结构上看，相邻两细胞间的紧密连接是靠紧密蛋白颗粒重复形成的一排排的索将两相邻细胞连接起来，这些蛋白质颗粒的直径只有几纳米，它们形成连续的纤维，就象是焊接线一样。特殊穿膜蛋白质颗粒成串排列将相邻细胞连接起来，并封闭了细胞间的空隙，这种在相邻细胞膜之间形成的结构称为封闭（sealing strand），也是紧密连接的特征性结构（图 10-1）。

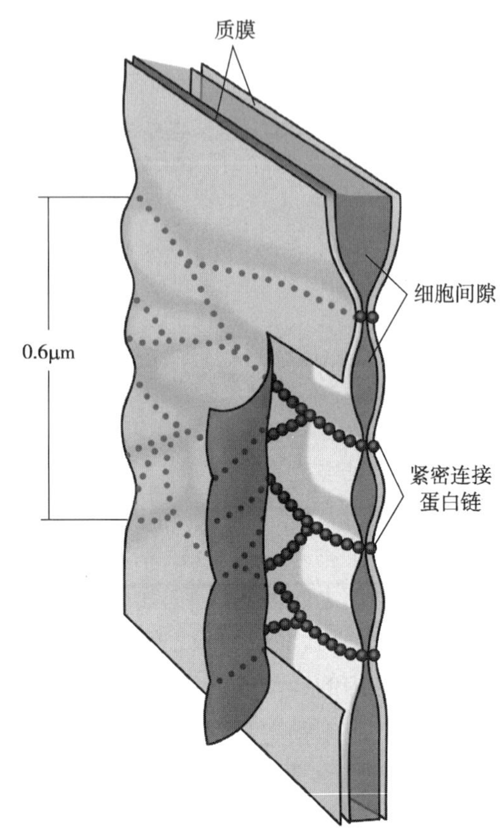

图 10-1　相邻质膜上蛋白颗粒连成的封闭

组成紧密连接的蛋白主要有两类：穿膜蛋白和胞质外周蛋白（cytoplasmic peripheral protein）。穿膜蛋白主要有闭合蛋白（occludin）、密封蛋白（claudin）和连接黏附分子（junction adhesion molecule，JAM）三种。闭合蛋白的四次跨膜结构形成两个细胞外环和一个细胞内环；密封蛋白的相对分子量较小，是形成紧密连接最主要的蛋白；连接黏附分子是单次跨膜蛋白，具有两个细胞外 Ig 类型结构域，其中第一个 N 末端与相邻细胞上的同源伙伴相互作用形成二聚体结构，连接黏附分子有四个异构体（图 10-2）。紧密连接的胞质外周蛋白有多种，其中最主要的是 ZO 蛋白，ZO 蛋白对紧密连接的组成及细胞屏障通透性的维持有着密切的关系。

紧密连接具有机械连接作用，其主要功能有两种：一是对上皮细胞的间隙进行封闭，

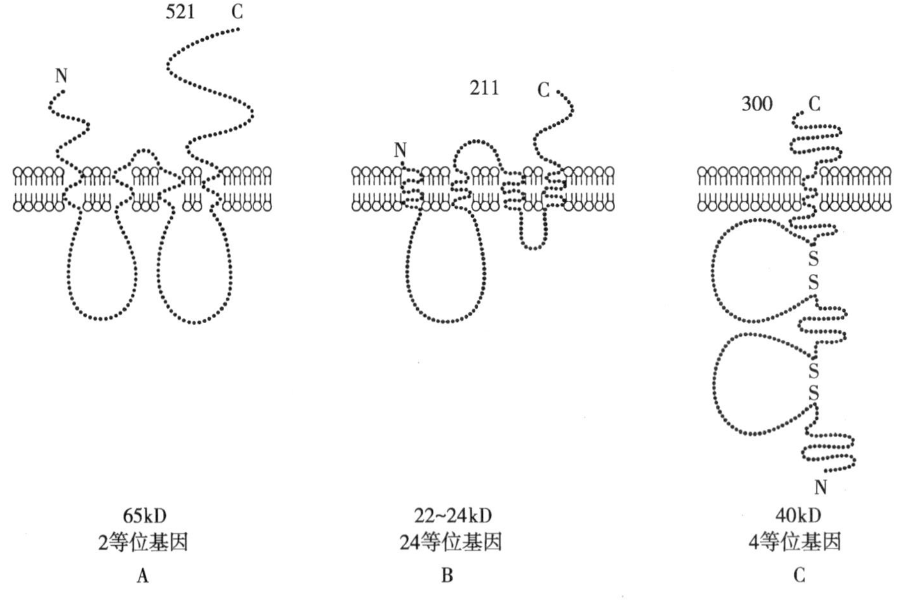

图 10-2　三种穿膜蛋白的结构
A. 闭合蛋白；B. 密封蛋白；C. 连接黏附分子

阻止物质通过;二是形成上皮细胞膜脂和膜蛋白侧向扩散屏障,维持上皮细胞极性。例如在唾液腺上皮中紧密连接可以维持唾液腺上皮的极性、建立正常的跨上皮细胞离子梯度;在肺泡上皮细胞中,紧密连接可选择性通过离子、分子和溶液以及对不同极性物质进行选择性滤过,进而阻止大量的液体进入肺泡腔,并将肺泡腔中过多的液体运出;紧密连接对维持表皮和内皮细胞的选择渗透性屏障功能至关重要;紧密连接还是血脑屏障重要组成部分,可以阻止多种药物进入中枢神经,在血脑屏障通透性调节方面起决定性作用。

二、锚定连接

锚定连接是一类存在于细胞间或细胞与细胞外基质之间的细胞连接结构,主要由细胞骨架纤维参与,能够抵抗机械张力的牢固黏合,所以在上皮细胞、心肌、平滑肌细胞等需要承受机械力的组织中非常丰富。

锚定连接可分为两大类:黏着连接(adhering junction)和桥粒连接(desmosome junction)。黏着连接与肌动蛋白丝相连接,分为黏着带(adhesion belt)和黏着斑(focal adhesion);桥粒连接与中间纤维相连,分为桥粒(desmosome)和半桥粒(hemidesmosome)。其中黏着带和桥粒是细胞与细胞之间的连接,而黏着斑和半桥粒是细胞与外基质之间的连接。

构成锚定连接的蛋白分为两类:一类是细胞内锚定蛋白(intracellular anchor protein),这类蛋白在细胞质面与特定的细胞骨架成分相连,另一侧与穿膜黏着蛋白连接。另一类称为穿膜黏着蛋白(transmembrane adhesion protein),是一类细胞黏附分子。(图 10-3)

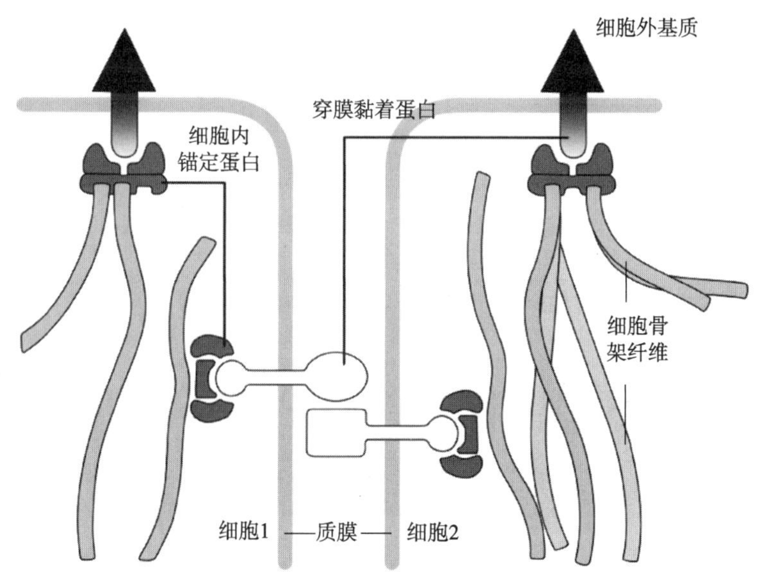

图 10-3　锚定连接的两类蛋白示意图

(一) 黏着连接

1. **黏着带**　是相邻细胞之间形成的一个连续的带状结构(图 10-4)。黏着带在维持细胞形态和组织器官完整性方面具有重要作用,特别是为上皮细胞和心肌细胞提供了抵抗机械张力的牢固黏合;在动物胚胎发育过程中黏着带可以使上皮细胞内陷形成管状或泡状原基,从而对形态发生起重要作用。

2. **黏着斑**　是一种跨膜多蛋白复合物,通过整合素黏附受体将肌动蛋白细胞骨架固定在细胞外基质上。黏着斑的形成由活化的整合素异质二聚体激活，通过整合素异质二聚体的细胞外区域与细胞外基质结合，并通过大量的锚定蛋白与细胞内的肌动蛋白骨架连接（图10-5）。这种连接使得细胞可以和外环境进行联系，引起细胞黏附、迁移、扩散、分化及凋亡。

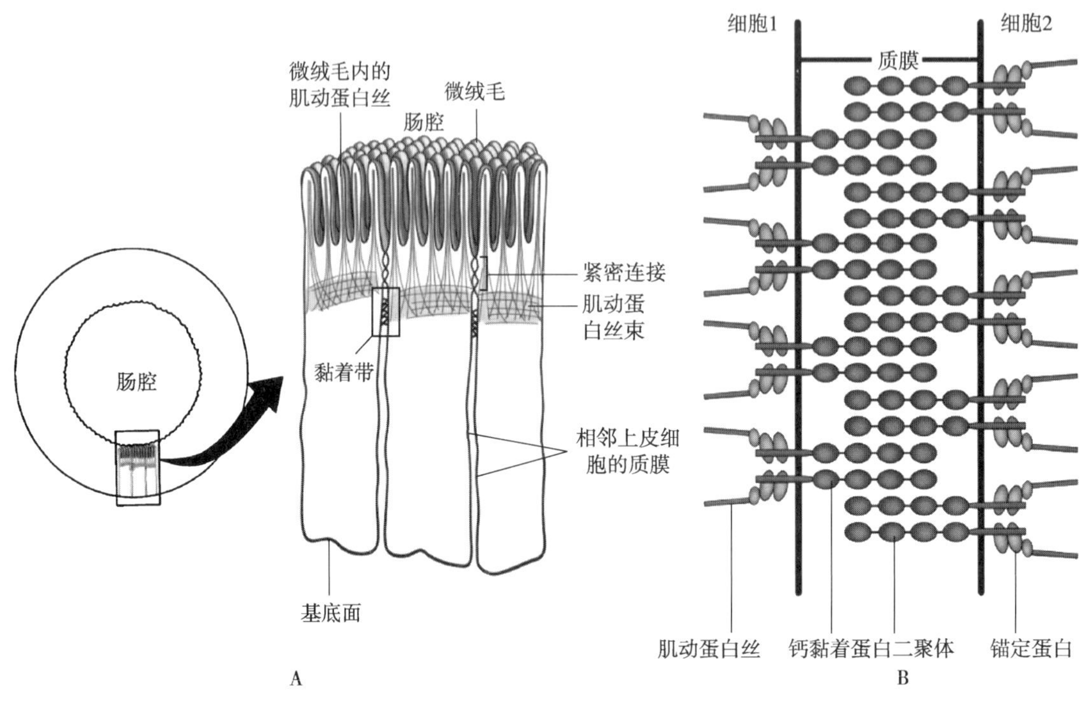

图10-4　小肠上皮细胞之间黏着带结构模式图

A. 黏着带示意图；B. 黏着带组成模式图

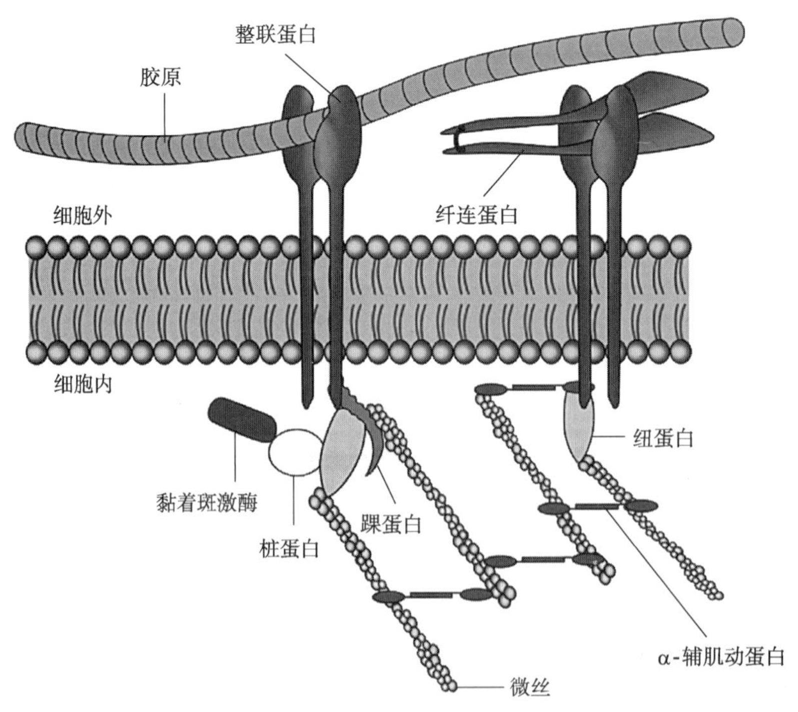

图10-5　黏着斑的结构与功能

（二）桥粒连接

桥粒连接广泛分布于承受机械力的各类组织中，如食管、心肌、皮肤、膀胱、子宫和阴道等。根据其分布位置不同，可以分为桥粒和半桥粒两种。

1. 桥粒　是高度专业化的锚定连接，将中间丝连接到细胞间黏附点，从而促进形成细胞上支架，将机械力分散到整个组织。在电镜下桥粒是圆形或椭圆形的小体，内含低密度张力细丝；间隙中央电子密度较高的致密层称中央层，它的中央还可见一条更深染的间线，为高度嗜中层。

构成桥粒的蛋白主要有三种类型：桥粒钙黏蛋白超家族、犰狳蛋白家族和血小板融素蛋白家族。桥粒钙黏蛋白是构成桥粒的最重要部分，具有 Ca^{2+} 依赖性，并且桥粒钙黏蛋白可以作为信号蛋白参与细胞的增殖、分化及其形态形成。一些皮肤性疾病与桥粒钙黏蛋白密切相关，如果桥粒钙黏蛋白的表达下降，会使组织间黏附力丧失，基因突变掌跖角化病、天疱疮、水疱性脓疱病等均与桥粒有关联。

2. 半桥粒　是一种多蛋白复合物，使基底上皮细胞牢固地黏附在基底膜位于复层上皮和一些复杂上皮中，其结构类似于桥粒的一半，故名为半桥粒。半桥粒最初被定义为独特的电子密度结构，由中间纤维、桥粒斑、穿膜蛋白和细胞外基底膜以及位于外部下方的亚基底致密板相连构成。

半桥粒部位的穿膜黏着蛋白有两种，一种是整联蛋白（α6β4），另一种是穿膜蛋白（BP180）。半桥粒主要功能是加强细胞间的连接，并承受一定的机械力量，故其在经常受到机械力量作用的某些组织如表皮、子宫颈等复层鳞状上皮中均较发达。一种自身免疫性疾病——大疱性类天疱疮（bullous pemphigoid），就是由于患者体内产生的抗体破坏了半桥粒结构，导致表皮基底层细胞脱离基膜，组织液渗入表皮下空间，引起严重的表皮下水疱。

另外，由于桥粒和半桥粒的结构特点，二者在人体的一些组织中还具有特殊作用。如分娩时，胎儿经过子宫颈时会对宫颈组织形成巨大压力，但因为桥粒和半桥粒结构的存在，可以将这种压力有效分散到所有细胞，从而预防子宫颈过度损伤。

三、通信连接

通信连接是生物体组织中相邻细胞膜上存在的特殊连接通道，具有机械的细胞连接作用，还可在细胞间形成电耦联或代谢耦联。通信连接方式包括间隙连接（gap junction）和化学突触（chemical synapse），其中动物组织细胞间的通信由间隙连接介导，神经元之间或神经元与效应细胞之间通过化学突触完成神经冲动的传递。

（一）间隙连接

间隙连接也称为缝隙连接，存在于除血液细胞和骨骼肌细胞以外的所有细胞、组织中，在细胞增殖、分化、凋亡等生理过程中具有重要作用。六个相同或相似的连接蛋白环绕成连接子（connexon），是间隙连接的基本结构单位（图 10-6）。

一个连接子可以由相同的连接子蛋白构成同源连接子，也可以由不同的连接子蛋白构成异源连接子。由不同连接子蛋白所构成的连接子，在通透性、导电率和可调性方面是不同的，它们的分布具有组织细胞特异性。间隙连接中相邻细胞膜内连接子颗粒的相互融合，加强了相邻细胞的机械连接。间隙连接的通信方式有两种，即代谢耦联和电耦联。

1. 代谢耦联　是指分子量较小的代谢物和信号分子，在相邻细胞间通过间隙连接传递。在相邻细胞间，通过连接子形成的亲水性通道，允许如无机离子、单糖、氨基酸、核苷酸、维生素、cAMP 和 IP_3 等小分子物质从一个细胞迅速扩散至另一个细胞，从而使这些重要的物质在细胞间实现共享，进一步协调细胞群体的功能活动，在胚胎发育早期这种功能特别重要。

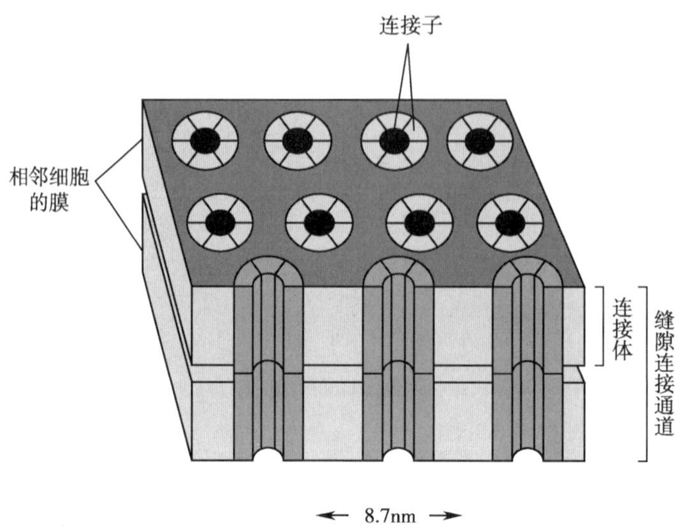

图 10-6　间隙连接的模式图

2. **电耦联**　是指真核细胞中电信号可以经过缝隙连接由突触前向突触后快速传导，相邻细胞间以缝隙连接作为电兴奋的传导通路，称为电耦联（electric coupling）。在兴奋性组织的细胞之间，广泛存在电耦联现象。电耦联使神经细胞产生的动作电位能迅速地在细胞间扩散，对于动物产生快速而准确的特殊动作反应极为重要。

（二）化学突触

神经元之间或神经元与效应细胞（如肌细胞）之间通过突触（synapse）完成神经冲动的传递，突触可分为电突触（electrical synapse）和化学突触两种基本类型。电突触是指细胞间形成间隙连接，电冲动可直接通过间隙连接从突触前向突触后传导，速度快而准确。而化学突触的突触前和突触后细胞膜之间存在间隙，使电信号不能通过，因此信号传递时要经过将电信号转变为化学信号，再将化学信号转变为电信号的过程。

第二节　细胞黏附

动物的细胞在体内构成组织和器官，组织的形成则主要靠细胞之间、细胞与细胞外基质之间形成的黏附关系，称为细胞黏附（cell adhesion）。

细胞黏附是通过细胞表面特定的细胞黏附分子（cell adhesion molecule，CAM）介导的细胞与细胞之间、细胞与细胞外基质之间的彼此黏着，是介导细胞与细胞、细胞与细胞外基质间相互结合和接触的一类分子的统称。大多数细胞黏附分子需要依赖于二价阳离子，例如 Ca^{2+} 或 Mg^{2+} 才能够起作用，这些细胞黏附分子介导的细胞识别与黏附还能在细胞骨架的参与下形成桥粒、半桥粒、黏着带以及黏着斑等锚定连接结构。

所有的黏附分子都是穿膜蛋白，包括①细胞外区：此部分较长，为带有糖链的 N 端部分，可以与配体特异性结合；②穿膜区：为一次穿膜的 α 螺旋结构；③细胞质区：较短，为肽链的 C 端部分，可与细胞质中的特异蛋白结合起到信号转导作用。细胞黏附分子的识别和黏附有三种方式（图 10-7）：①同种黏附分子相互黏附或识别为同亲型结合；②不同种的黏附分子相黏附或识别为异亲型结合；③如果两个黏附分子需要借助其他连接分子而完成黏附或识别则为连接分子依赖性结合。

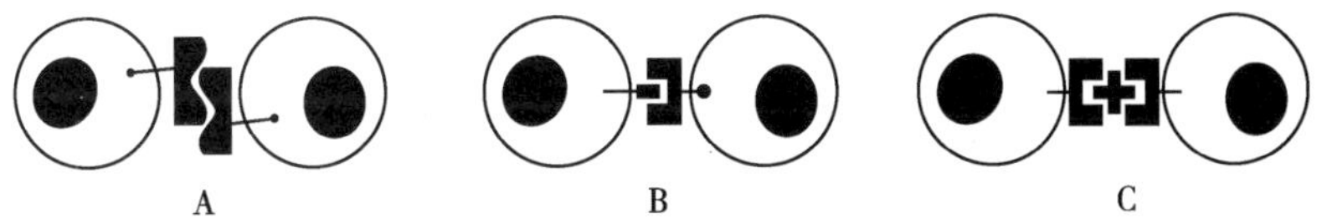

图 10-7 细胞间黏附分子的识别和黏附

A. 同亲型结合;B. 异亲型结合;C. 连接分子依赖性结合

根据细胞黏附分子结构与功能特性可分为四大类:钙黏着蛋白(cadherins)、选择素(selection)、免疫球蛋白超家族(Ig superfamily)和整联蛋白(integrin)。

一、钙黏着蛋白

1. 钙黏着蛋白的分子结构及分类 钙黏着蛋白是一类 Ca^{2+} 依赖的细胞间黏附的跨膜糖蛋白,为同亲型结合,主要分布在上皮组织中的黏附小带,为单次穿膜糖蛋白,在质膜中常以同源二聚体的形式存在。钙黏着蛋白通过细胞内的 α、β 和 γ 连环素经羧基端细胞内域与细胞骨架连接形成复合体,是上皮细胞间相互黏附的关键分子。至今钙黏着蛋白已发现有 80 多个成员,也可以根据不同的钙黏着蛋白在体内分布不同命名,常根据最初发现的组织类型命名:例如,表达在上皮细胞质膜被称作 E-钙黏着蛋白(epithelial cadherin);表达在神经组织中被称为 N-钙黏着蛋白(neural cadherin);表达在胎盘、乳腺和表皮中被命名为 P-钙黏着蛋白(placental cadherin);表达于血管内皮的被称为 VE-钙黏着蛋白(vascular endothelial cadherin)。

2. 钙黏着蛋白的功能 钙黏着蛋白普遍存在于各类上皮组织中,具有介导细胞间黏附的功能,人类上皮钙黏蛋白功能有赖于其完整性。钙黏着蛋白对维持上皮细胞的结构和功能具有重要意义,与许多疾病的发生发展密切相关。

(1) 介导细胞与细胞之间的同亲型细胞黏附:在胚胎和成人组织中,同类细胞需要具备自我标识与彼此黏附的特性,这一特性主要是由钙黏着蛋白分子在特定组织上的选择性表达所决定,如 E-钙黏着蛋白就是保持上皮细胞相互黏合的主要细胞黏附分子。

(2) 在个体发育过程中影响细胞的分化,参与组织器官的形成:在个体发育过程中,细胞通过调控钙黏着蛋白表达的种类与数量而决定胚胎细胞间的相互作用,影响细胞的分化,参与组织器官的形成。

(3) 参与细胞之间稳定的特化连接结构:在黏着连接中,钙黏着蛋白细胞内区通过细胞内锚定蛋白 α 和 β 联蛋白与肌动蛋白丝相连,形成细胞之间牢固连接的黏着带;在桥粒结构中,钙黏着蛋白家族的桥粒黏蛋白和桥粒胶蛋白的胞内区通过胞质斑与中间纤维相连形成牢固的连接结构。

二、选择素

1. 选择素的分子结构和分类 选择素是一类异亲型结合、Ca^{2+} 依赖性并具有糖链结合活性的单次穿膜糖蛋白,能通过选择样区域与糖蛋白、糖脂或蛋白多糖上的特异性配体相结合。选择素家族有内皮细胞选择素(endothelial selection,E-selection)、白细胞选择素(leukocyte selection,L-selection)和血小板选择素(platelet selection,P-selection)三个成员。

2. 选择素的功能 E-选择素只表达于活化的血管内皮细胞表面,在白细胞向炎症组织黏附和外渗的过程中起重要作用;L-选择素在正常集体状态下的所有白细胞中表达,在白细胞迁移过程中具有黏附和信号转导的功能;P-选择素表达在活化的血管内皮细胞和活化的血小板表面,是介导白细胞在活化的内皮细胞上滚动的主要配体。

三、免疫球蛋白超家族

1. **免疫球蛋白超家族的分子结构及分类**　免疫球蛋白超家族是一类分子结构中含有类似免疫球蛋白结构域、不依赖 Ca^{2+} 的细胞黏附分子，是具有氨基酸序列同源性和结构性特征的蛋白质，最初在免疫球蛋白中被发现，其结构与免疫球蛋白相似。免疫球蛋白超家族成员复杂，除与免疫功能有关的成员，在细胞黏附中研究最多的有神经细胞黏附分子、细胞间黏附分子和血管细胞间黏附分子三种。

2. **免疫球蛋白超家族的功能**

（1）神经细胞黏附分子是一种糖蛋白，能介导细胞与细胞及细胞与细胞外基质间相互作用，它在细胞的识别及转移、肿瘤的浸润与生长、神经再生、跨膜信号的传导、学习和记忆等方面均起着一定的作用。

（2）细胞间黏附分子主要分布在内皮细胞、淋巴细胞、单核细胞和人体癌细胞表面，是介导细胞间识别、黏附的重要黏附分子。细胞间黏附分子最主要的功能是参与免疫细胞的趋化运动，是介导白细胞等免疫细胞移行的重要蛋白分子，参与细胞之间、细胞和细胞基质之间的黏附作用。

四、整联蛋白

1. **整联蛋白的分子结构及分类**　整联蛋白是一类普遍存在于脊椎动物细胞表面，依赖于 Ca^{2+} 或 Mg^{2+} 的异亲型细胞黏附分子。由 α 和 β 两个亚基组成，α 亚基调控整联蛋白与阳离子依赖性配体相结合，β 亚基参与细胞内骨架蛋白的相互作用和胞内信号转导，调节细胞的生物学功能（图 10-8）。

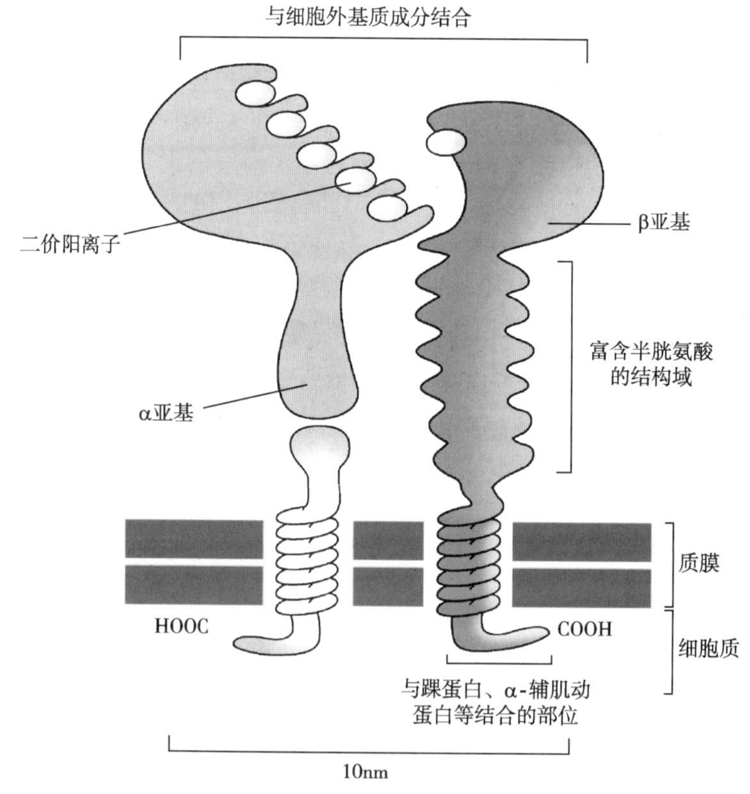

图 10-8　整联蛋白的结构

2. **整联蛋白的功能**　整联蛋白为细胞黏附分子家族的重要成员之一，主要介导细胞与细胞、细胞与细胞外基质(ECM)之间的相互黏附，并介导细胞与ECM之间的双向信号转导。整联蛋白不仅介导由外到内的信号，也介导由内到外的细胞信号。因此整联蛋白不但将ECM的信息传递给细胞，也将细胞的状态表达给外界，从而可以迅速和灵活地响应环境中的变化。整联蛋白在多种肿瘤细胞和新生血管内皮细胞中高表达，对肿瘤血管生成起着重要作用，因此整联蛋白成为许多抗肿瘤血管生成药物的靶点。

第三节　细胞外基质

细胞外基质(extracellular matrix，ECM)是在细胞内合成并分泌到细胞外、分布在细胞表面或细胞之间的大分子物质，主要是一些蛋白、多糖或蛋白聚糖以及各种纤维。这些物质参与构成复杂的网架结构，并具有连接组织结构、调节组织的发生和细胞的生理活动的作用。细胞外基质虽然不属于任何细胞，但它是细胞生命代谢活动的分泌产物，同时也构成了组织细胞整体生存和功能活动的直接微环境，而且还决定了结缔组织的特性，是细胞功能活动的参与者(图10-9)。

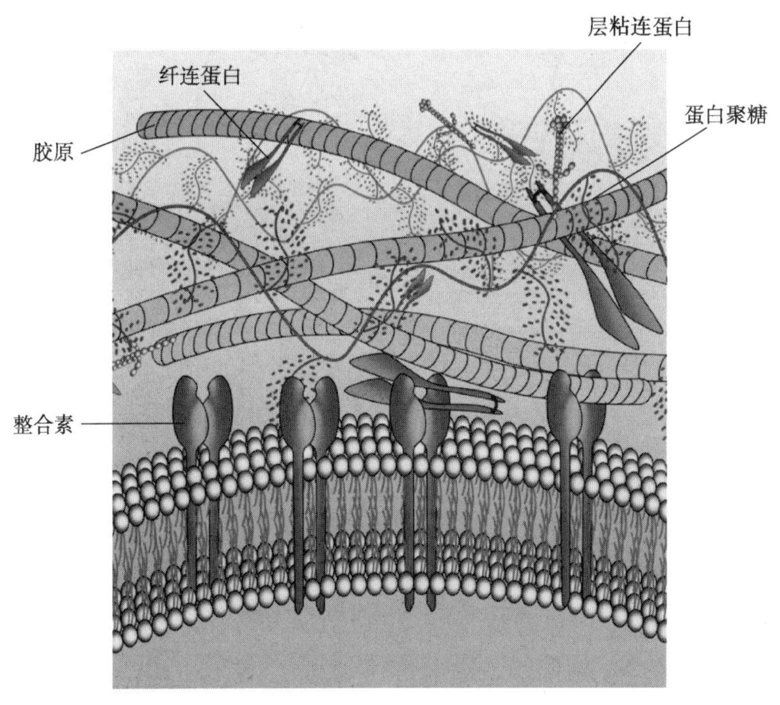

图10-9　细胞外基质成分及其细胞表面受体示意图

一、主要组分

细胞外基质作为一种异常复杂的功能性物质体，其主要组成可大致归纳为三类：一是蛋白聚糖与氨基多糖，二是胶原蛋白、弹性蛋白等结构蛋白，三是非胶原糖蛋白：纤连蛋白和层粘连蛋白。

（一）蛋白聚糖与氨基多糖的结构

1. **蛋白聚糖**（proteoglycan） 广泛分布于细胞外基质及细胞表面，也存在于细胞内分泌颗粒之中，它的结构包括许多氨基多糖侧链和一个核心蛋白。在一个核心蛋白上可同时结合一个到上百个同一种类或不同种类的氨基多糖链，这两者之间由低聚糖与核心蛋白上的丝氨酸残基通过 O 或 N 糖苷链连接在一起。在一个蛋白聚糖分子上，通常可找到一种或两种氨基多糖。每一个蛋白聚糖分子通过两个特殊的连接蛋白，以非共价键结合在透明质酸的长链上（图 10-10）。

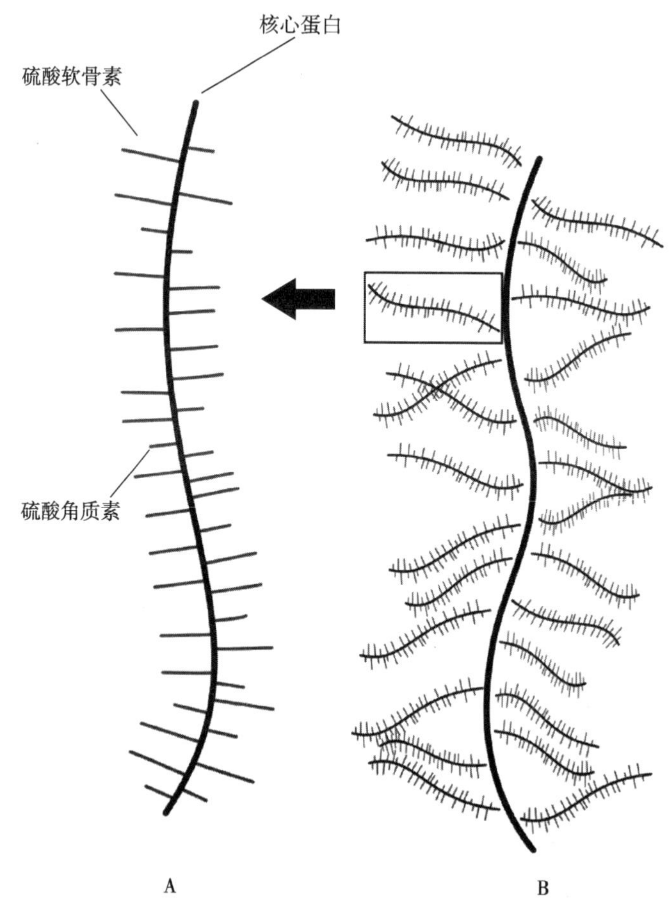

图 10-10 蛋白聚糖与氨基多糖的结构
A. 蛋白聚糖；B. 蛋白聚糖多聚体

氨基多糖也称为糖胺聚糖，是一种长而不分支多糖链，包括多次重复二糖单位的长链，一般可长达 300 个糖基。氨基多糖共分硫酸软骨素、硫酸皮肤素、硫酸乙酰肝素、肝素、硫酸角质素和透明质酸六类，均为硫酸化氨基多糖。这些不同类型的核心蛋白和氨基多糖组成了各种不同的蛋白聚糖。

2. **蛋白聚糖与氨基多糖的功能**

（1）对机体的物质转运具有选择渗透性：由于糖基具有高度的亲水性和负电性，使糖链挺直交错，使物质变成高度水化的孔胶样物，可通过孔的大小和电荷密度对分子及细胞的通透性进行调节，具有分子筛的作用。例如，在管小球基膜中的硫酸软骨素蛋白聚糖对于原尿的生成就具有分子筛的作用。

（2）蛋白聚糖与氨基多糖可以使组织更具有抗压性和弹性：蛋白聚糖与氨基多糖构成了细胞外高度水合的凝胶状基层，使组织具有膨胀压和渗透压，拥有抵抗张力、缓冲反弹、抵抗机械压力的作用。例如，在软骨中含有蛋白聚糖巨大复合体，从而使软骨具有了良好的弹性和抗压性。

（3）角膜中蛋白聚糖具有透光性：角膜中主要含硫酸软骨素和硫酸角质素，由于高度硫酸化作用使得基质脱水变得致密，阻止血管的形成，使角膜柔软并具有透光性，同时角质化具有保护作用。

（4）氨基多糖有抗凝血作用：肝素蛋白聚糖可与某些凝血因子结合而具有抗凝血作用，肝素蛋白聚糖通常以单体形式存在，由近血管的肥大细胞分泌产生，并贮存于肥大细胞的颗粒中，当受到刺激时释放入血液与抗凝血酶相结合，抑制凝血因子的作用，具有抗凝血功能。

（5）细胞表面的蛋白聚糖有信息传递作用：在成纤维细胞和表皮细胞质膜内的黏结蛋白聚糖其细胞外区硫酸乙酰肝素蛋白聚糖可与多种细胞外基质蛋白、生长因子等信号分子结合将细胞外信号传递到细胞内引起细胞内生物学效应。

（6）蛋白聚糖和氨基多糖与组织老化有关：蛋白聚糖与氨基多糖的种类和数量随年龄的变动而变，与发育过程中组织的功能相适应。如在胚胎发育早期透明质酸生成特别旺盛，它能促进细胞增殖、迁移，并起限制组胞分化的作用。

（二）胶原与弹性蛋白

1. 胶原的种类及分布　胶原（collagen）是动物体内含量最丰富、分布最广、种类较多的纤维蛋白质家族。存在于各种器官组织之中的胶原占人体蛋白质总量的25%～30%，胶原和弹性蛋白赋予细胞外基质一定的强度和韧性。胶原是细胞外基质中的框架结构，可由成纤维细胞、软骨细胞、成骨细胞及某些上皮细胞合成并分泌到细胞外。

目前已经发现的胶原有27种，是由不同的结构基因编码，具有不同的化学结构及免疫特性。胶原单体是长圆柱状蛋白质，由3条多肽链彼此以超螺旋的形式缠绕而成。目前了解最多，也较为常见的几种胶原类型Ⅰ、Ⅱ、Ⅲ型胶原含量在组织中最丰富。皮肤组织中以Ⅰ型胶原为主，Ⅲ型胶原次之；Ⅱ型胶原是软骨组织中的主要胶原成分；Ⅲ型胶原则是血管组织中含量最多的成分；Ⅳ型胶原的分布仅局限于各种基膜中。

2. 胶原的分子结构　原胶原是胶原分子的亚单位，由三条α-肽链组成的纤维状蛋白质。它们相互缠绕形成三股螺旋状构型。原胶原是一种外形呈杆状的分子，是由三肽顺序，即Gly（甘氨酸）-X-Pro（脯氨酸）或Gly-X-Hyp（羟脯氨酸）重复排列而成，其中X代表任何一种氨基酸，而羟脯氨酸是由脯氨酸羟化而来。这些原胶原分子从头到尾平行排列成束，形成胶原纤维。

3. 胶原的功能　胶原的主要功能是支持和抗拉力。Ⅰ型胶原主要构成致密并有横纹的粗纤维束，抗拉力强，Ⅱ型和Ⅲ型胶原构成有横纹的胶原纤维，有较强的抗压力性，维持器官的形态结构；Ⅴ型胶原则构成细的无横纹原纤维；而Ⅵ型胶原为均质状膜，虽然不形成原纤维但具有支持和滤过作用。Ⅰ型和Ⅲ型胶原蛋白在基质内经过聚合、缩合、交联等过程形成胶原纤维，再经糖蛋白黏合成粗细不等的胶原纤维。

4. 弹性蛋白（elestin）　是种单链性纤维状蛋白，它的最大特点是富有良好的伸缩性。结缔组织中广泛地分布着这种蛋白纤维，使各器官和皮肤具有不同程度的弹性，对组织器官有良好的保护作用。

（三）纤连蛋白与层粘连蛋白

1. 纤连蛋白与层粘连蛋白的结构 纤连蛋白(fibronectin)是一种二聚体，由两个相似的亚单位组成，这两个亚单位的一端是由一对二硫键(S-S)连接起来，每个亚单位又分为更小的结构域，这些区域特异地与其他分子或细胞结合。纤连蛋白是调控细胞黏附和细胞迁移的重要分子，这在胚胎发育阶段尤为突出。纤连蛋白可以与细胞特异结合，能牢牢地控制细胞的活动范围，癌细胞要转移，必须破坏这种连接。

层粘连蛋白(laminin)是各种动物的胚胎及成体组织基膜的主要结构组分之一。层粘连蛋白是由 α、β、γ 三条不同的多肽链组成的异三聚体。其中 α 链 C 端肽链序列高度卷曲形成一个较大的球状结构，此为肝素结合的部位(图 10-11)。

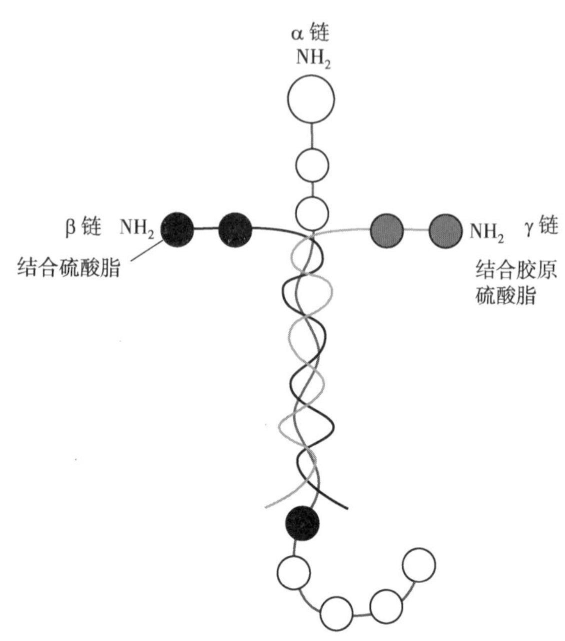

图 10-11 层粘连蛋白的分子结构

2. 纤连蛋白与层粘连蛋白的功能 纤连蛋白具有介导细胞与细胞外基质黏着的作用，可以调节细胞的形状和细胞骨架的装配，促进细胞的铺展，加速细胞的增殖分化；纤连蛋白还参与细胞的迁移，影响细胞骨架的组装与去组装，促进细胞的迁移运动；纤连蛋白在促进血液凝固和创伤修复中起重要作用，在组织创伤修复过程中，血浆纤连蛋白能与血浆纤维蛋白结合，在伤口处吸引成纤维细胞、平滑肌细胞和内皮细胞向伤口迁移，形成肉芽组织，然后形成瘢痕，同时还可以刺激上皮细胞增生，使创面修复。

细胞层粘连蛋白作为基膜的主要结构成分，对基膜的组装起关键作用，并可介导细胞黏着于胶原进而铺展，促进细胞生长。层粘连蛋白在胚胎发育及组织分化中也具有重要作用。层粘连蛋白还有助于神经元在体外存活，并可在缺乏神经生长因子的情况下促进中枢及外周神经元轴突生长。

二、基膜

基膜是多种组织中细胞外基质的特化结构和存在形式，是细胞外基质特化形成的柔软而坚韧的网膜结构，又称基板，以不同的形式存在于不同的组织结构之中。主要包括Ⅳ型胶原、层粘连蛋白、内联蛋白、渗滤素、核心蛋白多糖五种普遍存在的蛋白成分。

（一）Ⅳ型胶原

Ⅳ型胶原是构成基膜的主要结构成分之一，非联系三股螺旋结构的Ⅳ型胶原以其 C 端球状头部之间的非共价键结合及 N 段非球状尾部之间的共价交联，形成了构成基膜基本框架的二维网络结构。

（二）层粘连蛋白

层粘连蛋白是在胚胎发育过程中最早合成的基膜成分。层粘连蛋白以其特有的非对称型十字结构，相互之间通过长、短臂臂端的相连，装配成二维纤维网络结构，并进而通过内联蛋白与Ⅳ型胶原二维网络相连接。

（三）内联蛋白

内联蛋白分子呈哑铃状，在基膜的组装中具有非常重要的作用，它不仅形成Ⅳ型胶原纤维网络与层粘连蛋白纤维网络之间的连桥，而且还可协助细胞外基质中其他成分的结合。

（四）渗滤素

渗滤素是一种大的硫酸类肝素蛋白聚糖分子，它可与许多细胞外基质成分和细胞表面分子交联结合。

（五）核心蛋白多糖

核心蛋白多糖是主要存在于结缔组织中与胶原纤维相关的蛋白多糖，有多种生物活性，调节和控制组织形态发生、细胞分化、运动增殖及胶原纤维形成等过程，对防止组织和器官纤维化的发生有重要意义。

三、细胞外基质与细胞的相互作用

细胞外基质与细胞之间不仅有着十分密切的关系，同时也有非常复杂的相互作用。细胞外基质不只具有连接、支持、保水、抗压及保护等物理学作用，而且对细胞的基本生命活动发挥全方位的作用。

（一）细胞外基质对细胞的生物学行为具有重要影响

细胞外基质与细胞的相互作用，直接或间接地体现为细胞外基质在细胞生命活动中的各种极其重要的生物学功能，它不仅构成和提供了各类细胞实现与完成其最基本的生命活动过程必需的环境条件，而且影响着不同组织细胞各自特殊的生存生理状态及功能作用，甚至在一定程度上决定着细胞的命运存亡。

1. 细胞外基质影响细胞的生存与死亡　细胞外基质对于细胞的生存与死亡有着决定性的作用。除成熟的血细胞外，几乎所有的细胞都需要黏附于一定的细胞外基质上才能得以生存，否则便会发生凋亡。不仅如此，不同细胞对细胞外基质的黏附还具有一定的特异性和选择性，即细胞并非黏附在任意种细胞外基质都能够生存。细胞对于细胞外基质的选择性，也恰恰说明了细胞外基质对细胞的生存具有决定性的影响和作用。

2. 细胞外基质决定细胞的形态　细胞的形态往往与其特定的生存环境密切相关。同一种细胞在不同的附着基质上会呈现不同的形状。所有组织细胞在脱离其组织基质，处于单个的游离悬浮状态下均会呈圆球状。上皮细胞只有黏附于基膜时才能显现其极性状态，并通过细胞间连接的建立而形成柱状上皮细胞。成纤维细胞在天然的细胞外基质中呈扁平多突状，而在Ⅰ型胶原凝胶中则呈梭状，若将其置于玻片上时又会呈球状。

3. 细胞外基质参与细胞增殖的调节　如前所述，细胞外基质可影响细胞的形态，而细胞形态又和细胞的增殖密切相关。已知绝大多数正常的真核细胞在球形状态下是不能够进行增殖的，细胞只有黏附、铺展在一定的细胞外基质上，才能进行增殖，此即所谓的细胞锚着依赖性生长（anchorage dependent growth）现象。现已探明：在细胞外基质的许多成分中含有某些生长因子的同源序列；一些基质成分可结合生长因子；细胞外基质中的不溶性大分子常常可与细胞表面特异性受体发生作用，以上这些因素可能直接或间接地影响到细胞的增殖活动。

4. 细胞外基质参与细胞分化的调控　细胞外基质在个体胚胎发育的组织细胞分化以

及器官形成上具有重要的调控作用，其中很多组分可通过与细胞表面受体的特异性结合，从而触发细胞内信号传递的某些连锁反应，影响细胞核基因的表达，最终表现为细胞的生存和功能状态及其表型性状的改变。

5. **细胞外基质影响细胞的迁徙**　细胞外基质可以控制细胞迁移的速度与方向。例如，纤连细胞外基质可以控制成纤维细胞及角膜上皮细胞的迁移；层粘连蛋白可促进多种肿瘤细胞的迁移。细胞的趋化性与趋触性迁移皆依赖于细胞外基质，这在胚胎发育及创伤愈合中具有重要意义。

总之，由于细胞外基质对细胞的形状结构、功能、存活、增殖、分化、迁移等一切生命现象具有全面的影响。因而无论在胚胎发育的形态发生、器官形成过程中，或在维持成体结构与功能完善等一切生理活动中均具有不可忽视的重要作用。

（二）细胞对细胞外基质具有决定性作用

1. **细胞是所有细胞外基质产生的最终来源**　细胞外基质与细胞的相互作用，还体现为细胞对细胞外基质产生形成的决定性作用。细胞不仅产生分泌细胞外基质成分，而且还调节和控制着其组织所在区域细胞外基质组分在胞外的加工修饰过程、整体组装形式和空间分布状态。所以说，细胞决定着细胞外基质的产生与形成。是所有细胞外基质成分的最终来源。

2. **不同细胞外基质的差异性产生取决于其来源细胞的性质及功能状态**　不同的细胞外基质成分，是由不同局部的细胞产生、合成和分泌的。同一个体的不同组织，同一组织的不同发育阶段，甚至同一发育阶段、同一组织中细胞的不同功能状态，所产生的外基质也会有所不同。换句话说，细胞外基质的产生，完全取决于相应细胞的性质、功能及其生理状态。

3. **细胞外基质成分的降解是在细胞的控制下进行的**　细胞对细胞外基质的作用，不仅在于能够决定细胞外基质各种成分的有序合成，而且还能够严密地控制细胞外基质成分的降解。细胞外基质中的蛋白质组分，可在基质金属蛋白酶（matrix metalloproteinase，MMP）家族与丝氨酸蛋白酶家族的联合作用下被降解，其糖链部位的降解则是在各种相应的糖苷酶的催化下完成的，这些酶又无一不是由细胞所产生的。

第四节　细胞的社会联系与医学

随着现代生物技术的发展，研究发现细胞的社会联系与很多医学现象密切相关，在医学领域，细胞连接、细胞黏附、细胞外基质的研究日益增多。

一、细胞的社会联系与人体生理功能密切相关

细胞的社会联系与许多生理功能相关，例如：细胞连接参与血脑屏障、血睾屏障的形成，保护器官免受有害物质侵害；参与神经传递，与神经反射、神经冲动、逃避反射等有关。细胞黏附分子参与人体发育的各个阶段，无论是受精、胚泡植入、形态发生、组织器官形成都离不开细胞黏附分子。细胞外基质更是与细胞密不可分，不仅对人体细胞起到支持、保护、营养作用，而且还与细胞的增殖、分化、代谢、识别、黏着、迁移等基本的生命活动密切相关。因此，在人体的各项生命活动中，细胞的社会联系均参与其中。

二、细胞的社会联系与人体许多疾病的发生发展有关联

人体很多疾病的发生都与细胞的社会关系被破坏或异常有关。

1. **细胞连接与疾病**　紧密连接的结构变异、减少或缺失，会导致肠黏膜上皮的细胞间隙扩大，因此通透性也就会增加，从而使得一些细菌、内毒素可通过扩大的细胞间隙进入人体循环，进一步引起某些肠道炎症性疾病；构成紧密连接的密封蛋白可以调节口腔鳞状细胞癌癌细胞的增殖和浸润，影响癌细胞的增殖分化。锚定连接中参与构成黏着连接的穿膜蛋白与乳腺癌的分级和类型有关；桥粒的破坏可以引起天疱疮，半桥粒的结构破坏可引起大疱性类天疱疮。在通信连接中，组成缝隙连接的连接蛋白参与肺动脉血管的重构，急性肺部炎症、肺性纤维化、肺动脉高压均与缝隙连接有关。

2. **细胞黏附与疾病**　细胞黏附分子参与了人体众多生理功能，同样在人类疾病中也扮演着重要角色。

钙黏着蛋白的功能丧失在恶性肿瘤的扩散中有重要作用，E-钙黏着蛋白的缺失可导致上皮性肿瘤的发生，对胸腺肿瘤、皮肤创伤再愈合也有影响；N-钙黏着蛋白在前列腺癌、膀胱肿瘤、胆管癌、乳腺癌等肿瘤中表达增高；VE-钙黏着蛋白在自身免疫性疾病损伤中发挥重要作用，例如，系统性红斑狼疮、系统性硬化症、类风湿关节炎等免疫性疾病均与VE-钙黏着蛋白的变化有关。

选择素在某些肺部疾病中起到重要作用，E-选择素可作为肺炎并发症的诊断参考，P-选择素的水平能够反映肺部炎症情况，对预防和检测严重肺损伤具有重要指导意义，同时P-选择素也参与了脂多糖引起的肺换气功能损害，而L-选择素的浓度与肺部疾病引起的肺损伤呈负相关；此外选择素与子痫、急性心肌梗死、骨折的炎性反应、癌细胞转移等有关。

免疫球蛋白超家族黏附分子中的神经细胞黏附分子与胎儿酒精综合征有关，这是因为如果母亲在怀孕期间饮酒，酒精可以与神经细胞黏附分子结合，可以使胚胎小脑细胞之间丧失相互识别和黏附的能力，新生儿会出现精神异常和颜面畸形。

整联蛋白家族成员众多，更是参与到各类疾病的发生发展过程；例如，整联蛋白可以与血浆中的精氨酸-甘氨酸-天冬氨酸序列相结合，介导血小板的凝集；整合素通过识别细胞外基质成分蛋白及细胞间黏附分子来介导细胞-基质及细胞-细胞间的黏附反应，并接受，传导生物信号以调节细胞存活、凋亡、运动等，在肿瘤的侵袭转移中起重要作用。

3. **细胞外基质与疾病**　蛋白聚糖分子的异常表达和氨基多糖的变化对肿瘤的发生、发展及转移有着重要意义。在一些肿瘤组织中，如间质瘤、乳腺癌、神经胶质瘤细胞合成分泌透明质酸和硫酸软骨素，透明质酸形成的含水凝胶有利于细胞的增殖和迁移，并抑制细胞分化；硫酸软骨素可促进乳腺癌、艾氏腹水癌的生长。在人肝癌、小鼠骨髓瘤、自发性乳腺癌中，均有硫酸乙酰肝素硫酸化程度降低现象，为肿瘤细胞的增殖、脱落、侵袭、转移提供了条件。

胶原与多种疾病或病理过程有关，由于胶原的结构、类型、代谢或含量异常而导致的疾病称为胶原病；如胶原表达过度或分布和比例异常，可造成肝、肺、皮肤病理性纤维化。

纤连蛋白在促进血液凝固和创伤修复中起重要作用，由于血浆区纤连蛋白主要来自肝实质细胞、少量来自血管内皮细胞，当发生肝坏死、严重肝炎、肝硬化、弥漫性肝癌时，血浆纤连蛋白显著降低。纤连蛋白与肾小球肾炎发生有关，在肾小球基膜中含有大量纤连蛋白，DNA、金黄色葡萄球菌、链球菌、胶原、纤维蛋白的降解产物可以直接以免疫复合物的形式与

纤连蛋白结合而沉积在肾小球基膜上，引起肾小球肾炎。

层粘连蛋白在体内的合成与降解异常与许多疾病有关，如糖尿病性肾病的肾小球基膜中层粘连蛋白的含量明显降低，血清和尿中出现层粘连蛋白和Ⅳ型胶原的降解产物。

三、细胞的社会联系的研究为疾病治疗提供新的方向

随着细胞的社会联系的研究，人们对细胞的社会联系与疾病的认识也越来越深入，细胞的社会联系也开始用于疾病的治疗。例如：在一些高风险心血管手术中，使用抗整联蛋白的抗体防治术后血栓的形成；细胞外基质的改变成为诊断和预防心血管疾病的重要生物标记物，是研发心血管药物的重要靶点。

知识点关联图

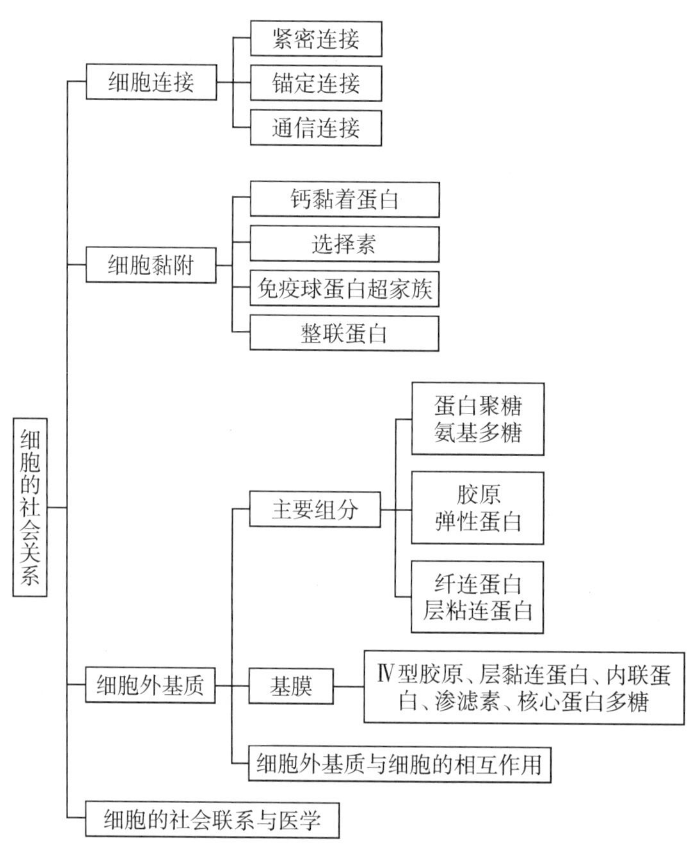

思考题

1. 细胞连接有哪几种？分别包含哪些类型？
2. 细胞黏附分子有哪几种？分别有什么功能？
3. 细胞外基质的分类及其与细胞之间有什么关联？
4. 细胞的社会关系与疾病有哪些联系？

（李铁臣）

第三篇　细胞的基本生命活动

第十一章　细胞的信号转导

【导读】人和动植物等多细胞生物个体的细胞，每时每刻都在接收并处理来自胞内、胞外的各种信号，这些细胞信号的传递和整合在生命活动中具有重要的作用。细胞信号不仅影响细胞本身的活动，而且还能让单个细胞在生长、分裂、运动、分化和死亡等行为上与细胞群体及机体的整体活动保持协调一致。

信号分子通过与细胞膜上或胞内的受体特异性结合，将信号转换后传给胞内系统，使细胞对外界信号做出适当的反应，这一过程称为信号转导(signal transduction)。信号转导的最终目的是使机体在整体上对外界环境的变化做出最为适宜的反应。

细胞内存在多种信号转导方式和途径，它们之间又有多个层次的交叉调控，构成十分复杂的信号网络(signaling network)。近年来，对胞外第一信使、受体、胞内第二信使和蛋白激酶等信号转导要素的研究，使有关信号转导机制的认识逐步深入到分子水平。阐明细胞信号转导的机制不仅能认清细胞在整个生命过程中的增殖、分化、代谢及死亡等诸方面的表现和调控方式，加深对细胞生命活动本身的认识，也有助于研究某些疾病的发病机制以及药物和毒物的作用机制。

第一节　细胞外信号

细胞通信(cell communication)是指一个细胞发出的信息通过介质传递到另一个细胞产生反应的过程。细胞通信是细胞间相互识别、相互反应和相互作用的机制，与多细胞生物的发生、组织的构建、细胞功能的协调、细胞生长和分裂的控制等关系密切。

细胞的信息多数是通过信号分子(signal molecular)传递的。信号分子一般是指生物体内用于细胞间和细胞内传递信息的化学分子，其中最重要的是由细胞分泌的、能够调节机体功能的一大类生物活性物质，它们是细胞间通信的信号，被称为"第一信使"。这些信号分子的唯一功能是与细胞的受体相结合并传递信息。第一信使分子的一级结构或空间构象中携带着某些信息，当它们与位于细胞膜上或细胞质内特定的受体结合后，后者可将接收到的信息转导给细胞质或细胞核中的功能反应体系，进而启动细胞产生效应。多细胞生物体中有几百种不同的信号分子，包括激素、生长因子、细胞因子、神经递质、细胞外基质及可溶解的气体分子等。

根据信号分子溶解性的不同，通常可将其分为亲水性和亲脂性两大类。亲水性信号分子通常不能穿过靶细胞质膜，先与靶细胞表面受体结合，经过信号转换机制，在细胞内产生第二信使或者激活蛋白激酶或蛋白磷酸酶的活性，从而引起细胞的应答反应。而亲脂性信号分子因其分子量小和疏水性强，故而可以直接穿过细胞膜到达胞内，与细胞质或细胞核中的受体结合，进而调节基因的表达，主要代表为甾类激素和甲状腺素。此外，在 20 世纪 80 年代后期发现一氧化氮（NO）自由扩散，进入细胞后直接激活效应酶，产生第二信使，参与体内众多生理和病理过程，影响细胞的行为。一氧化氮是第一个被证实的气体信号分子。鉴于 R. F. Furchgott、L. J. Ignarro 和 F. Murad 在发现一氧化氮是心血管系统的信号分子方面做出的巨大贡献，三位科学家共同分享了 1998 年度诺贝尔生理学或医学奖。

第二节　受　　体

受体（receptor）是一类存在于胞膜或胞内的大分子，能特异性识别和选择性结合胞外信号分子，通过信号转导机制将胞外信号转换为胞内的化学或物理信号，进而激活胞内一系列生物化学反应过程，最终表现为生物学效应。与受体结合的信号分子统称为配体（ligand），包括激素、神经递质、甲状腺素、生长因子、某些药物和毒物等。绝大多数受体是蛋白质，且多为糖蛋白，少数受体为糖脂。对于多细胞生物而言，细胞对外界环境中数百种信号分子的反应能力取决于其是否具有相应的特异性受体。因此，受体在信号转导系统中的作用非常重要，它通过识别和结合配体，触发整个信号转导过程。

一、受体种类

根据靶细胞上受体存在的部位，可将受体分为细胞表面受体（cell-surface receptor）和细胞内受体（intracellular receptor）（图 11-1）。细胞表面受体，即膜受体，主要是镶嵌在细胞膜上的糖蛋白，通常由与配体相互结合的胞外区域、嵌入质膜中的跨膜区域和传递信号的胞内区域三部分构成。细胞表面受体主要识别和结合亲水性信号分子，包括多肽类激素、生长因子、神经递质、细胞表面抗原和细胞表面黏着分子等。细胞内受体为 DNA 结合蛋白，位于细胞质基质或核基质中，主要识别和结合较小的亲脂性信号分子，作为转录因子与 DNA 顺式作用元件相结合，调节基因的表达。

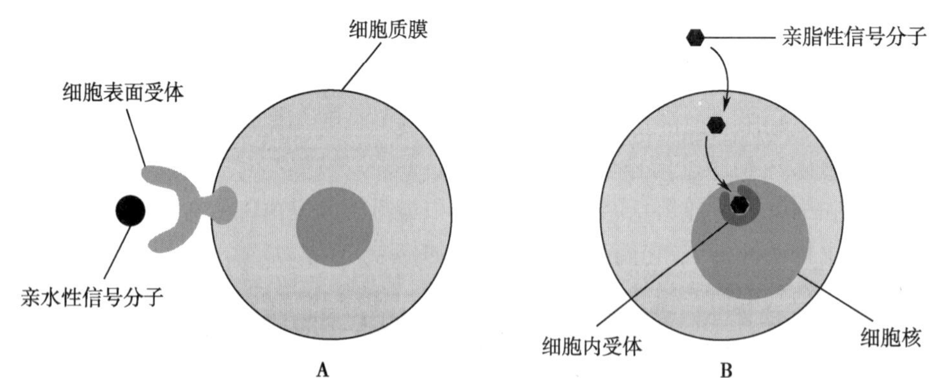

图 11-1　胞外信号分子或者与表面受体结合或者与细胞内受体结合
A. 细胞表面受体；B. 细胞内受体

根据信号转导机制和受体蛋白质类型的不同，细胞表面受体可分为三大类（图 11-2）：

（一）离子通道耦联受体

离子通道耦联受体（ion channel-coupled receptor）本身既有配体结合位点，又是离子通

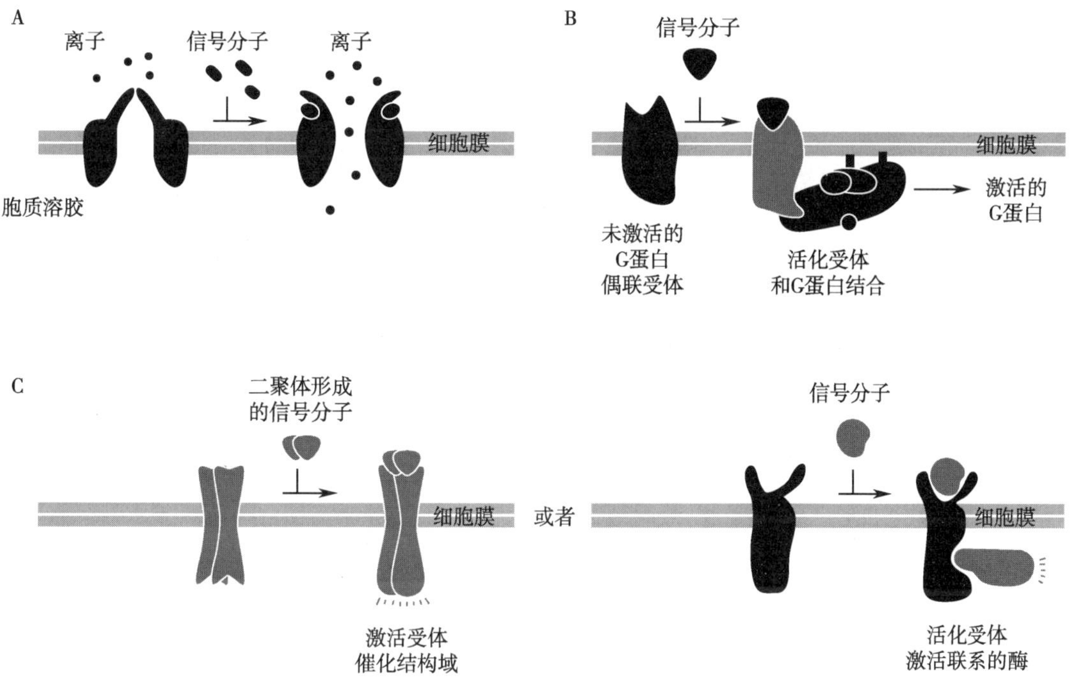

图 11-2　三种类型的细胞表面受体
A. 离子通道耦联受体;B. G 蛋白耦联受体;C. 酶联受体

道,跨膜信号转导无需中间步骤,也称为配体门离子通道或递质门离子通道。该类受体不仅对配体的选择具有特异性,而且对所运输的离子也有一定的选择性。离子通道耦联受体通常是由多个亚基组成的寡聚体,每个亚基具有 2、4、5 或 6 个跨膜域,亚基在细胞膜上组装成中间可通过离子的环状孔道,主要参与神经细胞或其他可兴奋细胞间的突触信号传递,产生电效应。当受体和配体结合后,受体构象发生改变,导致离子通道的开启或关闭,时间极短,通常只有数毫秒,离子可通过细胞膜流入或流出细胞,在细胞内产生离子流和电效应,进而引起膜电位的改变。例如:烟碱型乙酰胆碱受体即为典型的离子通道耦联受体。

（二）G 蛋白耦联受体

G 蛋白耦联受体(G protein-coupled receptor,GPCR)是细胞表面受体中最大的多样性家族,普遍存在于各类真核细胞表面,包括多种激素的受体、神经递质受体、M-乙酰胆碱受体、视紫红质(rhodopsin)受体、α_2 和 β 肾上腺素受体以及上千种嗅觉受体和味觉受体等。GPCR 所介导的信号转导过程较慢,但敏感灵活,类型多样。根据其耦联效应蛋白的不同,可介导不同的信号通路。

GPCR 成员均为单条肽链 7 次跨膜糖蛋白,一般由 400~500 个氨基酸残基构成,可分为胞外、胞膜和胞内三个区域。N 端暴露于胞外区域,具有多个糖基化位点;胞膜区域有 7 个跨膜的疏水 α-螺旋结构,由高度保守的氨基酸序列组成,且各跨膜螺旋结构之间有环状结构形成;C 端位于胞内区(图 11-3)。跨膜 α-螺旋结构是受体与配体的结合部位,第 5 及第 6 区间的胞内环状结构域(C3)则是 G 蛋白识别的区域,当受体被激活时,该区域能够与 G 蛋白结合并使之激活。GPCR 需要先与 G 蛋白直接耦联,使效应蛋白活化,由效应蛋白酶引起细胞内产生第二信使,从而将胞外信号跨膜转导至胞内,最终引起细胞的应答反应。

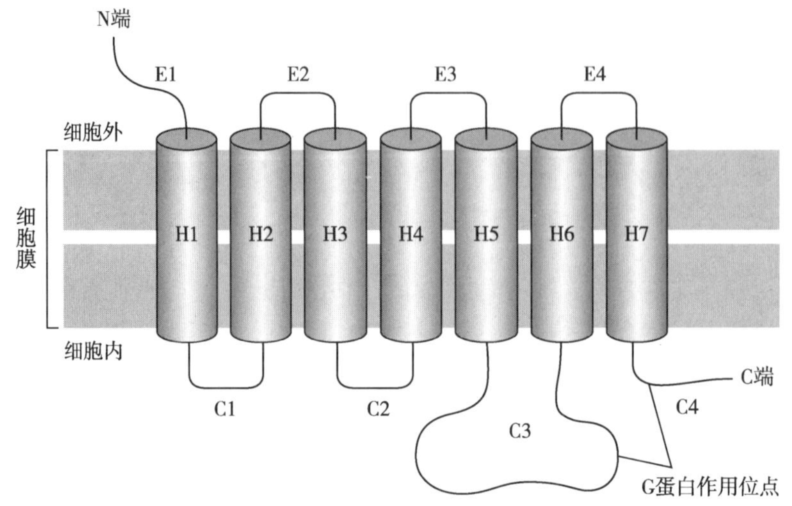

图 11-3　G 蛋白耦联受体的结构示意图

此类受体均含有 7 次跨膜 α-螺旋区(H1～H7);4 个胞外结构域(E1～E4);4 个胞内结构域(C1～C4),其中 C3 环结构域和 C 末端 C4,甚至某些受体的 C2 环结构域是与 G 蛋白相互作用的位点

G 蛋白(G protein)是三聚体 GTP 结合调节蛋白(trimeric GTP-binding regulatory protein)的简称,是指在信号转导过程中,不仅能与受体耦联且能与鸟苷酸结合的一类蛋白质。G 蛋白位于细胞膜内胞质一侧,为可溶性的膜外周蛋白,主要功能为通过自身构象的改变,激活效应蛋白,从而将信号从胞外传递到胞内。G 蛋白由 α、β 和 γ 三个亚基组成,β 和 γ 亚基以异二聚体形式存在。不同种 G 蛋白具有不同的 α 亚基,但其 β 和 γ 亚基却相同或相似。每一种 G 蛋白均能够与一定的 GPCR 和效应蛋白特异性结合。α 亚基上有 GDP 或 GTP 的结合位点,本身具有 GTP 酶(GTPase)活性,能够促进与其结合的 GTP 分解为 GDP,通过与 GDP 或 GTP 结合的转换而分别处于静息或活化状态,为分子开关蛋白(图 11-4)。

在静息状态下,α 亚基与 β、γ 亚基形成三聚体,并与 GDP 结合,此时 G 蛋白与受体分离,没有活性。当配体与相应的 GPCR 受体结合后,受体的构象发生改变,暴露出与 G 蛋白 α 亚基相结合的位点,导致受体胞内区域与 α 亚基直接结合而引起 α 亚基与 βγ 二聚体分离,α 亚基构象改变,致使结合的 GDP 与其分离,转换为与 GTP 结合,之后 G 蛋白被激活,进入功能状态并解体为与 GTP 结合的 α 亚基和 βγ 异二聚体两部分,这两个分子沿着细胞膜自由扩散,直接结合并激活位于细胞膜下游的效应蛋白,从而将信号从胞外传递到胞内。当配体与受体解除结合后,G 蛋白 α 亚基通过其 GTP 酶活性使所结合的 GTP 水解为 GDP,构象发生改变,与 GDP 的亲和力增加并与之结合,结合 GDP 的 α 亚基与效应蛋白分离,重新与 βγ 亚基相结合回复到三聚体的静息状态。

G 蛋白的活化是瞬间的,通常仅数秒。G 蛋白下游的效应蛋白通常是离子通道或与膜结合的酶,主要有腺苷酸环化酶(adenylate cyclase,AC)、磷脂酶 C(phospholipase C,PLC)和离子通道蛋白等,不同的效应蛋白受不同类型的 G 蛋白影响。

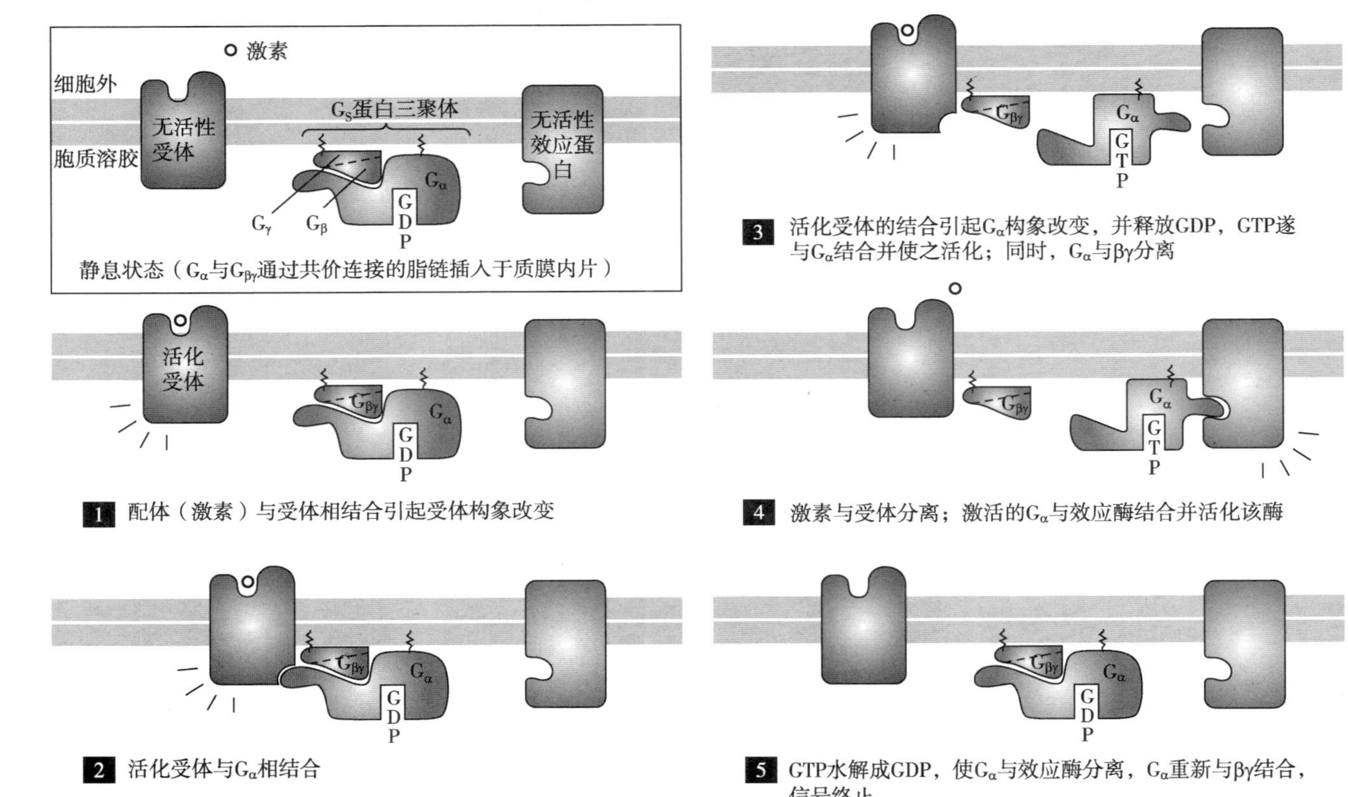

图 11-4　配体引起 G 蛋白耦联受体相关的效应蛋白活化示意图

（三）酶联受体

酶联受体（enzyme-linked receptor）均为跨膜蛋白，当受体与胞外信号（配体）结合后，即激活受体胞内段的酶活性，可分为两类，一类是受体胞内结构域，具有潜在的酶活性，另一类则是受体本身不具有酶活性，受体的胞内区域与酶相联系。酶联受体至少包括5类：受体酪氨酸激酶、受体丝氨酸/苏氨酸激酶、受体酪氨酸磷酸酯酶、受体鸟苷酸环化酶和酪氨酸蛋白激酶联受体，其中对受体酪氨酸激酶的研究最为清楚。

受体酪氨酸激酶（receptor tyrosine kinase，RTK）又称酪氨酸蛋白激酶受体（tyrosine-specific protein kinase receptor，TPKR），是细胞表面一大类重要的受体家族，为单条肽链跨膜糖蛋白。目前已鉴定了50多种，包括7个亚族。所有RTK的N端位于细胞外区域，是配体结合部位，胞外区由500~850个氨基酸残基组成，不同的RTK胞外区氨基酸种类差异较大。C端位于胞质内区域，具有酪氨酸激酶结构域，并具有自磷酸化位点，该区域的氨基酸序列高度保守，包括ATP结合区域和底物结合区域，跨膜区由22~26个氨基酸组成的高度疏水的α-螺旋组成。当配体与受体结合后，受体的胞外结构域构象发生改变，引起胞内结构域构象也发生改变，致使受体C端的酪氨酸残基迅速磷酸化，受体的激酶活性被激活，在空间结构上形成一个或数个SH2结合位点（SH2 binding site），通过这些位点，受体可与具有SH2结构域（*Src*同源序列2的结构域的简称）的胞内信号蛋白识别、结合并使之激活，进而催化胞内各种生化反应，把信号从胞外传递到胞内。RTK的胞外配体通常是可溶性或膜结合的多肽或蛋白类激素，包括多种生长因子和分化因子等，如表皮生长因子、血小板源生长因子、胰岛素和胰岛素样生长因子等。因此，RTK的主要功能是调控细胞的生长和分化，而不是调控细胞的中间代谢，并且它们引起细胞产生生物学效应的过程较慢，一般需数分钟。

细胞内受体的基本结构非常相似，因此又称为细胞内受体超家族（intracellular receptor superfamily），其本质是依赖激素激活的基因调控蛋白，可据其在细胞中的分布情况分为胞质受体和核受体两大类。目前研究较多的细胞内受体是存在于细胞核中的核受体超家族（nuclear-receptor superfamily）。细胞内受体通常是由400~1 000个氨基酸残基组成的单体蛋白，一般含有3个功能域：C端为配体结合结构域，由200多个氨基酸残基组成，对受体的二聚化及转录激活有重要作用；中部为DNA结合结构域，由66~68个氨基酸残基组成，富含半胱氨基残基，因具有两个锌指结构，故可与DNA结合；N端为转录激活结构域，氨基酸序列高度可变，长度不一，由100~500个氨基酸残基组成。

细胞内受体的配体主要是较小的脂溶性信号分子，如类固醇激素、甲状腺素类激素、维生素D以及视黄酸等。这些分子可通过简单扩散或借助某些载体蛋白穿过靶细胞膜，与位于细胞质基质或核基质中的细胞内受体相结合。不同的细胞内受体在细胞中的分布有一定的差异，如糖皮质激素和盐皮质激素的受体位于细胞质中，故称为胞质受体；维生素D_3和维甲酸的受体位于细胞核中，故称为核受体；此外，还有一些受体可同时存在于细胞质与细胞核中，如雌激素受体和雄激素受体等。细胞内受体的实质是基因转录调节蛋白，当与配体结合后，受体的构象发生改变，进入功能活化状态，其DNA结合区与DNA分子上的反应元件结合，通过稳定或干扰转录因子对DNA序列的结合，从而选择性地促进或抑制靶基因的转录。由细胞内受体介导的信号转导反应过程较为缓慢，细胞产生效应一般需数小时，甚至数天。

二、受体特点

受体能够特异性识别和结合相应的配体，二者结合后，可将其相互作用的信号向其他信号分子传递，促使细胞产生相应的生物学效应。受体与配体的相互作用具有以下特点：

（一）受体与配体的结合具有特异性

指受体能选择性地与特定的配体相结合。受体和配体通过特定反应基团的相互识别和空间结构的互补以非共价键结合，形成受体-配体复合物，故而受体分子的空间构象是决定二者结合特异性的关键。

（二）受体与配体的结合具有高亲和性

受体与配体的亲和性极强，亲和性越强，则受体越容易被占据。因此，极低浓度的配体与受体结合后，即可产生显著的生物学效应。对于不同的受体和配体而言，亲和力的大小差异很大。

（三）受体与配体的结合具有饱和性

由于细胞所含的受体数量有限，随着配体浓度的升高，受体逐渐被配体全部占据后，就不再结合其他配体，即受体与配体的结合具有饱和性。受体数量的相对恒定以及受体对配体的高亲和性是受体饱和性产生的基础。

（四）受体与配体的结合具有可逆性

受体与配体之间通过氢键、离子键和范德华力等非共价键相互作用，二者结合引起生物学效应后，受体-配体复合物迅速解离，受体恢复到原来的状态，并能与配体再次结合，循环利用。受体和配体的结合与解离是一种可逆的动态平衡，这种可逆性有利于信号的快速解除，避免受体一直处于激活状态。

（五）受体与配体的结合可通过磷酸化和去磷酸化进行调节

受体与配体的结合受到多种因素的影响，主要与受体数量及受体与配体的亲和力有关，比较常见的调节机制是受体的磷酸化与去磷酸化，例如：表皮生长因子受体酪氨酸残基的磷酸化能够促进其他表皮生长因子的结合，而类固醇类激素受体磷酸化之后，却明显减弱与配体的结合能力。

第三节　细胞内信使

一般将细胞外的信号物质称为第一信使（first messenger）。第一信使与受体结合并使之激活后，在细胞内最早产生的、能启动或调节胞内信号应答的活性物质，我们称之为第二信使（second messenger），也即细胞内信使。迄今为止，已发现多种细胞内信使，目前公认且比较重要的有：环磷酸腺苷（cyclic AMP，cAMP）、环磷酸鸟苷（cyclic GMP，cGMP）、二脂酰甘油（diacylglycerol，DAG）、三磷酸肌醇（inositol 1，4，5-triphosphate，IP_3）、三磷酸磷脂酰肌醇（phosphatidylinositol 3，4，5-triphosphate，PIP_3）和钙离子等。

细胞内信使的浓度受第一信使的调节，正常情况下，细胞内信使的浓度受到严格的控制，然而当信号出现时，细胞内信使的浓度会瞬间升高。细胞内信使胞内浓度的快速升高或降低是细胞快速应答胞外信号的重要基础，能够调节胞内相关蛋白质系统的活性，从而控制细胞的生命活动。

一、cAMP 信使体系

cAMP 是细胞内最重要的第二信使，它是细胞外信号分子（如激素等）与其相应的 GPCR 受体结合后，在 G 蛋白被激活的情况下，腺苷酸环化酶 AC 活化后，催化 ATP 脱去一个焦磷酸后的产物。调节胞内 cAMP 水平是真核细胞中激素作用的主要机制之一。

cAMP 的生成受细胞膜上 5 种蛋白组分的调控，或刺激或抑制 AC 的活性：①刺激性激素的受体（receptor for stimulatory hormone，Rs）；②抑制性激素的受体（receptor for inhibitory hormone，Ri）；③刺激性 G 蛋白（stimulatory G-proteins complex，Gs）；④抑制性 G 蛋白（inhibitory G-proteins complex，Gi）；⑤腺苷酸环化酶 AC。

cAMP 是由 AC 催化 ATP 环化而生成的。AC 是 cAMP 信号通路中最重要的效应酶，为 1 100 个氨基酸组成的相对分子质量为 150kD 的 12 次跨膜糖蛋白。AC 在 Mg^{2+} 或 Mn^{2+} 存在的条件下，可催化 ATP 生成 cAMP。在正常情况下，细胞内 cAMP 的浓度 $\leqslant 10^{-7}$mol/L，当 AC 被激活后，cAMP 水平急剧升高，从而使靶细胞产生快速的应答反应。细胞内还存在另外一种特异的酶即环腺苷酸磷酸二酯酶，可迅速降解 cAMP 为 5′-AMP，导致胞内 cAMP 水平下降，从而终止信号反应。目前已在哺乳动物细胞中发现 6 个 AC 的异构体。

在多细胞动物各种以 cAMP 为第二信使的信号通路中，主要是通过 cAMP 激活 cAMP 依赖性蛋白激酶 A（cAMP-dependent protein kinase A，PKA），简称蛋白激酶 A，所介导的。PKA 是细胞内结构最简单、生化特性研究最为清楚的蛋白激酶之一。PKA 是一种能被 cAMP 活化的蛋白激酶，它是 2 个催化亚基（C 亚基）和 2 个调节亚基（R 亚基）组成的 C_2R_2 四聚体，分子量为 160kD。C 亚基可催化蛋白质上某些特定丝氨酸/苏氨酸残基发生磷酸化，在每个 R 亚基上有 2 个 cAMP 的结合位点，cAMP 与 R 亚基以协同方式相结合，即第一个 cAMP 的结合会降低第二个 cAMP 结合的解离常数，因此胞内 cAMP 浓度有较小变化即可导致 PKA 释放 C 亚基并迅速活化激酶。在未与 cAMP 结合时，PKA 呈无活性状态。当 PKA 的 R 亚基与 cAMP 结合时，引起其构象发生改变，C 亚基以单体形式从 PKA 中解离，进入活化状态，此时的 PKA 就具有了蛋白激酶活性，通过使其蛋白底物磷酸化，进而调节细胞的代谢反应（图 11-5）。存在于细胞核中的 cAMP 应答元件结合蛋白（cAMP response element binding protein，CREB）是能被 PKA 磷酸化的重要蛋白，当 PKA 被 cAMP 激活后，其游离的 C 亚基可从细胞质进入细胞核，使 CREB 的丝氨酸残基磷酸化而将之激活，磷酸化 CREB 与核内共活化因子 CBP/P300 蛋白特异结合形成复合物，复合物与靶基因调控序列结合，进而激活靶基因的转录。此外，组蛋白类和核糖体蛋白类也可被 PKA 催化。PKA 对底物的特异性要求较低，因此底物相当的广泛，且作用的底物因细胞类型不同而存在差异，导致 cAMP 产生的生物学效应也不尽相同。

二、cGMP 信使体系

cGMP 是另外一种广泛存在于动物细胞中的细胞内信使，由鸟苷酸环化酶（guanylate cyclase，GC）催化水解 GTP 形成。cGMP 可被细胞中的磷酸二酯酶（phosphodiesterase，PDE）水解产生 5′-GMP。因此，细胞中 cGMP 浓度的高低受 GC 与 PDE 的双重控制和调节。

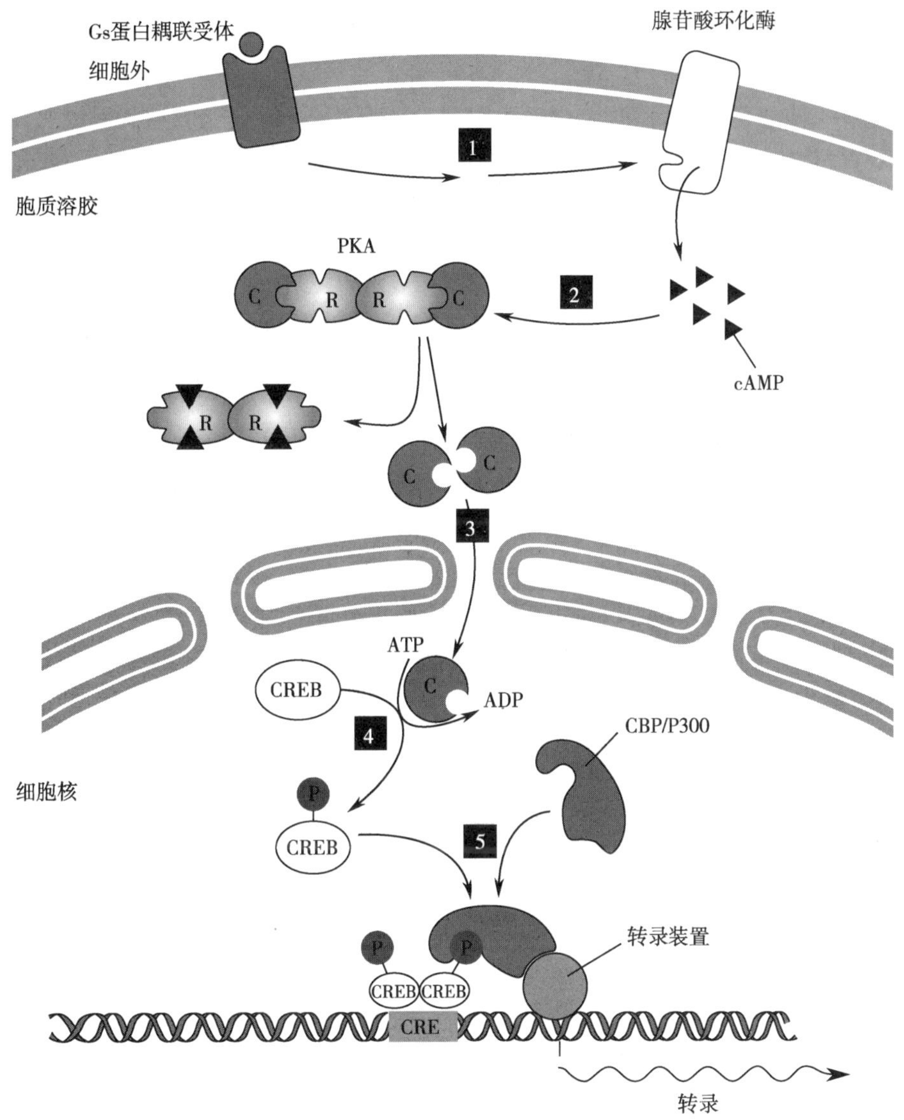

图 11-5　cAMP-PKA 信号通路调节基因的表达

1. 信号分子与受体结合，通过 Gα 激活腺苷酸环化酶；2. 胞内 cAMP 浓度增高，cAMP 与 PKA 结合；3. PKA 释放 C 亚基并迅速活化，C 亚基转位入核；4. 基因调控蛋白 CREB 被磷酸化；5. 磷酸化 CREB 与共活化因子 CBP/P300 蛋白特异结合，激活靶基因的转录

GC 在细胞中有两种存在形式，即膜结合型 GC 和胞质可溶型 GC，前者主要结合于胞膜上，亦分布于核膜、内质网、线粒体以及高尔基体等膜性结构中，而后者则大部分游离于胞质当中。膜结合型 GC 是一种单次跨膜蛋白，结构上类似于酪氨酸激酶受体。胞外结构域为受体部分，胞内则为鸟苷酸环化酶催化结构域。当胞外受体与配体（主要为神经肽类物质）结合后，胞内酶催化活性被激活，进而催化 GTP 转化成 cGMP。可溶型 GC 溶解于胞质中并呈颗粒状，由两个亚基组成，有两个酶活性部位，可由 NO 或 CO 激活。两种 GC 在分布上有组织差异性，即使是同一种细胞，两种 GC 的比例也会随着细胞生长而发生变化。

当 cGMP 在细胞中生成后，即可激活 cGMP 依赖性蛋白激酶 G（cGMP dependent protein

kinase G,PKG),进而磷酸化相应的蛋白质,促使细胞产生各种生物学效应。PKG 是由催化亚基(具有催化活性)和调节亚基(具有结合 cGMP 活性)组成的二聚体,其分子量以及形状均与 PKA 相似,70%~90%的氨基酸也与 PKA 相同,故被认为与 PKA 同源。PKG 的底物主要包括组蛋白、磷酸化酶激酶、糖原合成酶及丙酮酸激酶等,但催化的相关机制以及产生的细胞效应有待进一步深入阐明。PKG 还可通过其磷酸转移酶作用,发生自身磷酸化,通过抑制方式来调节自身活性。在脊椎动物的视杆细胞中,cGMP 直接作用于 Na^+通道,在有光信号存在的情况下,关闭 Na^+通道,使胞内超极化,减少神经递质释放,产生视觉反应。因此,cGMP 在光信号的转导中有着非常重要的作用。cGMP 在细胞中的含量极低,仅为 cAMP 的 1%~10%。然而 cGMP 在浓度与作用上表现出拮抗 cAMP 的特点,如 cAMP 浓度升高,加快胞内特异性蛋白质的合成,促进细胞分化,而 cGMP 浓度升高则加速细胞 DNA 复制,促进细胞分裂。

三、二脂酰甘油/三磷酸肌醇双信使体系

胞外信号分子与相应的 GPCR 结合后,通过膜上特定的 G 蛋白活化效应酶磷脂酶 C,致使胞膜脂质内层的磷脂酰肌醇-4,5-二磷酸(phosphatidylinosital-4,5-biphosphate,PIP_2)被水解,生成三磷酸肌醇 IP_3 和二脂酰甘油 DAG 两个第二信使,将胞外信号转换成胞内信号。IP_3 是一种水溶性分子,产生后可在细胞质中扩散,结合内质网膜上的受体并开启内质网膜上的 IP_3 门控 Ca^{2+}通道,引起 Ca^{2+} 顺电化学梯度从内质网钙库释放进入细胞质基质,使胞内 Ca^{2+}浓度升高,之后通过结合钙调蛋白(calmodulin,CaM)启动胞内 Ca^{2+} 信号系统,使细胞产生相应的生物学反应。DAG 是亲脂性分子,生成后仍锚定于膜上,在 Ca^{2+}、磷脂酰丝氨酸存在的情况下,激活蛋白激酶 C(protein kinase C,PKC),活化的 PKC 进一步使其效应蛋白或酶磷酸化,并可激活 Na^+/H^+交换,使胞内 pH 升高。以磷脂酰肌醇代谢为基础的信号通路,其最大特点是胞外信号被膜受体接受后,同时产生两个胞内信使,分别激活两种不同的信号传递途径,即 IP_3-Ca^{2+}和 DAG-PKC 途径(图 11-6),共同实现细胞对外界信号的应答反应,因此我们把这种信号系统又称之为“双信使系统”(double messenger system)。

IP_3 介导的胞质内 Ca^{2+}浓度的升高只是瞬时的,一旦完成其信号作用,质膜和内质网膜上 Ca^{2+}泵会分别将 Ca^{2+}泵出细胞外和泵入内质网腔以降低胞内 Ca^{2+}浓度。研究表明,质膜上存在的一种 TRPCa^{2+}通道对胞内 Ca^{2+}的外流起着重要作用。此外,当 IP_3 完成使命后,即可被磷酸酶水解,此过程不会引起内质网膜上 Ca^{2+}泵的开放。

四、钙离子/钙调蛋白信使体系

钙离子也是细胞内比较重要的一种第二信使,通过浓度高低的改变来实现其信使作用,参与和调节细胞的收缩、运动、分泌以及分裂等重要活动。一般情况下,胞内游离钙离子的浓度为 10^{-8}~10^{-7}mol/L,胞外钙离子浓度是细胞内的 10^4~10^5 倍。当细胞受到特异性信号刺激后,细胞内钙库(内质网、肌浆网等)的钙通道或质膜上的钙通道开放,致使胞内钙离子浓度瞬间快速升高,可达 10^{-6}mol/L,由此产生的钙信号使胞内某些酶的活性和蛋白质功能发生改变,从而产生相应的细胞效应。不同类型的细胞,其 Ca^{2+} 信号产生的途径也存在差异,如神经细胞中,胞膜钙通道开放是产生 Ca^{2+}信号的主要途径,而在肌细胞中,Ca^{2+} 信号则依赖于钙库钙通道和胞膜钙通道的同时开放。

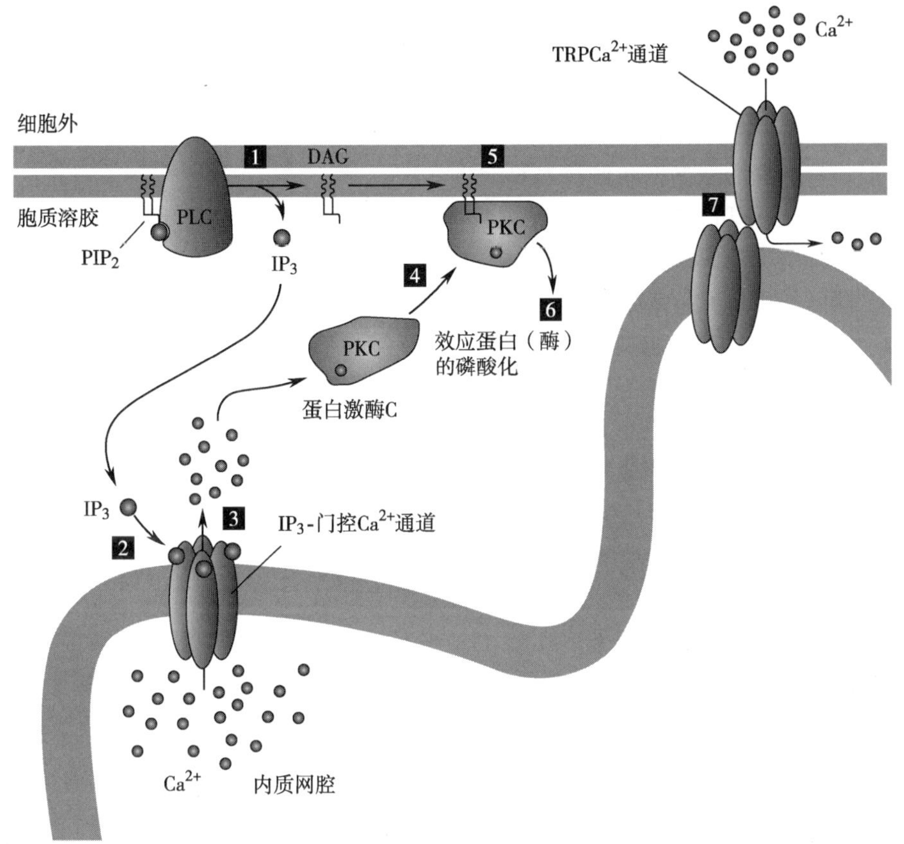

图 11-6　IP_3-Ca^{2+}和 DAG-PKC 双信使系统

1. 胞外信号分子与 GPCR 结合，通过活化 G 蛋白激活 PLC，催化 PIP_2 水解生成 IP_3 和 DAG 两个第二信使；2. IP_3 结合并开启内质网膜上 IP_3 门控 Ca^{2+} 通道；3. Ca^{2+} 从内质网钙库释放进入细胞质基质，结合钙调蛋白启动胞内 Ca^{2+} 信号系统；4. 胞内 Ca^{2+} 浓度增高，导致细胞质基质中 PKC 与 Ca^{2+} 结合后转位至质膜内表面；5. PKC 被锚定于质膜上的 DAG 激活；6. 活化的 PKC 使效应蛋白或酶磷酸化；7. 质膜和内质网膜上的 Ca^{2+} 泵降低胞内 Ca^{2+} 浓度

一般情况下 Ca^{2+}不直接作用于靶蛋白，而是通过 Ca^{2+}应答蛋白间接发挥作用。细胞中有多种能够与 Ca^{2+}结合的、功能复杂的蛋白质，钙调蛋白 CaM 即为其中最主要的一种。CaM 是真核细胞中普遍存在的 Ca^{2+}应答蛋白，分子量为 16.7kD，单条多肽链由 148 个氨基酸残基组成，呈哑铃型构象，含有 4 个结构域，每个结构域可结合一个 Ca^{2+}，故每一分子 CaM 可结合 4 个 Ca^{2+}。CaM 本身并无活性，当细胞中 Ca^{2+}浓度超过 10^{-6}mol/L 时，无活性的 CaM 即与 Ca^{2+}结合，使其构象发生改变而被活化，从而激活靶蛋白或靶酶。此外，CaM 本身还可通过激活细胞膜上的 Ca^{2+}泵，调节胞内的 Ca^{2+}浓度。Ca^{2+}也可直接对离子通道进行调节，如活化多种组织细胞膜上的 K^+离子通道，致使 K^+顺电化学梯度扩散到胞外，胞膜处于超极化状态。一些非专一性的阳离子通道，受到 Ca^{2+}活化后，可能会增强对 Na^+、K^+的通透性。

第四节　信号转导与蛋白激酶

细胞内信号转导通路通过一系列的蛋白质与蛋白质相互作用形成一个网络，信息可从胞内一个信号分子传递到另一个信号分子，每一个信号分子都能够激起下一个信号分子的产生，直至使细胞产生代谢酶被激活、基因表达被启动以及细胞骨架产生变化等生理效应。

一、信号转导通路的特点

一般而言，信号转导通路具有以下几个特点：

（一）信号转导分子激活机制具有类同性

蛋白质的磷酸化和去磷酸化是绝大多数信号分子可逆性激活的共同机制。例如，Fos 的激活需要其丝氨酸和苏氨酸残基的磷酸化，Janus 激酶（Janus kinase，JAK）的激活需要其酪氨酸残基的磷酸化，在传递完信息后又都要去磷酸化。

（二）信号转导通路的连贯性

信号转导通路中的各个反应相互衔接，形成一个级联反应过程，有序依次进行，直至完成。其间任何步骤的中断或出错，都将给细胞乃至机体带来灾难性后果。

（三）信号转导通路具有通用性和特异性

通用性是指同一条信号转导通路可在细胞的多种功能效应中发挥作用，使得信号转导通路具有保守性和经济性，这是生物进化的结果。信号转导需要对细胞功能进行精细调节，信号转导通路就必须具有特异性。

（四）信号转导通路相互交叉

细胞内各条信号通路相互沟通、相互串联、相互影响、相互制约、相互协调、相互作用，形成一张巨大的、错综复杂的网络体系。如此，细胞才能够对各种刺激做出迅速准确地应答，适应环境的变化。

（五）整合作用

多细胞生物的每个细胞都处于细胞“社会”环境之中，大量的信息以不同组合的方式调节细胞的行为。因此，细胞必须整合不同的信息，对多种信号进行准确控制，作出适宜的反应，才能维持生命活动的有序性。

二、酪氨酸激酶

蛋白激酶是一类磷酸转移酶，主要作用是将 ATP 的磷酸基团转移到底物特定的氨基酸残基上。在细胞的信号转导过程中，蛋白激酶将其底物磷酸化，是胞外信号引起细胞效应的一个非常重要的环节，如前面内容中提到的 PKA、PKC 和 PKG 等。如根据蛋白激酶作用底物的氨基酸残基的特异性，可将蛋白激酶分为两大类：蛋白质酪氨酸激酶和蛋白质丝氨酸/苏氨酸激酶。

蛋白质酪氨酸激酶（protein tyrosine kinase，PTK）是一类激活后可催化底物蛋白酪氨酸残基磷酸化的激酶，为蛋白激酶家族中最重要的成员之一，对细胞生长、增殖和分化等都具有非常重要的调节作用。PTK 包括两大类：位于细胞膜上的受体型 PTK（前面内容所述）和位于胞质中的非受体型 PTK。受体型 PTK 是酪氨酸激酶家族中研究得最为清楚的类型，而非受体型 PTK 有 9 个亚族，JAK 即为主要亚族之一，这些成员在结构上均含有特殊的保守性结构域，例如 SH2 和 SH3 同源结构域等，这些结构域在信号转导过程中发挥着重要作用。非受体型 PTK 通常是与一些非催化型的受体相耦联，如干扰素、生长激素、白细胞介素和集落刺激因子等胞外信号分子的受体以及部分黏附分子的受体，它们的胞内区域没有酪氨酸蛋白激酶活性结构域，本身缺乏酪氨酸激酶活性，但在胞内近膜区有一个富含脯氨酸的“Box1”结构，为 JAK 的结合位点。当这些受体与配体结合后，可使 JAK 活化，激活与转录相关的调节蛋白,从而影响基因的表达。信号转导和转录激活因子(signal transducer and activator of transcription,STAT)家族是 JAK 激酶作用的主要下游信号蛋白分子。目前已知的 STAT 家族成员有 7 个,分别命名为 STAT1 至 STAT7。STAT 蛋白的 N 端具有 SH2 结构域以及核定位信号 NLS,中间为 DNA 结合结构域,C 端有一个保守的酪氨酸残基,对其活化至关重要。STAT 家族成员在氨基酸组成上具有高度同源性,活化的 STAT 蛋白可通过磷酸化酪氨酸残基与另一个 STAT 蛋白的 SH2 结构域相互作用,形成稳定的 STAT 异源聚合体,该聚合体利于 STAT 入核与 DNA 相结合。如若 SH2 结构域或酪氨酸磷酸化位点发生突变,将不能形成 STAT 聚合体,功能方面也必然受到影响。

三、丝氨酸/苏氨酸激酶

丝氨酸/苏氨酸激酶(serine/threonine kinase,STK)的主要作用是通过变构作用激活蛋白质,继而催化底物蛋白的丝氨酸/苏氨酸残基发生磷酸化。该类激酶种类繁多,主要包括 PKA、PKC、PKG、钙调蛋白依赖性蛋白激酶(CaMK)以及丝裂原活化蛋白激酶(mitogen activated protein kinase,MAPK)等。

蛋白激酶催化底物蛋白发生的磷酸化是一个可逆的过程,磷酸化的蛋白质可在磷酸酶的作用下发生去磷酸化,因此,蛋白激酶与磷酸酶的相对活性就决定了蛋白质上磷酸基团的数量。在细胞信号转导过程中,蛋白激酶和蛋白磷酸酶催化的蛋白质磷酸化与去磷酸化所调控的信号转导途径有很多,通称为磷酸化级联反应(phosphorylation cascades)。许多胞内信号分子本身即为蛋白激酶,且又能被上游蛋白激酶磷酸化而激活,由此引发胞内一系列蛋白质磷酸化,产生级联反应,胞外信号分子所产生的信号因此被逐步级联放大,而这种放大作用可高达成千上万倍,短时间内即可使细胞产生应答反应。

四、几种重要的细胞信号转导通路

(一) MAPK 信号通路中的级联激活是多条分支通路的中心

丝裂原活化蛋白激酶信号通路普遍存在于真核细胞中。MAPK 是一系列激酶酶促级联反应中非常重要的一环,它能够将多种胞外刺激信号从细胞膜转导至核内,继而与其他信号通路协同作用,使细胞对外界信号做出合适的应答反应,参与调控细胞的生长、增殖、分化以及凋亡等重要生理过程。

目前认为组成 MAPK 信号通路的三类激酶 Raf、MEK 和 MAPK 尤为重要。胞外刺激信号分子与受体结合,活化 RTK 和 Ras,将信号继续下传,最终活化的 MAPK 进入细胞核并启动相关基因的转录。这三类激酶组成的信号通路,我们称之为 MAPK 通路,MAPK 通路的活化环环相扣,逐级放大。Raf 属于丝氨酸/苏氨酸蛋白激酶,又称丝裂原活化蛋白激酶激酶的激酶(mitogen activated protein kinase kinase kinase,MAPKKK)。MEK,也称丝裂原活化蛋白激酶激酶(mitogen activated protein kinase kinase,MAPKK),是一种双重特异的蛋白激酶,能磷酸化其唯一底物 MAPK 上的酪氨酸残基和苏氨酸残基并使之激活。MAPK 是该信号通路的蛋白激酶磷酸化级联反应中特别重要的组分,它是一个丝氨酸/苏氨酸蛋白激酶家族,含 5 个亚家族,共十余个成员。MAPK 家族成员的活性部位都具有苏-X-酪(Thr-X-Tyr)序列,其中 X 为任意氨基酸。MAPK 的活化是其酪氨酸残基先被 MEK 催化磷酸化,接着苏氨酸残基也被磷酸化,即 Thr-X-Tyr 序列中的苏氨酸与酪氨酸残基只有同时被磷酸化,MAPK 才具有活性。Ras 蛋白是 *ras* 基因表达产物,是一种 GTP 结合蛋白,具有 GTPase 活性,结合 GTP 时为活化态，结合 GDP 时为失活态，故它也是 GTPase 开关蛋白。Ras 蛋白在 RTK 介导的信号通路中也是一种关键组分，它的活化对诱导细胞分化或增殖是必要的。

Ras 的活化信号沿 MAPK 通路逐级下传，基本步骤如下（图 11-7）：①活化的 Ras 与 Raf N 端的调节结构域结合，并使其催化结构域暴露，解除对其激酶活性的抑制，诱导 Raf 的构象发生改变，同时激活 Raf 上与抑制蛋白质 14-3-3 结合的丝氨酸残基去磷酸化，抑制蛋白发生解离，而 Raf 中另外的丝氨酸/苏氨酸残基发生磷酸化。完成使命的 Ras 又回到无活性状态，与 GDP 结合后，与 Raf 分离。②活化的 Raf 通过其 C 端催化结构域与下游蛋白激酶 MEK 结合，使其丝氨酸/苏氨酸残基磷酸化，导致 MEK 的活化。③活化的 MEK 继而使其唯一底物 MAPK 活性部位（Thr-X-Tyr）中的酪氨酸残基和苏氨酸残基同时磷酸化，由此激活 MAPK。④活化的 MAPK 转位进入细胞核，能够使许多底物蛋白的丝氨酸/苏氨酸残基发生磷酸化，其中包括调节细胞周期和细胞分化的特异性蛋白质表达的转录因子，影响它们的活性。

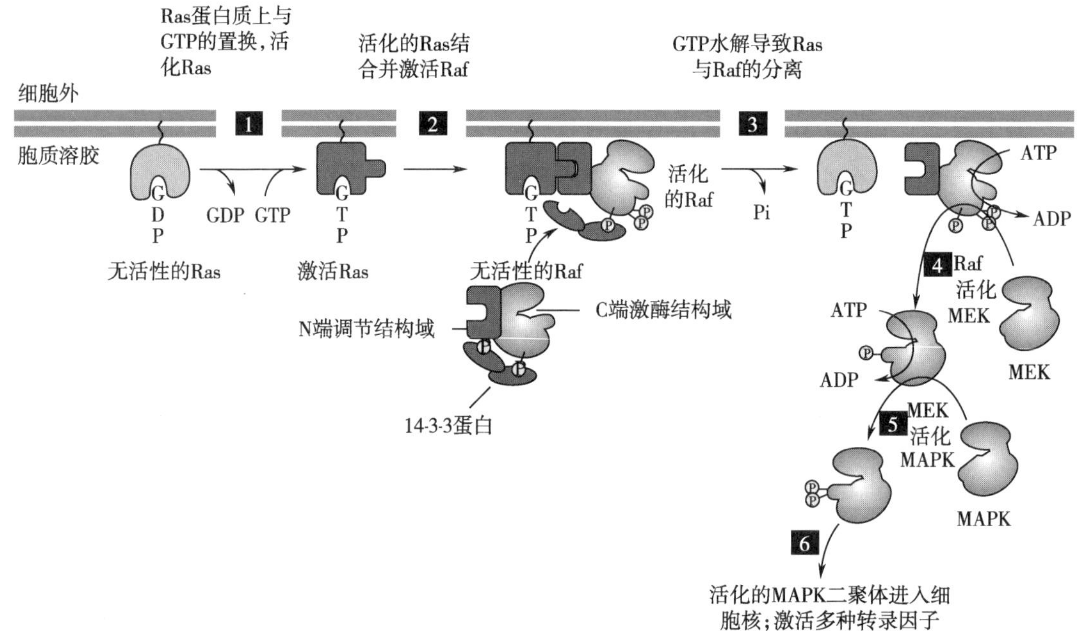

图 11-7　Ras-MAPK 信号通路

总而言之，生长因子等所携带的胞外刺激信号沿着 RTK→Ras→Raf→MEK→MAPK 的信号转导途径进入细胞核，调节细胞增殖或分化相关基因的转录，从而使细胞产生相应的生物学效应。除 RTK 外，MAPK 通路还可被很多其他信号途径活化，例如，细胞因子受体 JAK 也可通过衔接子蛋白激活 Ras-MAPK 通路。在不同的细胞中，通过不同的 MAPK 亚类间信号的整合与协同可产生不同的甚至完全相反的生物学效应，确保细胞反应的精确性和准确性，以适应不同外界环境的变化。

（二）细胞因子受体与 JAK-STAT 信号通路

细胞的增殖、分化、成熟以及胚胎发育除了受到生长因子的调控外，还受到细胞因子（cytokine）的影响和调节。细胞因子的范畴很广，包括白细胞介素（interleukin，IL）、干扰素（interferon，IFN）、集落刺激因子（colony-stimulating factor，CSF）、促红细胞生成素（erythropoietin，Epo）以及某些激素，如生长激素和催乳素等。细胞因子受体（cytokine receptor）是细胞表面一类与酪氨酸蛋白激酶耦联的受体。该类受体为单次跨膜蛋白,通常由 2 个或 2 个以上亚基组成,胞外的配体结合区域含有 4 个保守的 Cys 残基,胞内区域本身不具有酶活性,但具有与胞质酪氨酸蛋白激酶的结合位点,也就是说,受体活性依赖于非受体酪氨酸蛋白激酶,即通过激活与受体耦联的酪氨酸蛋白激酶实现其功能。

与细胞因子受体紧密相连的胞质酪氨酸蛋白激酶是一类新近发现的 JAK 家族。JAK 的 N 端结构域与受体结合,C 端为激酶结构域,中间结构域的功能尚未完全明确。迄今发现的 JAK 激酶家族成员包括 JAK1、JAK2、JAK3 和 Tyk2。细胞因子受体的活化机制与 RTK 非常相似,受体所介导的胞内信号通路也多与 RTK 介导的胞内信号通路相重叠,不同之处在于其自身并无酪氨酸激酶活性,其 Tyr 的磷酸化需要另一个与之结合的 JAK 激酶来完成。JAK 激酶活化后,可激活其下游信号蛋白分子 STAT,进行胞内信号的传递。STAT 蛋白的 N 端具有 SH2 结构域以及核定位信号 NLS,中间为 DNA 结合结构域,C 端有一个保守的酪氨酸残基,对其活化至关重要。因 STAT 蛋白具信号转导和转录激活双重功能,故细胞因子受体介导的信号转导途径又称之为 JAK-STAT 信号通路。能够激活 JAK-STAT 信号通路的细胞因子有很多,包括在调节细胞分化、增殖和凋亡等生物学过程中起重要作用的干扰素家族、IL-6 类细胞因子等。

JAK-STAT 信号通路的基本步骤可概括如下(图 11-8):①细胞因子与质膜上的受体特异

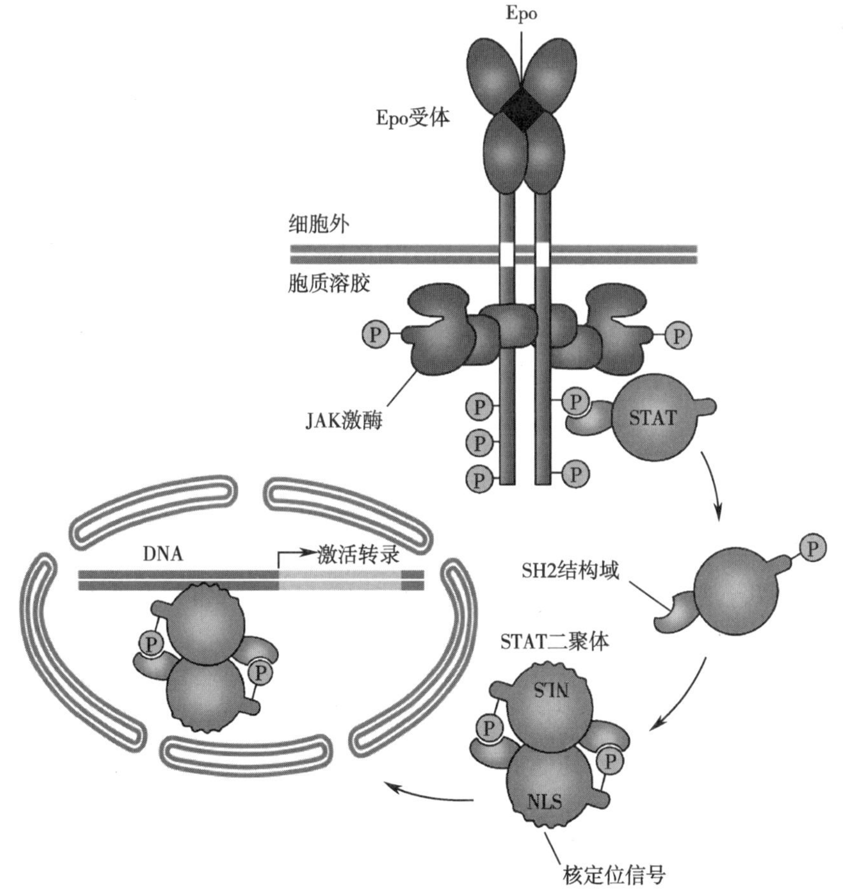

图 11-8　JAK-STAT 信号通路

Epo 与 Epo 受体特异结合,受体二聚化激活 JAK;活化 JAK 磷酸化 STAT,磷酸化 STAT 从受体解离;两个磷酸化 STAT 形成同源二聚体,暴露核定位信号 NLS;二聚化 STAT 转位入核,与特异基因调控序列结合,调节基因表达

性结合，引起受体构象的改变并导致二聚化，进而形成同源二聚体。受体的二聚化有利于各自结合的 JAK 相互靠近，使彼此酪氨酸残基实现相互磷酸化，从而激活 JAK 的活性。②活化的 JAK 继而磷酸化受体胞内段酪氨酸残基，形成 SH2 结构域的结合位点。③衔接子蛋白 STAT 通过其 SH2 结构域与磷酸化的细胞因子受体结合。STAT 一旦与受体结合，其 C 端的酪氨酸残基即被 JAK 激酶磷酸化。磷酸化的 STAT 分子即可从受体上解离下来。④两个磷酸化的 STAT 分子通过各自的 SH2 结构域相互结合，形成 STAT 同源二聚体，继而暴露出核定位信号 NLS。二聚化的 STAT 转位到细胞核中，与特异性的增强子序列相结合，进而调节相关基因的表达。

（三）Wnt-β-catenin 信号通路

Wnt 信号通路是由 Wnt 蛋白及其受体、调节蛋白等共同组成的复杂信号通路，是胚胎发育中最重要的调控途径之一。Wnt 蛋白家族、Frizzled 跨膜受体家族、胞质调节蛋白 dishevelled（DSH）、糖原合酶激酶 3（glycogen synthase kinase 3，GSK3）、APC（adenomatous polyposis coli）、Axin、β-连环蛋白（β-catenin）以及 T 细胞因子（T cell factor，TCF）等组分一起构成了 Wnt 通路的经典途径。

Wnt 蛋白是一组富含半胱氨酸的分泌性糖蛋白，作为局域性信号分子参与信号转导，广泛存在于各种动物的多种组织当中。目前仅在哺乳动物中发现的 Wnt 蛋白家族成员已多达 19 个，从胚胎到成体均有严格的空间及时间上的表达。β-catenin，又称 β-连环蛋白，为哺乳类中与果蝇 Arm 蛋白同源的转录调控蛋白，是一种骨架蛋白，其在胞质中的稳定以及在核内的累积是 Wnt 信号通路中的关键性事件，起中心作用。Wnt 信号可引发 β-catenin 从胞质蛋白复合物中释放出来，进入细胞核调控靶基因的转录，从而影响细胞的增殖和存活。鉴于 β-catenin 至关重要的作用，此通路又称为 Wnt-β-catenin 信号通路。膜表面受体 Frizzled（F_Z）又称卷曲蛋白，由 *Frizzled* 基因编码，是与 GPCR 相似的 7 次跨膜蛋白，可直接与 Wnt 结合。辅助性受体 LRP5/6（LDL-receptor-related protein，LRP）即低密度脂蛋白受体相关蛋白，为单次跨膜的受体蛋白，以 Wnt 信号依赖的方式与 Frizzled 相结合。APC 为人类重要的抑癌基因产物之一，而 Axin 则是一种支架蛋白。

Wnt-β-catenin 信号通路中（图 11-9），在细胞缺乏 Wnt 蛋白时，β-catenin 结合在由 Axin 介导形成的 APC/Axin/GSK3 胞质蛋白复合物上，并被结合在 Axin 上的酪蛋白激酶 1（casein kinase 1，CK1）和 GSK3 依次磷酸化，磷酸化后的 β-catenin 可被泛素-蛋白酶体系统识别并降解，导致胞质中 β-catenin 的水平较低，因此核内受 Wnt-β-catenin 信号通路所调控的靶基因均处于转录抑制状态。胞外的 Wnt 也可被一些拮抗剂所抑制，如分泌性 Frizzled 相关蛋白（secreted Frizzled-related protein，sFRP）和 Dickkopf（DKK）家族成员可分别抑制 Wnt 和 LRP5/6，故二者的存在可抑制 Wnt-β-catenin 信号通路的激活。当胞外 Wnt 的水平足够高时，Wnt 能够与 Fz 及 LRP5/6 受体蛋白结合，配体-受体的结合即可激活 DSH。而活化后的 DSH 可重新结合于质膜（Fz）上，并使 Axin 也结合于 LRP5/6 受体上，从而从复合物中释放 β-catenin。此外，活化的 DSH 还可通过 GSK 结合蛋白（GSK-binding protein，GBP）抑制 GSK3 磷酸化 β-catenin，维持 β-catenin 在胞质中的稳定性。游离的 β-catenin 转位进入细胞核，与核内转录因子 TCF 结合，进而调控靶基因的表达。

近年来的研究表明，Wnt 信号通路异常活化可能参与多种人类重大疾病的发生发展过程，如 β-catenin 的致癌性突变，APC 的失活性突变等均可导致 Wnt 信号途径的异常活化以及胃肠道肿瘤的发生。

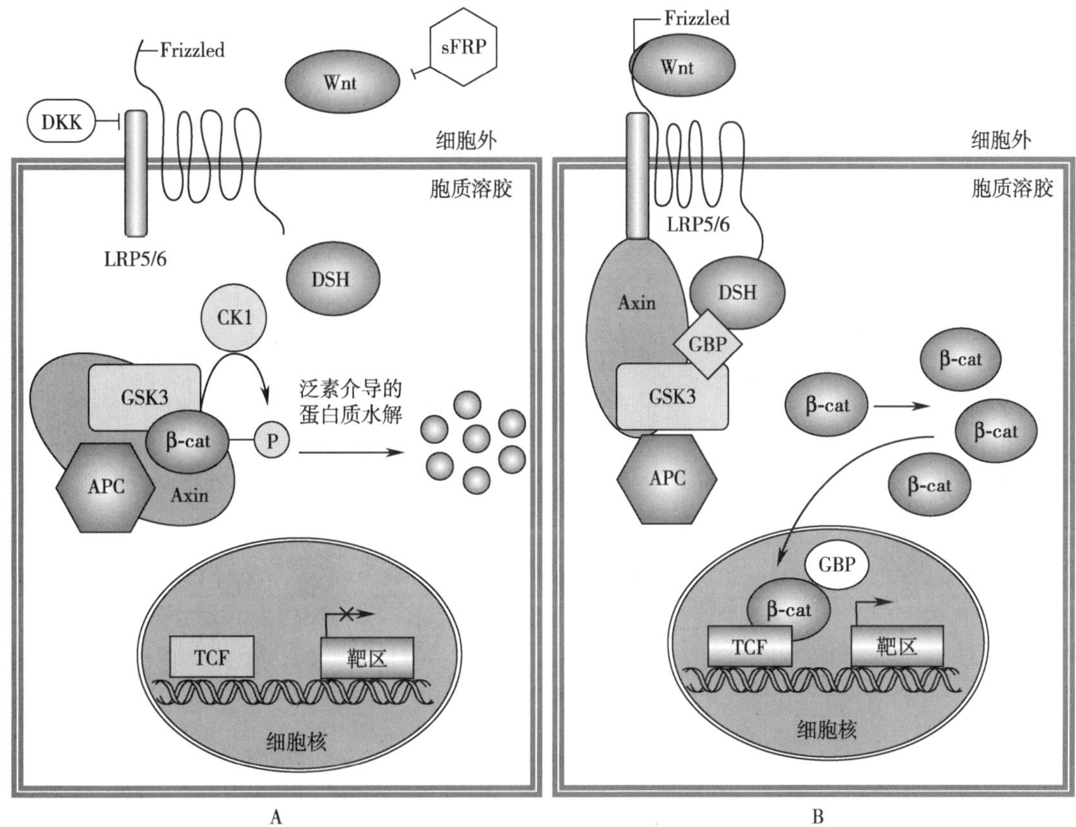

图 11-9　Wnt-β-catenin 信号通路

A. 缺乏 Wnt 信号时，β-catenin 与 Axin 介导的胞质蛋白复合物结合，依次被 CK1 和 GSK3 磷酸化，磷酸化的 β-catenin 泛素化后被蛋白酶体识别并降解，靶基因的转录活性被抑制；B. 有 Wnt 信号时，Wnt 与 Fz 及 LRP5/6 结合后激活 DSH，活化 DSH 使 Axin 与 LRP5/6 结合，从复合物中释放 β-catenin，胞质游离 β-catenin 转位入核，与转录因子 TCF 结合，激活靶基因的转录

（四）TGF-β 受体及 TGF-β-Smad 信号通路

转化生长因子-β（transforming growth factor-β，TGF-β）超家族是一类结构相似的分泌型多肽生长因子，可由多种动物细胞合成与分泌，并以非活性形式储存在胞外基质中。它不仅可以影响细胞的增殖、分化，而且在创伤愈合、胚胎发育、组织分化、免疫调节、骨重建、胞外基质形成以及神经系统发育中均发挥着重要作用。TGF-β 的作用广泛，引起的细胞应答反应也非常的复杂多样，即使是不同细胞或同一细胞不同状态也会引起不同的反应，但其介导的信号转导通路却相对简单且基本相同。

TGF-β 家族分子在合成后被分泌到胞外，经蛋白酶水解形成以二硫键连接的同源或异源二聚体，即成熟的活化形式。经典的 TGF-β 信号转导通路（图 11-10）需要通过细胞表面酶联受体直接磷酸化并激活特殊类型的转录因子 Smad，Smad 分子作为胞内信号分子，进入核内调节基因的表达，因此称为“TGF-β-Smad 信号通路”。

TGF-β 受体是整合于细胞质膜中的跨膜糖蛋白，分为 3 种类型，即 RⅠ型、RⅡ型和 RⅢ型，相对分子质量分别为 55kD、85kD 和 280kD。RⅢ型受体含量最为丰富，为质膜上的蛋白聚糖，也可称为“β-glycan”。它与 TGF-β 具有高亲和性，负责结合和富集成熟的 TGF-β，促

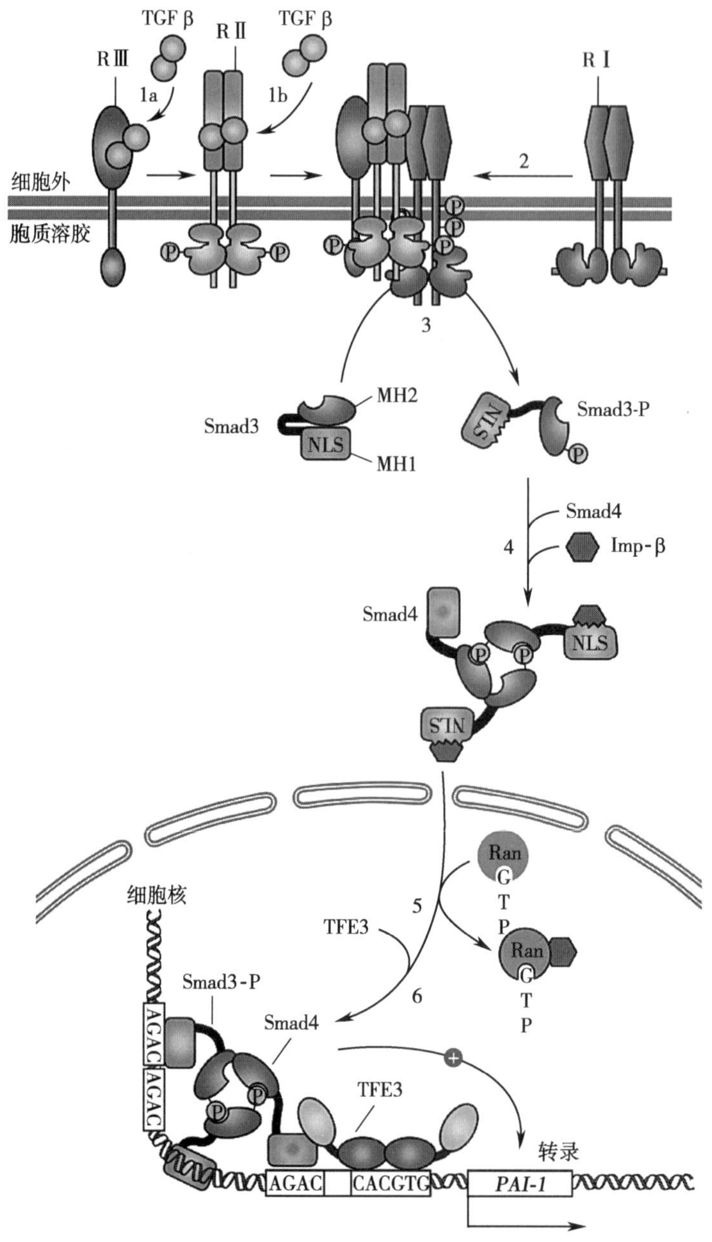

图 11-10　TGF-β-Smad 信号通路

1a. 在一些细胞中，TGF-β 结合于 TGF-β RⅢ型受体，后者将 TGF-β 传递给 RⅡ型受体；1b. 在另外一些细胞中，TGF-β 直接与 RⅡ型受体结合。2. 结合配体的 RⅡ型受体募集并磷酸化 RⅠ型受体，RⅠ型受体的激酶活性被激活。3. 活化的 RⅠ型受体将转录因子 Smad3 磷酸化，使其构象改变，暴露出 NLS。4. 两分子磷酸化的 Smad3 与未磷酸化的 Smad4 以及 Imp-β 结合，形成复合物并转位入核。5. Ran-GTP 使 Imp-β 从复合物中解离。6. 核内转录因子（如 TFE3）与 Smad3/Smad4 复合物结合，形成活化型复合物，调节靶基因（如 *PAI-1*）的转录

进信号的传递。RⅠ型和 RⅡ型受体是跨膜的丝氨酸/苏氨酸激酶，其激酶活性位于胞质侧结构域，二者可直接参与信号的传递。RⅡ型受体为组成型活化激酶，无 TGF 结合时也可催化自身的丝氨酸/苏氨酸残基磷酸化。当胞外的 TGF-β 与细胞表面的 RⅢ型受体结合后，后者将 TGF-β 传递给 RⅡ型受体，而在另一些细胞中，TGF-β 可与 RⅡ型受体直接结合，不需

要 RⅢ型受体的中间递交过程。与 TGF-β 结合后的 RⅡ型受体募集并磷酸化 RⅠ型受体胞内段的丝氨酸/苏氨酸残基，解除其激酶活性的抑制状态，从而使 RⅠ型受体的激酶活性被激活。活化的 RI 型受体激活下游靶分子 Smad 转录因子。

在 TGF-β 信号途径中有 3 种 Smad 转录因子起调节作用，根据功能的不同，可分为受体调节的 R-Smad（如 Smad2、Smad3）、辅助性 Co-Smad（如 Smad4）和抑制性或拮抗性 I-Smad（如 Imp-β，Importin β）。Smad3 为 RⅠ型受体的直接作用底物，包含 MH1 和 MH2 两个结构域，中间为一个可弯曲的连接区，位于 N 端的 MH1 结构域含有特异性的 DNA 结合片段，同时也包含核定位信号 NLS 序列。

当 Smad3 未被磷酸化（此时处于非活化状态）时，NLS 被遮盖，此时的 MH1 和 MH2 结构域不能与 Smad4 结合。当 RI 型受体被激活后，Smad3 转录因子近 C 端的丝氨酸残基被磷酸化，致使构象发生改变，暴露 NLS，磷酸化 Smad3、磷酸化 Smad4 和 Imp-β 形成复合物，复合物中 Imp-β 与 Smad3 的 NLS 相结合，从而引导复合物进入细胞核。一旦入核，Imp-β 与 Ran-GTP 结合而脱离复合物，Smad3 与 Smad4 复合物则与其他核内转录因子（如 TFE3）结合，激活特定靶基因的转录。细胞核内的 R-Smad 去磷酸化后从复合物上解离，重新返回细胞质中，循环利用。此外，TGF-β 的刺激可同时诱导 I-Smad，特别是 Smad7 的表达。Smad7 能够阻断活化的 RⅠ型受体对 Smad2/3 的磷酸化，发挥负调控作用，对长期暴露于刺激性信号之下的胞内信号起抑制作用。

由于细胞的生理状态和分化情况不同，不同细胞中相同 TGF-β 信号可能会引起截然相反的调节作用。TGF-β 具有抑制细胞增殖的负调控作用，例如，阻断细胞周期进程的 p15 蛋白的表达即受到 TGF-β-Smad 信号通路的转录激活。此外，Smad 复合物也可阻遏 *c-myc* 基因的转录，减少许多种受 Myc 转录因子调控的促细胞增殖基因的表达，从而对细胞的增殖起负调控作用。TGF-β 还可以激活包括 MAPK 信号通路在内的其他信号通路，共同调节细胞的生命活动。因此，TGF-β 信号缺失会导致细胞的异常增殖与癌变。

（五）NF-κB 信号通路

核转录因子 κB（nuclear factor-kappa B，NF-κB）最初是 R. Sen 和 D. Baltimore 于 1986 年在 B 细胞中发现的一种核转录因子，因其能与免疫球蛋白 κ 轻链启动子序列 κB 序列特异性结合而得名。目前已发现 NF-κB 调节的靶基因有 150 多种，包括细胞因子（TNF、IL-1 等）、化学趋化因子、生长因子、黏附分子、某些急性期反应蛋白以及参与免疫识别的受体和抗原递呈的蛋白质等，大多数都与宿主的免疫、炎症和应激反应相关，同时也参与调控细胞的分化、增殖凋亡及发育等过程。近年来的研究结果表明，NF-κB 活动异常与人类肿瘤的发生密切相关。迄今为止，在哺乳动物细胞中已发现 5 种 NF-κB 家族成员：RelA（p56）、RelB、c-Rel、NF-κB1（p50）和 NF-κB2（p52）。通常情况下，NF-κB 以异二聚体的形式存在于细胞质中，最常见的为 p65/p50 异二聚体，即我们常说的 NF-κB，此种异二聚体也是其主要的活性形式。NF-κB 家族成员都有一个约 300 个氨基酸残基组成的相对保守的 N 端区域，称为 Rel 同源区（Rel-homologe domain，RHD），该区是与 DNA 结合、二聚化、与 I-κB 相互作用及核定位信号 NLS 所在的区域。

细胞在静息状态下，NF-κB 在胞质中通常与其抑制物 I-κBα 结合形成异源多聚体，NLS 被遮盖，从而处于非活化状态。当细胞受到外界信号的刺激（如 TNF-α 或 IL-1 与质膜上的受体结合）时，细胞内的 TAK1 首先被激活，然后活化的 TAK1 激活 I-κB 激酶（αβγ 异三聚体），活化的 I-κB 激酶将 I-κBα 亚基 N 端调节区的 2 个 Ser32/36 磷酸化。E3 泛素连接酶迅速识别 I-κBα 上的磷酸化丝氨酸残基，使 I-κB 发生多聚泛素化并在蛋白酶体作用下降解，I-κB 的降解暴露出 p50 亚基的易位信号和 p65 亚基的 DNA 结合位点，使得 NF-κB 游离并暴露出 NLS，最后 NF-κB 转位进入核内调节靶基因的转录（图 11-11）。

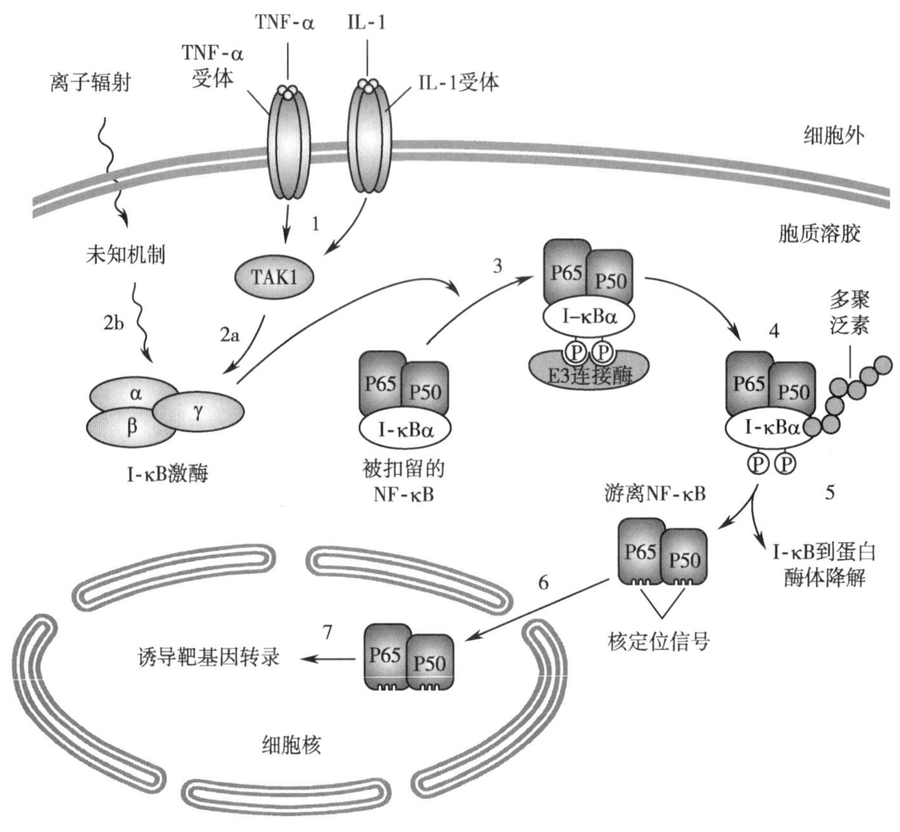

图 11-11　NF-κB 信号通路

1. 当细胞受到外界信号的刺激（如 TNF-α 或 IL-1 与质膜上的受体结合）时，激活胞内 TAK1 的活性；2a 和 2b. 活化的 TAK1 激活胞质中的异三聚体 I-κB 激酶；3. 活化的 I-κB 激酶将 I-κBα 亚基的两个丝氨酸残基磷酸化，E3 泛素连接酶快速识别 I-κBα 上的磷酸化丝氨酸残基；4. I-κB 发生多聚泛素化；5. I-κB 被泛素依赖性蛋白酶体降解；6 和 7. I-κB 的降解使 NF-κB 游离并暴露出 NLS，NF-κB 转位进入核内激活靶基因的转录

NF-κB 信号的负向调节非常复杂，已知有多种机制可以抑制 NF-κB 的活性。目前的研究结果认为，NF-κB 信号终止的关键是活化的 NF-κB 能够激活 *I-κB* 基因的转录，新合成的 I-κB 与核中的 NF-κB 结合，随后该复合物返回细胞质，抑制 NF-κB 的活性。

细胞中的各种信号通路并非独立存在，彼此无关。相反，它们在细胞内形成一个十分复杂的网络系统。诸多研究表明，基因的转录可以由多条信号转导通路调控，对于 Wnt、STAT3 和 NF-κB 信号通路下游的靶基因而言，亦是如此。例如与细胞增殖和存活密切相关的 *cyclinD1*、*c-myc*、*survivin* 和 *VEGF* 等基因表达除了受 Wnt 信号通路调控外，它们还是 NF-κB 和 STAT 信号通路中的靶基因。因此，不同的信号通路之间存在功能互动、互补和代偿的关系，某些情况下，它们通过调控共同的下游靶基因，相互影响，协同作用。

（六）Hedgehog 受体介导的信号通路

Hedgehog（Hh）信号分子是细胞分泌的一种局域性蛋白配体，作用范围一般不超过 20

个细胞。研究发现,Hedgehog 信号通路在脊椎和无脊椎动物的发育过程中控制着细胞的命运、增殖以及分化。该信号通路在不同物种间高度保守,若被异常活化则会引起肿瘤的发生发展。

目前已知 Hedgehog 的受体蛋白有 3 种:patched(Ptc)蛋白、smoothened(Smo)以及 iHog 蛋白,这三种跨膜蛋白共同介导细胞对 Hh 信号的应答反应。Ptc 和 Smo 能够接受和转导 Hh 信号,iHog 则可能作为辅助性受体参与 Ptc 与 Hh 的结合。和 Wnt 信号通路一样,Hedgehog 信号通路中也需要多种调节蛋白复合物在胞质中进行装配和解离,从而释放出转录因子。Hedgehog 信号通路中的调节蛋白主要包括:丝氨酸/苏氨酸激酶 fused(Fu)、微管相关动力蛋白 costal-2(Cos-2)、转录因子锌指蛋白 cubitis interruptus(Ci)、蛋白激酶 A(PKA)、糖原合酶激酶 3(GSK3)和酪蛋白激酶-1(CK1)等。

基于在果蝇中的大量研究结果,目前 Hedgehog 信号通路的基本模型如下(图 11-12):在缺乏 Hedgehog 信号时,质膜上的受体 Ptc 蛋白抑制胞内膜泡上 Smo 蛋白的活性,若此时胞质

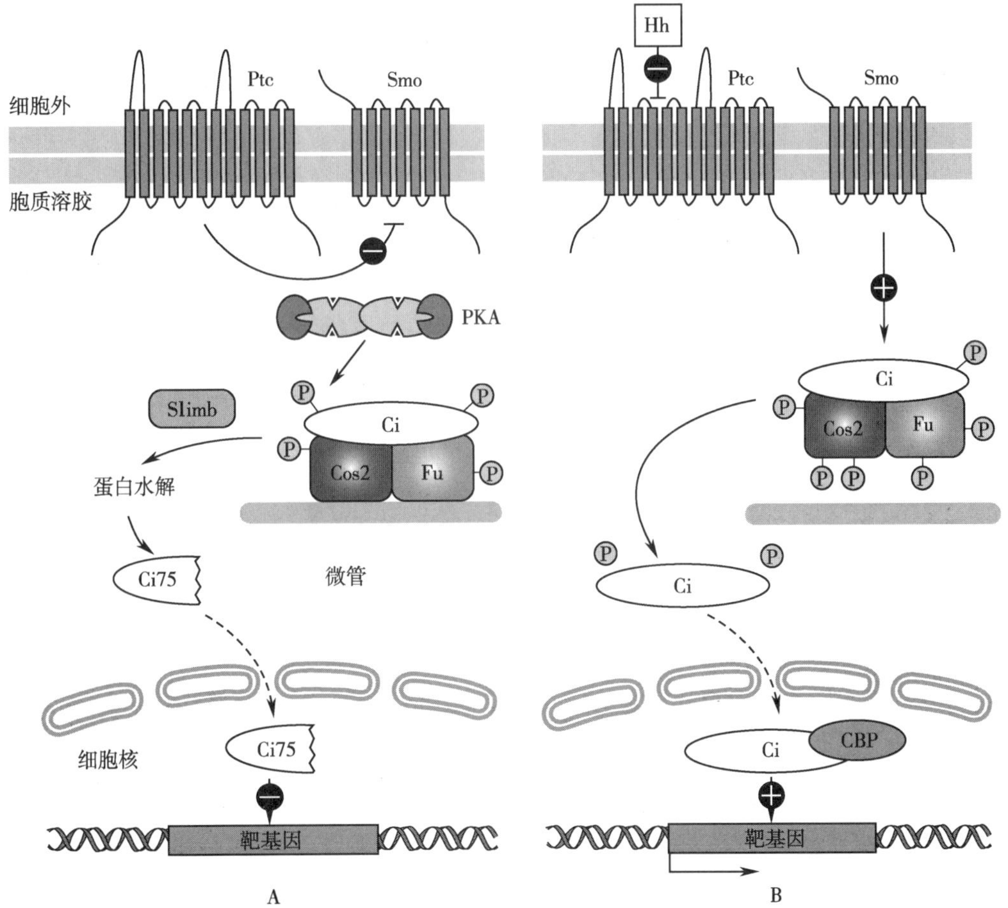

图 11-12　Hedgehog 受体介导的信号通路

A.(-Hh):在缺乏 Hedgehog 信号时,Ptc 蛋白抑制胞内 Smo 蛋白的活性,若此时胞质调节蛋白 Fu/Cos-2/Ci 复合物与微管结合,Ci 在 Slimb 作用下水解形成 Ci75 片段,Ci75 作为应答 Hh 信号的阻遏物进入核内抑制靶基因表达;B.(+Hh):当 Hedgehog 信号存在时,Hedgehog 蛋白抑制 Ptc 活性,解除 Ptc 对 Smo 活性的抑制作用,随后 Smo 被 CK1 和 PKA 两种激酶磷酸化,与 Smo 结合的 Fu 和 Cos-2 超磷酸化,导致 Fu/Cos-2/Ci 复合物从微管上解离,形成稳定形式的 Ci,后者入核与 CBP 结合,激活靶基因转录

调节蛋白 Fu、Cos-2 和 Ci 形成的复合物与微管结合，复合物中的转录因子 Ci 在泛素/蛋白酶体相关的 F-box 蛋白 Slimb 的作用下水解形成 Ci75 片段，作为应答 Hh 信号的阻遏物发挥作用，并进入核内抑制靶基因表达。当 Hedgehog 信号存在时，Hedgehog 蛋白与 Ptc 蛋白结合抑制 Ptc 活性，并诱发 Ptc 内吞被溶酶体消化，解除 Ptc 对 Smo 活性的抑制作用。接着 Smo 通过膜泡融合转位至细胞膜表面，被 CK1 和 PKA 两种激酶磷酸化，与 Smo 结合的 Fu 和 Cos-2 超磷酸化，导致 Fu/Cos-2/Ci 复合物从微管上解离，从而形成稳定形式的 Ci，后者进入核内并与 CREB 结合蛋白（CBP）结合，从而激活靶基因的转录。

第五节　细胞信号转导与医学

在细胞的正常功能与代谢中，信号转导起着非常重要的作用，其过程和路径的任何环节发生异常，均会使细胞无法对外界的刺激作出正确反应而导致疾病的发生。信号转导在细胞水平上涉及信号从细胞外到细胞内的运动，最终结果是细胞活动和基因表达的改变。因此，阐明细胞信号转导机制不仅能加深对细胞生命活动本身的认识，也为医学的发展带来新的挑战和机遇。细胞信号转导机制的研究在医学发展中的意义主要体现在两个方面：首先，是对疾病发病机制的深入认识；其次，可为疾病的诊断和治疗提供新的靶位。疾病时的细胞信号转导异常可涉及受体、胞内信号转导分子及转录因子等多个环节。细胞信号转导系统的某个环节可因原发性障碍引起疾病，也可继发于某种疾病或病理过程而使细胞信号转导系统发生改变，其功能紊乱又促进了疾病的进一步发展。

一、受体异常与疾病

因受体的数量、结构或调节功能异常，使之不能介导配体在靶细胞中发挥应有的效应所引起的疾病称为受体病（receptor disease）。根据病因的不同，受体病可以分为三类：

（一）遗传性或原发性受体病

如非胰岛素依赖性糖尿病即为一种常见的遗传性受体疾病。遗传因素导致胰岛素受体数量减少或功能异常，使细胞对胰岛素的敏感性降低，耐受力增强，由胰岛素激发的细胞内信号转导过程无法正常进行，细胞糖代谢障碍，导致糖尿病。

（二）自身免疫性受体病

在正常情况下，机体不会对自身细胞的受体产生抗体，但在某些特殊情况下，体内会产生抗受体的自身抗体，该抗体促使细胞对配体的反应性增强，或干扰配体与受体的结合，导致细胞反应性降低，引起疾病，该类疾病我们称之为自身免疫性受体病。如重症肌无力患者体内存在抗乙酰胆碱受体的抗体，当其与乙酰胆碱受体结合后，不仅降低受体与乙酰胆碱的结合能力，同时促使受体发生分解，细胞表面受体的数量显著降低，致使与该受体相关的信号转导过程无法正常进行，继而出现相关疾病。

（三）继发性受体异常

这是一类因配体含量、pH、磷脂膜和细胞合成与分解蛋白质能力等变化引起受体数量及亲和力发生继发性改变后产生的疾病。如肥胖可降低胰岛素受体的功能，继而诱发糖尿病，心功能不全则可使心肌细胞的受体数量减少。

二、G 蛋白与疾病

G 蛋白的 α 亚基上含有细菌毒素糖基化修饰位点，而细菌毒素能使这些位点发生糖基化，引起 α 亚基的 GTPase 活性丧失或与受体结合的能力降低，导致某些疾病的发生。由霍乱弧菌所致的腹泻即与 G 蛋白的异常密切相关。霍乱弧菌在肠道产生的霍乱毒素由 A、B 两个亚基组成，A 亚基具有 ADP-核糖转移酶活性，当霍乱毒素与肠上皮细胞表面受体结合后，A 亚基穿过胞膜，催化胞内 NAD^+ 中的 ADP 核糖基共价结合在 Gs 的 α 亚基上，α 亚基丧失 GTPase 活性，不能将所结合的 GTP 水解成 GDP，结果 GTP 永久结合在 Gs 的 α 亚基上，处于持续活化状态并不断激活 AC 使其持续活化，致使细胞中 cAMP 水平增加 100 倍以上，细胞大量 Na^+ 和水分子持续外流，引起严重腹泻而脱水，如不采取紧急措施补充水和电解质，就会导致死亡。而百日咳博德特氏菌产生的百日咳毒素催化 Gi α 亚基 ADP-核糖基化，阻止与 Gi α 亚基结合的 GDP 释放，使 Gi α 亚基持续处于非活化状态，Gi α 亚基的失活导致气管上皮细胞内 cAMP 水平增加，引起液体、电解质和黏液分泌减少。

三、蛋白激酶与疾病

人体 B 淋巴细胞和 T 淋巴细胞中含有多种酪氨酸激酶，而这些激酶可参与传递淋巴细胞的特异性信号以及调节机体的免疫反应，若其组成及数量发生异常则可导致淋巴细胞功能异常，引起免疫不全症。临床上常见的 X 染色体关联免疫不全症的病因即与 B 淋巴细胞酪氨酸激酶的异常相关。此种疾病患者体内的 B 淋巴细胞中含有 Bruton 酪氨酸激酶（Bruton′s tyrosine kinase，BTK），因其基因的转录受阻或氨基酸被置换，发生先天性数量减少或组成异常，使幼稚的 B 淋巴细胞无法分化成能够产生免疫球蛋白的浆细胞而致病。类似的情况也存在于 T 淋巴细胞中，一种非受体型酪氨酸激酶的变异可导致另一种免疫不全症的发生。此外，蛋白激酶的异常还与肿瘤的发生相关。某些肿瘤促进剂，如佛波酯作用于细胞时，因其分子结构与 DAG 相似但难于降解，故而易在细胞内蓄积且取代 DAG 与 PKC 结合，引起 PKC 长期不可逆地被激活，刺激细胞持续增殖，最终导致肿瘤发生。

四、信号转导与药物研发

细胞信号转导的研究对药物开发过程产生了深远的影响，可为药物的筛选和开发提供新的靶位，由此产生了信号转导药物这一概念。信号转导分子的激动剂和抑制剂是信号转导药物研究的基础，尤其是各类蛋白激酶抑制剂已被广泛用作母体药物进行抗肿瘤新药的研究。一种信号转导药物是否可应用于临床治疗且具有较少的不良反应主要取决于两方面：首先，它所作用的信号转导通路在体内是否广泛存在，如果该通路广泛存在于各种细胞内，则其不良反应很难控制；其次是药物自身的选择性，药物对信号转导分子的选择性越高，不良反应越小。目前已有一些信号转导药物应用于临床，尤其是在肿瘤治疗领域。

知识点关联图

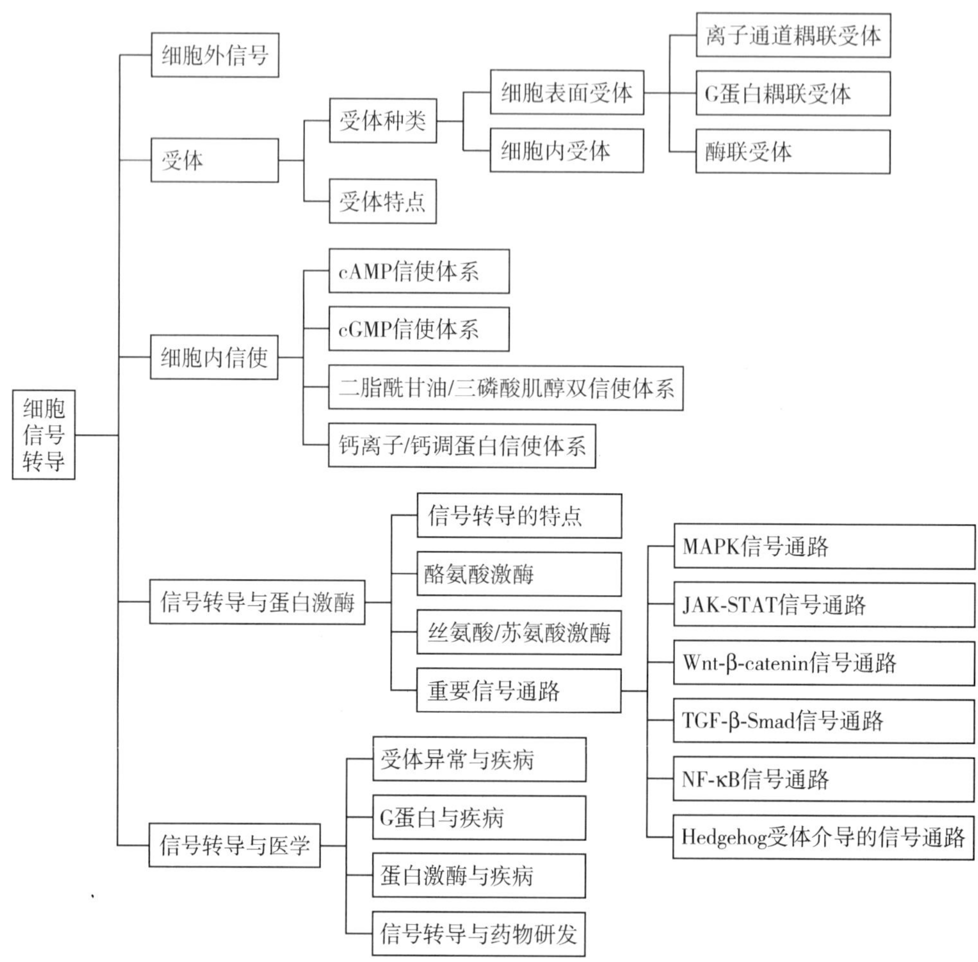

思考题

1. 试述与信号转导有关的膜受体类型与途径?
2. 概述细胞表面受体的分类。
3. 简要说明 G 蛋白耦联受体介导的信号通路中 G 蛋白的激活及其作用。
4. 试述蛋白激酶的类型及其在细胞转导中的作用。
5. 图解细胞表面受体调节基因表达的信号通路。

（何　静）

第十二章　细胞周期与细胞分裂

【导读】1858 年，德国科学家 R. Virchow 指出细胞来自于细胞，正如动物来自动物，植物来自植物一样，使人们认识到细胞的繁殖是通过细胞分裂而实现的。细胞分裂是细胞生命活动的重要特征之一，细胞分裂的过程总是呈周期性进行的。2001 年，诺贝尔生理学或医学奖颁给了三位在细胞周期方面做出杰出贡献的科学家。什么是细胞周期？细胞周期是如何调控的？它在生命活动及疾病的发生发展和治疗中有何意义？这些正是本章要阐述的内容。

从单细胞细菌到多细胞哺乳动物在内的地球上所有生物，都是三十多亿年前地球上生命开始时的细胞不断生长和分裂的产物。细胞通过执行有序事件来进行复制，然后一分为二。这个复制和分裂的循环，被称为细胞周期（cell cycle）。对于单细胞生物（如细菌和酵母），通过细胞分裂产生新的子代个体。而对于多细胞生物，细胞分裂是其生长发育、更新衰老的细胞以及修复损伤的组织的基础。事实上，为了生存，我们每个人每秒必须制造数百万个细胞。如果所有的细胞分裂都停止了，在人体暴露于很大剂量的 X 射线的情况下，我们会在几天内死亡。虽然细胞周期的详细过程因细胞的种类不同而不同，却具有共同的特征，即细胞在分裂前完成包括遗传物质在内的多种物质的复制，分裂后产生基因相同的子代细胞，维持遗传的稳定。本章将以真核细胞为例说明细胞周期的过程及调控机制。

第一节　细胞周期的过程

通常，我们将从一次细胞分裂结束开始，经过物质准备，到下一次分裂结束为止所经历的全过程称为一个细胞周期（cell cycle）。一个周期所占用的时间，即为细胞的一个世代（generation time）。

细胞周期可分为两个部分：分裂间期（interphase）和有丝分裂期。分裂间期包括 DNA 合成前期（又称 G_1 期）、DNA 合成期（又称 S 期）和 DNA 合成后期（又称 G_2 期）。有丝分裂期又叫 M 期。由于绝大多数真核细胞，细胞周期严格按照间期（G_1-S-G_2）-M-间期的规律连续循环，只是细胞周期时间的长短有所不同，所以将包含 G_1、S、G_2、M 这 4 个不同时期的细胞周期称为标准细胞周期（standard cell cycle）（图 12-1）。

同种类型的细胞之间，细胞周期长短相同或相似；而不同种类的细胞或同一种类型但处于机体发育不同阶段的细胞，细胞周期的时间差别很大，例如芽殖酵母每增生一次仅需几十分钟，而哺乳动物有的细胞则需要几十小时甚至几十年。就哺乳动物而言，细胞周期长短的差异主要在 G_1 期，而 S 期、G_2 期和 M 期的总时间基本保持不变，尤其是 M 期持续的时间尤为恒定，经常为 30 分钟左右。

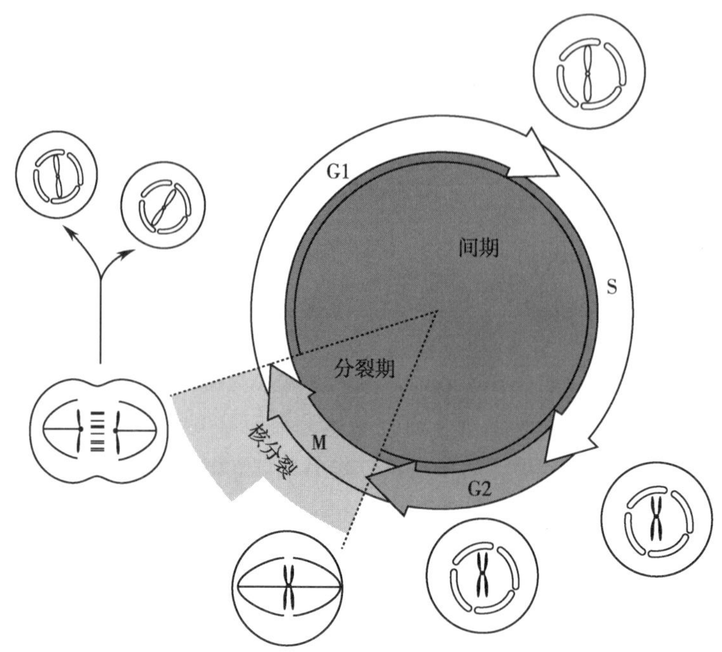

图 12-1　标准的细胞周期

根据细胞增殖的特点不同,可将多细胞生物中的细胞群体分为三类:

(1) 周期细胞:又称连续分裂细胞。这类细胞细胞周期连续运转,如上皮组织的基底层细胞、部分骨髓细胞等。

(2) 静止期细胞:又称 G_0 期细胞、休眠细胞。这类细胞暂不分裂,但在适当的刺激下,可快速返回细胞周期,进行分裂增殖,如淋巴细胞、肝、肾细胞等。

(3) 终末分化细胞:这类细胞不可逆地脱离细胞周期,不再分裂,又称终端细胞,如神经细胞、肌细胞、红细胞等。终末分化细胞和 G_0 期细胞有时难以区分。有的细胞过去被认为是终末分化细胞,现在发现可能为 G_0 期细胞。对 G_0 期细胞的生成及重返细胞周期机制的研究,越来越受到人们的关注,其对于肿瘤的早期诊断和治疗均具有重要的意义。

一、细胞周期各期的主要特征

(一) G_1 期

G_1 期即 DNA 合成前期,是细胞周期的第一阶段,指从上一次细胞分裂完成到 DNA 复制之前的间隙时间。这一时期新产生的子细胞进入细胞生长期,并为细胞进入 S 期做准备。G_1 期细胞开始合成细胞生长所需的各种糖类、脂质、蛋白质。在 G_1 期的晚期,存在一个特定时期,在这一时期如果细胞合成的物质能够满足启动核 DNA 复制的需求,细胞就能通过这一时期而开始 DNA 的复制即进入 S 期。这个特定的时期在哺乳动物被称为限制点(restriction point,R 点)。

(二) S 期

S 期是 DNA 合成期,指从 DNA 复制开始到 DNA 复制结束的全过程,最终 DNA 含量倍增。在 S 期伴随着 DNA 的复制,细胞同时合成组蛋白及非组蛋白等染色质蛋白,新旧 DNA 与这些蛋白质组装成染色质,即整个染色质的成分得到了复制。

G_1 期时,中心粒即开始复制,到 S 期时复制完成。最初相互垂直的一对中心粒彼此分离，然后各自在其垂直方向形成一个子中心粒，所形成的两对中心粒将作为微管组织中心在分裂期纺锤体的形成过程中发挥作用。

（三）G_2 期

当 DNA 复制完成后，细胞即进入 G_2 期，即 DNA 合成后期。在 G_2 期，细胞主要为分裂期准备条件，如合成分裂期纺锤体组装所必需的微管蛋白、合成促成熟因子（一种细胞周期蛋白和一种细胞周期蛋白依赖性蛋白激酶的复合物）等。在促成熟因子的作用下，组蛋白和核纤层蛋白被磷酸化，导致染色质的凝集和核膜的破裂，细胞进入 M 期。在 G_2 期，S 期已复制的中心粒体积增大，并开始分离分别移向细胞的两极。

（四）M 期

M 期即有丝分裂期，指从间期结束开始，到新的间期出现之间的时期。有丝分裂的特点是有纺锤体和染色体出现，染色体被平均分配到两个子细胞中有丝分裂是一个复杂的连续的动态过程。根据有丝分裂过程中染色体、纺锤体等形态结构的变化，通常将有丝分裂过程按先后顺序分为前期、前中期、中期、后期和末期（图 12-2）。

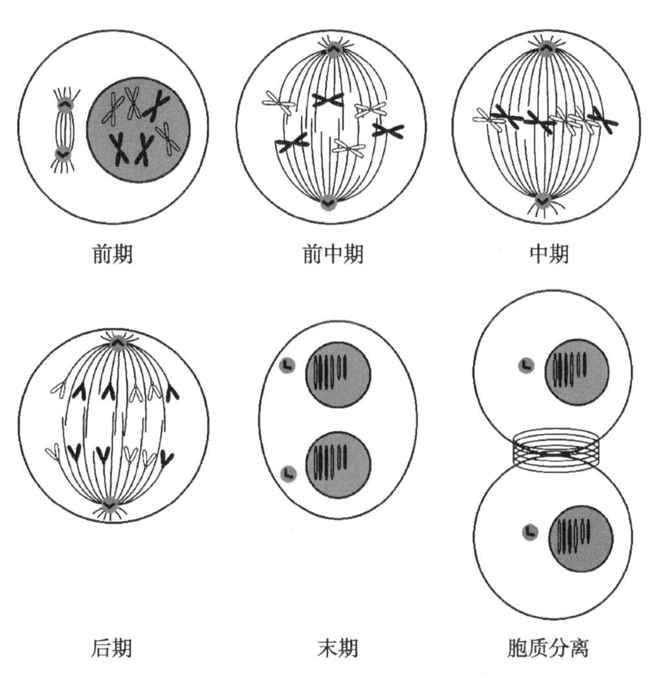

图 12-2　有丝分裂示意图

1. **前期**　前期（prophase）的主要特征是染色质凝集，中心粒分离、分裂极确定、纺锤体形成，核仁解体。

前期是有丝分裂过程的起始时期。前期开始时，细胞核中的染色质开始浓缩，原来漫长、松散分布的线性染色质纤维发生螺旋化并进一步折叠而逐渐变短变粗，含有着丝粒的主缢痕变得清晰可见，这是细胞进入有丝分裂前期的标志。每条前期染色体的两条染色单体已经可以分辨。随着染色质的凝集，原来分布于细胞同一侧的两个中心体也开始发生剧烈变化。在中心体的周围放射状分布着大量微管。中心体与其周围的微管一起被合称为星体（aster）。在前期，以中心体为核心的两个星体逐渐向细胞的两极移动，从而确立细胞的分裂极。两极之间相互作用的微管被称为极间微管。

2. **前中期**　前中期(prometaphase)的主要特征是核膜崩解;纺锤体装配完成,形成有丝分裂器以及染色体向赤道面运动。

在这一时期,核膜破裂,以小膜泡的形式分散到细胞质中,在形态上与内质网膜泡难以区别,但化学组成不同。染色体进一步凝集,变粗变短,形成明显的X形结构。染色体在一定区域内剧烈运动。位于染色体着丝粒两侧的动粒(kinetochore)逐渐成熟。动粒是组装在着丝粒两侧由多种非组蛋白构成的复合物,每条染色体含有两个动粒。动粒的组装依赖于着丝粒处的DNA序列,如果没有这个序列,动粒就不能组装。

从前期向中期转化过程中的另一个重要事件是完成纺锤体组装,形成有丝分裂器。纺锤体是与细胞分裂和染色体运动直接相关的临时性细胞器,主要由微管及其结合蛋白构成。一旦核膜解聚,处于两极的星体发出的微管迅速捕获染色体,分别与染色体两侧的动粒结合,形成动粒微管(kinetochore microtubule)。附着在动粒上微管的数目在不同物种间也不尽相同,如人的一个动粒结合20~40根微管,而酵母的一个动粒仅结合一根微管。纺锤体和与之结合的染色体共同组成有丝分裂器。有丝分裂器是暂时性细胞器,其出现对于确保复制完备的两套遗传物质均等地分配给两个子细胞、维持遗传物质的稳定性具有重要的作用。

在前中期,细胞赤道面的直径相对较大,纺锤体两极间的距离相对较短,与同一条染色体两个动粒相连接的两极的动粒微管并不等长,因此染色体并不完全分布于赤道面上,排列上貌似杂乱无章。随着动粒微管的不断解离与聚合,染色体逐渐移动到赤道面整齐排列,细胞也由前中期逐渐向中期运转。

3. **中期**　中期(metaphase)时,染色体整齐排列在纺锤体的赤道面上,形成赤道板(equatorial plate)。此时染色体最大程度地压缩,比其他任何时期都粗短,显微镜下形态清晰,便于观察,适合进行染色体数目、结构等细胞遗传学的研究。

4. **后期**　后期突如其来地开始,中期整齐排列在赤道面的染色体的两条姊妹染色单体从着丝粒处分离,并分别移向细胞的两极。

随着把姐妹染色单体束缚在一起的着丝粒处的粘连蛋白被降解,每一条染色单体就被拉向它所连接的那个纺锤极,从而使两套等同的染色体向纺锤体的两个相对的终端方向分开。

姐妹染色单体间的粘连蛋白是被一种称为分离酶的蛋白酶所降解的。在后期开始之前,分离酶被一种紧固蛋白结合而处于失活状态。在后期的起始阶段,一种称为后期促进复合物(anaphase-promoting complex,APC)的蛋白复合物降解了紧固蛋白,分离酶被释放出来而激活,切割姐妹染单体间的粘连蛋白连接。分离后形成的染色单体以基本相同的速度移动,典型的速度为1~2μm/min。这一运动是由有丝分裂纺锤体不同部分介导的两个独立过程的结果。由此后期可以大致分为后期A和后期B两个阶段。后期结束时,染色体在两极合并成团,在这两组染色体团之间,仍然留有纺锤体部分。

在细胞由中期向后期的转换中存在纺锤体装配检查点,该检查点检测是否所有的染色体都连接在纺锤体上。未连接的染色体发送一个"停止"信号给细胞周期控制系统,该信号通过阻断APC的活化来抑制细胞有丝分裂进一步进行。没有了活化的APC,姐妹染色单体就维持结合在一起的状态。如此,在每一条染色体正确地定位在纺锤体上之前,没有姐妹染色单体能够分离。

5. **末期**　末期(telophase)是从染色单体到达两极开始至形成两个子细胞的时期,其主要特点是子细胞核的形成。

到达两极的染色单体开始去浓缩，在染色体周围，伴随着核纤层蛋白去磷酸化，核纤层与核膜重新组装，分别形成两个子细胞核。在核膜形成的过程中，核孔复合体同时在核膜上装配。

胞质分裂（cytokinesis）开始于后期，完成于末期。胞质分裂开始时，赤道板周围的细胞表面下陷，形成环形缢痕，称为分裂沟（furrow）。随着细胞由后期向末期转化，分裂沟逐渐加深，直至两个子代细胞完全分开。分裂沟的形成依赖于多种因素的相互作用。在分裂沟的下方，除肌动蛋白之外，还有微管、小膜泡等物质聚集，共同构成一个环形致密层，称为中间体（midbody）。随着胞质分裂，中间体将一直持续到两个子细胞完全分离。胞质分裂开始时，大量的肌动蛋白和肌球蛋白在中间体处组装成微丝束，环绕细胞，称为收缩环（contractile ring）。收缩环收缩，分裂沟逐渐加深，细胞形状也由原来的圆形逐渐变为椭圆形、哑铃形，直到两个子细胞相互分离。用抗肌动蛋白和抗肌球蛋白的抗体作免疫荧光染色，可见随分裂沟的形成，其下面的荧光亮度逐渐增强，并明显高于其他部位。用抗肌动蛋白、抗肌球蛋白或特异性破坏微丝的药物（如细胞松弛素 B）处理处于分裂期的活细胞，收缩环的收缩活动停止，分裂沟逐渐消失。胞质分裂的整个过程可以简单地归纳为 4 个步骤，即分裂沟位置的确立、收缩环形成、收缩环收缩、收缩环处细胞质膜融合形成两个子细胞。

二、细胞周期调控

对于单细胞生物，机体的细胞分裂速度取决于其从环境中摄取的营养物质并将之转化为自身物质的速度。换而言之，只要能够获取充足的养料，它们就可以进入无限制增生，以此拮抗环境选择的巨大压力。而对于多细胞生物，在生长和发育过程中细胞增生受到精确地调控，这种调控对于确定组织的大小和形状至关重要。大多数已分化细胞在 G_1 期间退出细胞周期，进入静止状态，成为 G_0 期细胞。一些细胞如纤维细胞和淋巴细胞等在受到刺激后，重新进入细胞周期并增殖。而另一些如横纹肌细胞等，则永不重新进入细胞周期而不再增殖。

（一）哺乳动物限制点相当于酵母细胞中起始点

大多数哺乳动物细胞周期调控的研究都是在培养细胞中完成的这些细胞需要某些多肽生长因子（有丝分裂原）来刺激细胞增殖。这些生长因子与跨膜的特异性受体蛋白结合，启动了信号转导的级联反应，最终影响转录和细胞周期控制。

在缺乏生长因子的情况下培养的哺乳动物细胞被阻滞于细胞周期的 G_0 期。当培养基中加入生长因子后，这些细胞则会通过限制点，14~16 小时后进入 S 期，6~8 小时穿过剩余的细胞周期。与酵母细胞中的起始点一样，限制点是细胞周期中哺乳动物细胞进入 S 期并完成细胞周期的点。如果在哺乳动物细胞通过限制点前，将其从含有生长因子的培养基中移至缺乏生长因子的培养基中，则细胞不进入 S 期。但细胞一旦通过了限制点，就会直接进入 S 期，并在整个细胞周期中不断前进。对于大多数培养的哺乳动物细胞来说，这个过程大约需要 24 小时。

（二）多种细胞周期蛋白依赖性激酶和细胞周期蛋白调节哺乳动物细胞通过细胞周期

1. 细胞周期蛋白（cyclin）　如酿酒酵母一样，哺乳动物细胞表达多种细胞周期蛋白。cyclin A 和 cyclin B 在 S 期、G_2 期和早期有丝分裂中起作用，最初是在同步循环的早期海胆和蛤胚胎实验中检测到浓度振荡的蛋白。在已检测的多细胞动物中都发现了同源的细胞周期蛋白 A 和细胞周期蛋白 B。根据编码三个 G_1 期细胞周期蛋白的 *CLN* 基因对酿酒酵母细胞突变体的互补能力，分离了三个编码相关的人 D 型细胞周期蛋白和细胞周期蛋白 E 的 cDNA。3 种 D 型细胞周期蛋白在不同细胞类型（如成纤维细胞、造血细胞）中的相对表达量不同，这里我们把它们统称为细胞周期蛋白 D。细胞周期蛋白 D 和细胞周期蛋白 E 是哺乳动物的 G_1 期细胞周期蛋白。培养的哺乳动物细胞在加入生长因子后，不同时间显微注射抗细胞周期蛋白 D 抗体的实验证明，细胞周期蛋白 D 对通过限制点至关重要。

2. 细胞周期依赖性激酶（cyclin-dependent kinase，CDK）　与裂殖酵母和酿酒酵母各自产生一个细胞周期蛋白依赖性激酶（CDK）来调节细胞周期不同，哺乳动物细胞使用一个相关的 CDK 蛋白家族来调节细胞周期的进程。四种 CDK 蛋白在大多数哺乳动物细胞中显著表达，并在调节细胞周期中发挥作用，这四种 CDK 分别命名为 CDK1、CDK2、CDK4 和 CDK6。这些蛋白是通过其 cDNA 克隆补充某些 *cdc* 酵母突变体的能力或通过与其他 CDK 的同源性鉴定出的。CDK 通过磷酸化多种细胞周期相关蛋白，调控细胞周期。需要注意的是，CDK 必须在与细胞周期蛋白结合后才具有激酶活性。

细胞周期蛋白在 S 期、G_2 期和 M 期中发挥重要作用。虽然不能将裂殖酵母、酿酒酵母和脊椎动物中的几种细胞周期蛋白和 CDK 的功能之间绘制简单的一一对应关系，但它们形成的各种细胞周期蛋白-CDK 复合物可以从其在 G_1 中期、G_1 晚期、S 期和 M 期的功能方面得到广泛的考虑。在缺乏生长因子的情况下，培养的 G_0 期细胞既不表达细胞周期蛋白，也不表达 CDKs，这些关键蛋白的缺失解释了为什么 G_0 期细胞无法通过细胞周期而进行复制。

另外，所有 B 型细胞周期蛋白都含有一个保守的破坏框序列，这个序列可被 APC 泛素连接酶所识别，而 G_1 型细胞周期蛋白则缺乏这个序列。因此，APC 只调节包括 B 型细胞周期蛋白的细胞周期蛋白-CDK 复合物的活性。

（三）两类基因的调节表达促使 G_0 期哺乳动物细胞重返细胞周期

向 G_0 期阻滞的哺乳动物细胞中加入生长因子可诱导多个基因的转录，根据其编码 mRNA 出现的快慢，这些基因中的大多数可分为两类基因，早期反应基因和延迟反应基因或应答基因。通过激活细胞质或细胞核中转录因子的信号转导级联反应，在加入生长因子后几分钟内诱导早期反应基因的转录。早期反应基因的诱导不能被蛋白质合成抑制剂阻断，因为所需的转录因子存在于 G_0 细胞中，并通过磷酸化或去除抑制剂来激活，以应答生长因子对细胞的刺激。许多早期反应基因编码的转录因子，如 c-Fos 和 c-Jun，诱导延迟反应基因的转录。原癌基因逆转录病毒表达 c-Fos 和 c-Jun 的突变和非调节形式，这些蛋白的病毒形式（v-Fos 和 v-Jun）可以将正常细胞转化为肿瘤细胞，这一发现导致了这些转录因子调节细胞形式的鉴定。在加入生长因子约 30 分钟达到峰值后，早期反应基因的 mRNAs 的浓度下降到较低水平，只要培养基中存在生长因子就能维持较低水平。大多数早期反应 mRNA 是不稳定的，因此，它们的浓度随着合成速率的降低而降低。这种转录下降被蛋白质合成抑制剂所阻断，表明它依赖于一个或多个早期反应蛋白的产生。

因为延迟反应基因的表达依赖于早期反应基因编码的蛋白，当在蛋白合成抑制剂存在的情况下，向 G_0 期阻滞的细胞中加入有丝分裂原，延迟反应基因不转录。一些延迟反应基因编码额外的转录因子；另一些编码细胞周期蛋白 D、细胞周期蛋白 E、CDK2、CDK4 和 CDK6。首先表达细胞周期蛋白 D、CDK4 和 CDK6，然后表达细胞周期蛋白 E 和 CDK2。如果在通过限制点之前去除生长因子，这些 G_1 期细胞周期蛋白和 CDK 的表达就会停止。由于这些蛋白质和编码它们的 mRNAs 是不稳定的，它们的浓度急剧下降。因此，细胞不会通过限制点，也不会复制。除了编码细胞周期蛋白 D 的基因转录调控外，这些中间 G_1 期细胞周期蛋白的浓度也通过调控细胞周期蛋白 D mRNA 的翻译来调节。在这方面,细胞周期蛋白 D 与酿酒酵母 Cln3 相似。向培养的哺乳动物细胞中添加生长因子通过 PI-3K 激酶途径触发信号转导,导致翻译起始因子 eIF4 的激活。因此,激活了细胞周期蛋白 D mRNA 和其他 mRNAs 的翻译,抑制 eIF4 活化的试剂,如 TGF-β 抑制细胞周期蛋白 D mRNA 的翻译,从而抑制细胞增殖。

(四) Rb 蛋白的磷酸化是通过限制点所必需的

一些由延迟反应基因编码的相关转录因子家族的成员,统称为 E2F 因子。这些转录因子激活许多参与编码 DNA 和脱氧核糖核苷酸合成的蛋白质的基因。它们也诱导编码 G_1 晚期细胞周期蛋白(细胞周期蛋白 E)、S 期细胞周期蛋白(细胞周期蛋白 A)和 S 期 CDK(CDK2)的基因转录。因此,E2Fs 在 G_1 晚期的功能类似于酿酒酵母转录因子 SBF 和 MBF。此外,E2Fs 还能自动激活自身基因的转录。当与 Rb 蛋白结合时,E2Fs 作为转录抑制因子发挥作用,进而结合组蛋白去乙酰化酶复合物。当相关的组蛋白高度乙酰化时,基因的转录是最高的;组蛋白去乙酰化使染色质呈现更浓缩、转录失活的形式。

Rb 蛋白最初被鉴定为抑癌基因 *RB* 的产物。肿瘤抑制基因的产物以多种方式抑制细胞周期的进展。*RB* 功能缺失突变与遗传性视网膜母细胞瘤相关。患此病的儿童从父母一方继承一个正常的 *RB* 等位基因,从另一方继承一个突变的 *RB* 等位基因。如果组成人体的数以万亿计的细胞中的任何一个的 *RB* 等位基因突变为 *RB* 等位基因,那么就没有功能性蛋白表达,细胞或其后代中的一个就有可能发生癌变。由于尚不甚清楚的原因,这通常发生在视网膜细胞中,导致视网膜肿瘤是本病的显著特征。同样,在大多数人类癌细胞中,Rb 功能失活,要么是 Rb 的两个等位基因的突变,要么是 Rb 磷酸化的异常调节。

Rb 蛋白是哺乳动物 G_1 期细胞周期蛋白-CDK 复合物的重要底物。Rb 蛋白多个位点的磷酸化阻止其与 E2Fs 结合,从而允许 E2Fs 活化,从而激活 S 期所需的基因转录。在 G_1 中期,Rb 蛋白的磷酸化由细胞周期蛋白 D-CDK4 和细胞周期蛋白 D-CDK6 启动。一旦细胞周期蛋白 E 和 CDK2 被一些 Rb 的磷酸化诱导,产生的细胞周期蛋白 E-CDK2 在 G_1 晚期进一步磷酸化 Rb。当细胞周期蛋白 E-CDK2 积累到临界阈值水平时,即使细胞周期蛋白 D-CDK4/6 活性被去除,细胞周期蛋白 E-CDK2 对 Rb 的进一步磷酸化仍会继续。这是负责通过限制点的主要生化事件之一。此时,细胞周期蛋白 E-CDK2 对 Rb 的进一步磷酸化发生在细胞周期蛋白 D 和 CDK4/6 水平下降时。由于 E2F 刺激它自己的表达和细胞周期蛋白 E 和 CDK2 的表达,E2F 和细胞周期蛋白 E-CDK2 的正交叉调节在 G_1 晚期产生两种活性的快速上升。S 期细胞周期蛋白-CDK 和有丝分裂期细胞周期蛋白-CDK 复合物在整个 S 期、G_2 期和早期 M 期将 Rb 蛋白维持在磷酸化状态。当细胞完成分裂后期并进入 G_1 期或 G_0 期后,细胞周期蛋白-CDK 水平的下降导致 Rb 的去磷酸化。因此,在下一个周期的 G_1 早期和 G_0 期阻滞的细胞中,低磷酸化的 Rb 可以抑制 E2F 的活性。

(五) 细胞周期蛋白 A 是 DNA 合成所必需,CDK1 是进入有丝分裂所必需

当哺乳动物细胞接近 G_1 期时,高水平的 E2Fs 激活细胞周期蛋白 A 基因的转录。需要注意的是:细胞周期蛋白 A 是 B 型细胞周期蛋白,而不是 G_1 期细胞周期蛋白。破坏 cyclin A 功能会抑制哺乳动物细胞的 DNA 合成,这表明 cyclin A-CDK2 复合物可能像酿酒酵母 S 期 cyclin-CDK 复合物一样触发 DNA 复制的启动。也有证据表明,细胞周期蛋白 E-CDK2 可能有助于激活前复制复合物。

CDK 抑制蛋白 Kip(kinase inhibitory protein,Kip)或 Cip(CDK interacting protein,Cip) (p27KIP1、p57KIP2 和 p21CIP)似乎共享酿酒酵母 S 期抑制剂 Sic1 的功能。细胞周期蛋白 E-CDK2 对 p27KIP1 的磷酸化作用靶向哺乳动物 SCF 复合物对其进行多聚泛素化。靶向 p27KIP1 的 SCF 亚基在细胞接近 G_1 期时合成。降解 p21CIP 和 p57KIP2 的机制尚不明了。哺乳动物细胞周期蛋白-CDK2 复合物的活性也受磷酸化和去磷酸化机制的调节,这与调控裂殖酵母有丝分裂促进因子 MPF 的机制相似。Cdc25A 磷酸酶从 CDK2 中去除抑制性磷酸,除了在 $G_1 \rightarrow S$ 不是 $G_2 \rightarrow M$ 跃迁。哺乳动物磷酸酶通常在 G_1 晚期活化,但在哺乳动物细胞对 DNA 损伤的反应中被降解,以防止细胞进入 S 期。

一旦细胞周期蛋白 A-CDK2 被 Cdc25A 激活,S 期抑制因子降解,DNA 复制将在复制前复合物处启动。尽管脊椎动物中发现了微小的差异,但一般认为与酿酒酵母的机制相似。如同在酵母中一样,细胞周期蛋白 A-CDK2 对某些起始因子的磷酸化作用很可能促进 DNA 复制的起始,并阻止前复制复合物的重新组装,直到细胞通过有丝分裂,从而确保每个起源的复制在每个细胞周期中只发生一次。在后生动物中,第二种小分子蛋白,即 geminin,在细胞完成完整的细胞周期之前,有助于抑制起始点的再启动。

哺乳动物细胞在 G_2 期和有丝分裂期的主要 CDK 是 CDK1。CDK1 与裂殖酵母 Cdc2 高度同源,与细胞周期蛋白 A 和 B 相关。当注入到 G_2 期阻滞的爪蟾卵母细胞时,编码这两种哺乳动物细胞周期蛋白的 mRNAs 可促进减数分裂成熟,表明它们具有有丝分裂细胞周期蛋白的功能。因此,哺乳动物细胞周期蛋白 A-CDK1 和细胞周期蛋白 B-CDK1 在功能上等同于裂殖酵母 MPF(有丝分裂细胞周期蛋白-CDK)。这些哺乳动物复合物的激酶活性似乎也受与控制裂殖酵母 MPF 活性相似的蛋白调控。与裂殖酵母 Cdc25 磷酸酶类似,Cdc25C 磷酸酶可清除 CDK1 上的抑制磷酸盐。

在周期哺乳动物细胞中,细胞周期蛋白 B 首先在 S 期合成,随着细胞进入 G_2 期浓度增加,中期达到高峰,后期下降。这与爪蟾卵提取物中细胞周期蛋白 B 表达的时间过程相类似。在人类细胞中,细胞周期蛋白 B 首先在细胞质中积累,然后在有丝分裂早期核膜破裂之前进入细胞核。因此,MPF 的活性不仅受控于磷酸化和去磷酸化,而且还受控于细胞周期蛋白 B 的核转运。事实上,细胞周期蛋白 B 穿梭于细胞核与细胞质之间,其在细胞周期中定位的变化是由细胞进出口相对速率的变化引起的。在非洲爪蟾卵和酿酒酵母中,细胞周期蛋白 A 和 B 在后期被后期促进复合物(APC)多泛素化,然后被蛋白酶体降解。

(六)两类细胞周期蛋白-CDK 抑制剂在哺乳动物细胞周期调控中的作用

如上所述,Cip/Kip—p21CIP、p27KIP2 和 p57KIP2 抑制细胞周期蛋白 A-CDK2 活性,必须降解后才能开始 DNA 复制。除此之外,这些相同的 CDK 抑制蛋白也能结合并抑制参与细胞周期控制的其他哺乳动物细胞周期蛋白-CDK 复合物。p21CIP 在哺乳动物细胞对 DNA 损伤应答中发挥作用。用缺失 *p27KIP2* 的基因敲除小鼠进行的实验表明,这种 Cip 在出生后不久即调控广义的细胞增殖方面尤为重要。虽然 *p27KIP2* 敲除后小鼠比正常大,但大多数正常发育。相反,*p57KIP2* 敲除小鼠表现出细胞分化缺陷,大多数小鼠在出生后不久便由于各种器官的发育缺陷而死亡。

第二类细胞周期蛋白-CDK 抑制剂称为 INK4s(inhibitors of kinase 4),包括几个小的、密切相关的蛋白,这些蛋白只与 CDK4 和 CDK6 相互作用,从而特异性地调控 G_1 期。INK4s 与 CDK4/6 的结合阻断了它们与细胞周期蛋白 D 的相互作用,从而阻断了它们的蛋白激酶活性。由此导致的 Rb 蛋白磷酸化下降,阻止了 E2Fs 的转录激活而无法进入 S 期。INK4s p16

是一种肿瘤抑制因子，就像前面讨论过的 Rb 蛋白一样。在很大一部分人类癌症中存在两个 *p16* 等位基因突变，这是 p16 调控细胞周期作用的重要证据。

了解细胞周期调控的这些细节具有重大意义，尤其对于治疗癌症。辐射和多种形式的化疗会导致靶细胞 DNA 损伤和细胞周期阻滞，导致其凋亡。但这种凋亡的诱导依赖于 *p53* 的功能。由于这个原因，普遍与 *p53* 的等位基因突变有关的人类癌症，是特别耐受这些治疗方法的。如果对细胞周期调控和检查点有更多的了解，对于治疗 *p53* 缺失的癌症可能提出一些新的治疗策略。例如，一些化疗药物抑制微管功能，干扰有丝分裂。在治疗过程中耐药细胞的选择可能是编码相关蛋白质的基因发生了突变，导致纺锤丝装配检查点受损。也许失去这种检查点可能利于治疗，而只有更好地理解相关分子过程才会告诉我们答案。

第二节　生殖细胞发生与减数分裂

一、生殖细胞的发生

虽然在某些种类的昆虫，甚至鸟类中，雌性可以在没有雄性帮助的情况下产卵，孤雌发育出健康的子代，但绝大多数动植物的生殖方式都是有性生殖。有性生殖涉及两个个体 DNA 的混合，由此产生的子代个体遗传物质与双亲均不相同。这种繁殖方式显然具有很大的优势，因为受精后变异性增加，扩大了子代个体的适应范围。在有性生殖中，亲代分别形成精子和卵子两种生殖细胞，精子和卵子结合形成合子或受精卵，由受精卵经过胚胎发育产生子代个体。由此可见，精子和卵子是亲代和子代之间的连接桥梁。

精子和卵子的发生过程不完全相同（图 12-3），但却有一个共同之处，即精原细胞或卵原细胞都是在经过一系列的有丝分裂后，再通过减数分裂而产生精子或卵子。

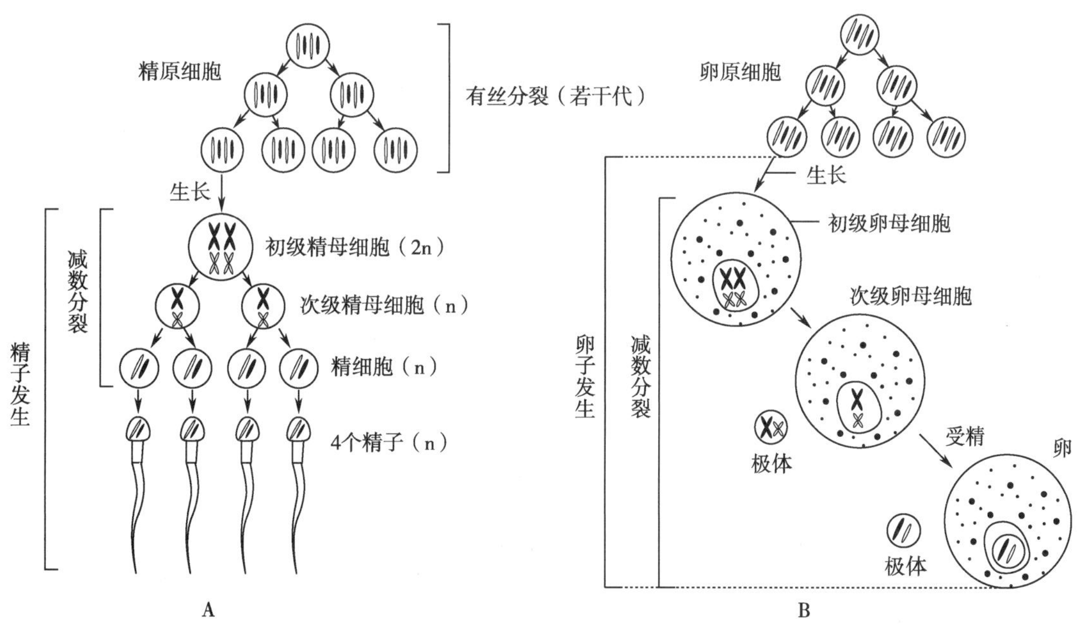

图 12-3　脊椎动物精子和卵子发生过程图解

（一）精子的发生

精子产生于雄性个体的睾丸之中，由精原细胞发育而来。

人类精子的发生开始于青春期，产生于睾丸精曲小管的生精上皮（spermatogenic epithelium），然后转移至附睾中成熟并排出。生精上皮自管壁基底部至腔面依次分布有精原细胞、初级精母细胞、次级精母细胞、精细胞和精子。精原细胞发育精子的过程称为精子发生，在人类约为 64 天，发生过程可分为增殖期、生长期、成熟期和变形期 4 个时期。

1. **增殖期**　精原细胞位于基膜上，分化程度低。进入青春期后，精原细胞开始通过有丝分裂不断增殖。精原细胞染色体数目为二倍体，人的精原细胞含有 46 条染色体。

2. **生长期**　经过增殖的精原细胞分为 A、B 两型。A 型精原细胞不断增殖，稳定精原细胞数量，保持活跃的生精能力；B 型精原细胞经多次分裂后，体积增大，分化成初级精母细胞，这一阶段称为生长期。初级精母细胞仍为二倍体。

3. **成熟期**　初级精母细胞经过连续 2 次分裂（即减数分裂）最终产生精子，这一时期称为成熟期。初级精母细胞形成后，随即进行第一次分裂（即减数分裂Ⅰ），形成 2 个次级精母细胞（secondary spermatocyte），染色体数目减半。次级精母细胞体积较小，存在的时间较短，很快进行第二次分裂（即减数分裂Ⅱ），最终形成 4 个精细胞。人的精细胞中含有 23 条染色体。

4. **变形期**　精细胞形成后，细胞不再分裂，经过复杂的变形，成为形似蝌蚪的精子。精子可分为头部和鞭毛区域。浓缩的细胞核位于头部，高尔基复合体形成的顶体位于头部前 2/3 的位置。鞭毛区域又可细分为中段、主段和端部。螺旋状排列的线粒体鞘以及中心粒位于中段。

（二）卵子的发生

卵子是由雌性个体卵巢生殖上皮中的卵原细胞发育而来。卵子发生一般包括增殖期、生长期和成熟期三个阶段。

1. **增殖期**　胚胎期卵原细胞不断增殖，卵原细胞数量不断增加，但大部分随后将会死亡，只剩下 5 万个左右。

2. **生长期**　卵原细胞体积增大并进一步发育为初级卵母细胞，细胞内积累了大量卵黄、RNA 以及蛋白质等营养物质。雌性生殖细胞是在卵泡中发育成熟的。初级卵母细胞在原始卵泡和生长卵泡内进一步发育。

3. **成熟期**　初级卵母细胞在成熟期也要进行减数分裂。初级卵母细胞经过第一次分裂（即减数分裂Ⅰ）形成 2 个子细胞，其中体积较大的一个是次级卵母细胞，体积较小的一个是第一极体，染色体数目均减半。次级卵母细胞经过第二次分裂（即减数分裂Ⅱ），形成 2 个细胞，体积较大的为卵细胞，体积较小的是第二极体。同时第一极体可通过分裂形成 2 个第二极体。人的卵细胞中含有 23 条染色体。需要注意的是，与次级精母细胞不同，次级卵母细胞进行第二次分裂时，会停留在分裂中期，只有在受精后才能完成此次分裂。否则，次级卵母细胞将退化并被吸收。

二、减数分裂

1888 年，T. Boveri 发现线虫的受精卵有 4 条染色体，而配子（精子和卵子）却只有 2 条，这说明配子是单倍体，它们只有一套染色体，而除此之外的机体其他细胞，包括产生配子的细胞，则均为二倍体，包含两套染色体，其中一套来源于父本，一套来源于母本。那么，精子和卵子则必须由特殊的细胞分裂产生，以达到其染色体数目精确地减半。1905 年这种特殊的分裂被命名为减数分裂(meiosis)。meiosis 源于希腊语,意思是“减小”或者“变少”的意思。从研究人员在线虫及其他物种的实验开始,人们开始清楚地认识到,这种当时是功能未知并可进行简单染色的微观物质的行为方式竟然与遗传的方式相符,也就是说不管精子和卵子的大小有多么大的差异,父母双方对子代个性的贡献是相等的。这也促使人们意识到染色体含有遗传物质,因此,对减数分裂和有性生殖的研究在细胞生物学史上占有重要地位。

减数分裂是细胞仅进行一次 DNA 复制,随后进行两次分裂,染色体数目减半的一种特殊的有丝分裂。多细胞动物减数分裂是在配子发生的成熟期进行的,开始于初级精母细胞或初级卵母细胞。不同类型的有性生殖生物,其减数分裂的主要过程是基本一致的。在细胞进入减数分裂之前的细胞间期,称为减数分裂前间期,其与有丝分裂间期相似,也可以划分为 G_1 期、S 期、G_2 期,在 S 期也要进行 DNA 的复制。其最大的特点是 S 期时间长,比一般有丝分裂的 S 期时间长若干倍,但只复制了 DNA 总量的 99.7%。大多数减数分裂前间期的细胞核较大,染色质也多凝集成异染色质。经过减数分裂前间期,细胞进入减数分裂。减数分裂与有丝分裂相比,主要区别列于表 12-1 中。

表 12-1 减数分裂与有丝分裂的区别

有丝分裂	减数分裂
体细胞发生	仅限生殖细胞发生
分裂间期,每个细胞 DNA 复制一次,分裂一次	分裂间期,每个细胞 DNA 复制一次,分裂两次
前期一般不发生同源染色体配对,也不发生交换与重组	前期Ⅰ发生同源染色体配对,并伴随发生同源染色体非姊妹染色单体间交换与重组
中-后期同源染色体姊妹单体分离	中Ⅰ~后Ⅰ期同源染色体分离,姊妹染色单体不分离
子代细胞染色体数目和母细胞染色体数目一致,产生两个子代细胞,保持遗传稳定	子代细胞染色体数目减半,产生四个子细胞,增加遗传变异

减数分裂包括两次分裂,分别称为第一次减数分裂(又称减数分裂Ⅰ)和第二次减数分裂(又称减数分裂Ⅱ)。每一次分裂都可以人为地分为前、中、后、末四个时期,分别称为前期Ⅰ、中期Ⅰ、后期Ⅰ、末期Ⅰ、前期Ⅱ、中期Ⅱ、后期Ⅱ、末期Ⅱ(图 12-4)。

(一)减数分裂过程

1. **前期Ⅰ** 此阶段约占整个减数分裂过程的 90%,要经过数天、数十天、数年甚至数十年之久,由物种的种类及产生配子类型而定。如在人类女性,初级卵母细胞在出生前即进入减数分裂前期Ⅰ,然后长时间地停留于此期。女性进入青春期后,每个月通常只有一个初级卵母细胞继续减数分裂进程,有望形成成熟的卵细胞。根据染色体的形态学变化,通常将前期Ⅰ分为 5 个时期:细线期(leptotene)、偶线期(zygotene)、粗线期(pachytene)、双线期(diplotene)和终变期(diakinesis)。

(1)细线期:又称凝集期,前期Ⅰ的第一阶段是细线期。在这一时期中,光镜下可见染色体呈细线状(单线)盘绕在细胞核内。在电子显微镜下,可见染色体由两条姐妹染色单体组成。染色体上有许多念珠状结构,称为染色粒。染色体两端的端粒通过接触斑与核膜相连。一些研究发现端粒开始是分布于整个细胞核,到细线期末聚集于细胞核一侧的核被膜内表面,使染色体呈花束状。

(2)偶线期:又称配对期,前期Ⅰ的第二阶段是偶线期,以同源染色体之间的可见关联为标志。在偶线期,来自父母双方的同源染色体(homologous chromosome)进行配对,称为联

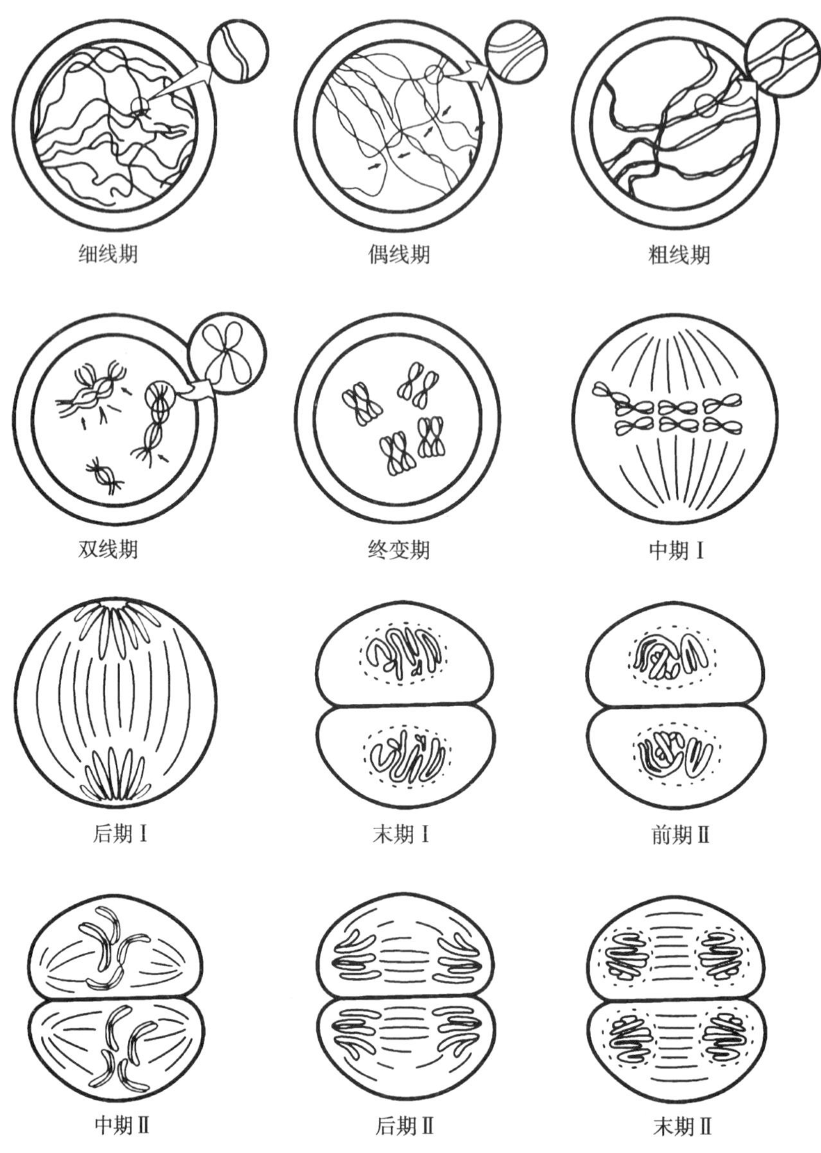

图 12-4 减数分裂过程图解

会(synapsis)。配对后两条同源染色体结合在一起所形成的结构称为二价体(biva-lent)。由于每个二价体由 2 条同源染色体组成,共含有 4 条染色体单体,因此又称为四分体(tetrad)。电镜下可见,联会的同源染色体之间沿纵轴形成一种特殊的结构,称为联会复合体(synaptonemal complex,SC),宽 150~200nm。联会复合体是一种梯形结构,由横向的蛋白丝连接两个侧向元件。联会复合体的作用被认为是作为支架允许相互作用的染色单体完成交叉。

联会是一个有趣的事件,带有许多重要的未解决的问题,如同源染色体在什么基础上、何时开始识别?配对时,染色体如何做到完美地对齐?最近有研究人员对酵母的研究表明,早在细线期同源染色体间 DNA 的同源区域就已经相互关联了。

偶线期发生的另一个重要事件是合成在 S 期未合成的约 0.3% 的 DNA,称为偶线期 DNA,即 zygDNA。

(3) 粗线期:又称重组期,此时联会复合体完全形成,将同源染色体沿其长度紧密结合在一起,光镜下只在局部可以区分同源染色体。这一时期同源染色体的非姊妹染色单体之间发生交叉互换,形成新的基因组合。电镜下,在联会复合体的中心可以看到许多直径约100nm 的电子致密体。因为这些结构与发生交叉的位点相对应,所以被称为重组结,正如重组中间步骤中发生的相关 DNA 合成所证明的那样。重组结为含有多种酶的重组机器,它将分别来自父方和母方的同源非姐妹染色单体 DNA 的局部区域结合在一起,从而促进遗传重组,在粗线期的末期重组完成。

粗线期合成少量的 DNA,称为 P-DNA,并合成减数分裂期专有的组蛋白。

(4) 双线期(diplotene):又称合成期,双线期持续时间长短不一,一般持续时间较长。例如,人胚胎卵巢的卵母细胞 5 个月能达到这一时期,出生后经儿童期、性成熟期,直到排卵之前,此期可维持 50 年之久,每月有一枚卵成熟,才进入减数分裂的下一个时期。

这一时期的主要特点是联会复合体消失,这使得染色体在特定点处通过 X 形结构彼此相连(chiasma,交叉)。交叉位于染色体上以前曾经发生过两个染色体的 DNA 分子之间互换的位点。交叉由一个同系物的染色单体和另一同系物的非姐妹染色单体之间的共价连接形成。这些连接点为遗传重组的程度提供了醒目的形态学证据。通过双线期同源染色体彼此分离的趋势,使交叉更可见。随着双线期继续进行,交叉点逐渐向染色体两端移动,数目随之减少,这种现象被称为交叉端化(chiasm terminalization)。在脊椎动物中,双线期可能是卵子发生的一个极端扩展阶段,在此阶段,卵母细胞会大量生长。因此,双线期可能是一个强烈的代谢活动时期。卵母细胞中双线期的转录提供了在卵子发生和受精后早期胚胎发育期间用于蛋白质合成的 RNA。

(5) 终变期(diakinesis):也称再凝集期,减数分裂前期Ⅰ的最后阶段是终变期,这一时期组装减数分裂纺锤体,并准备分离染色体。在二倍体染色体变得高度分散的那些物种中,染色体变得紧密,端化明显,继续完成端化。终变期伴随着核仁消失,核膜破裂以及四分体向中期板运动结束。在脊椎动物卵母细胞中,这些事件是由 MPF(成熟促进因子)的蛋白激酶活性水平升高触发的。终变期完成即减数分裂前期Ⅰ结束。

2. 减数分裂Ⅰ中期　在大多数真核生物种中,仍然可以在减数分裂Ⅰ赤道板上同源染色体对齐处看到交叉。实际上,在此阶段,交叉必须将同源染色体作为二价体保持在一起。在人类和其他脊椎动物中,每对同源染色体通常包含至少一个交叉端化,而较长的染色体则倾向于具有两个或三个。

在中期Ⅰ,每个二价体的两个同源染色体从相反的极点连接到纺锤体上。相比之下,姐妹染色单体从同一纺锤体极连接到微管,这可以通过并排排列其动粒来实现。中期Ⅰ赤道板上二价体每条母本和父本染色体的方向是随机的;特定二价体的母本成员面对任一极的可能性均等。也就是说,当同源染色体在后期Ⅰ分离时,每个极点都会随机获得母本和父本染色体的分类。因此,后期Ⅰ是与孟德尔独立分类法则相对应的细胞学事件。作为独立分类的结果,生物体能够产生几乎无限种类的配子。

3. 减数分裂Ⅰ后期　在后期Ⅰ分离同源染色体需要解开将二价结合在一起的交叉,交叉会在中期Ⅰ到后期Ⅰ过渡时消失。二价体的两条同源染色体分开,分别向两极移动,所以染色体数目减半。

同源染色体随机分向两极,染色体重组,人类染色体重组概率有 2^{23} 个(不包括交换)。而由于姐妹染色单体的连接着丝粒之间的凝聚力仍然很强,因此姐妹染色单体在后期Ⅰ期间一起朝着主轴移动时仍然牢固地相互连接。

4. 减数分裂Ⅰ末期及减数分裂间期　减数分裂Ⅰ的末期Ⅰ比有丝分裂末期产生的变

化较少。尽管染色体通常会经历一些分散，但它们并未达到间期细胞核的极度扩展状态。在末期Ⅰ期间核膜可能会或可能不会重整。两个减数分裂之间的阶段称为减数分裂间期，通常是短暂的。在动物中，此短暂阶段的细胞称为继代精母细胞或继代卵母细胞。这些细胞的特征是单倍体，因为它们在每对同源染色体中仅包含一个成员。尽管它们是单倍体，但它们的 DNA 是单倍体配子的两倍，因为每个染色体仍由一对附着的染色单体表示。

5. **减数分裂Ⅱ**　分裂间期之后是前期Ⅱ，这比前期Ⅰ要简单得多。如果核膜在末期Ⅰ发生了重整，它将再次被降解。染色体被重新压实并在赤道板对齐。与中期Ⅰ不同，中期Ⅱ姊妹染色单体的动粒面对相反的两极，并附着在相反的染色体纺锤体纤维上。

脊椎动物卵母细胞减数分裂的进程在第二阶段停止。减数分裂在中期Ⅱ的停滞是由 APCCdc20 活化的抑制引起的，它阻止了细胞周期蛋白 B 的降解。只要卵母细胞中细胞周期蛋白 B 保持高水平，CDK 激酶活性就得以维持，并且细胞不能前进到下一个减数分裂阶段。只有当卵母细胞（现在称为卵）受精时，中期Ⅱ才不再停滞。受精会导致 Ca^{2+} 离子的快速流入，APCCdc20 的激活和细胞周期蛋白 B 的破坏。受精卵通过完成第二次减数分裂而对这些变化做出应答。后期Ⅱ开始于着丝粒的同步分裂，这将姊妹染色单体结合在一起，使它们可以向细胞的相反两极移动。减数分裂Ⅱ以末期Ⅱ结束，其中染色体再次被核被膜包围。减数分裂的产物是单核细胞，其核 DNA 量为 1N。

（二）减数分裂过程中的遗传重组

减数分裂除了减少有性繁殖所需的染色体数目外，还增加了一代又一代生物种群的遗传变异性。由同一个合子发育来的同卵双胞胎，在遗传上是完全相同的；而其他的任何两个兄弟姐妹间的遗传信息都是不同的。这是因为在受精作用发生之前，减数分裂已经产生了两类随机重组的遗传信息。独立的分类可以使配子形成过程中的母本和父本染色体被改组，而基因重组（交叉）也可以改组给定染色体上的母本和父本等位基因。倘若没有遗传重组，特定染色体上的等位基因将一代又一代地保持在一起。减数分裂通过将同源染色体间父本和母本等位基因混合，在经过自然选择作用后，产生新基因型和表型的生物。这种重组完全取决于每个二价体在第一次减数分裂时排列在纺锤丝上的位置。而母源或父源的染色体是被来自这一极还是另一极的纺锤丝捕获，则与微管连接到其着丝粒时二价体的朝向相关。仅仅依靠这种重组方式，每个个体理论上可以产生 2^n 个含有不同遗传信息的配子，其中 n 代表单倍体细胞的染色体数目。减数分裂时发生同源染色体随机重排，理论上每人可以产生 2^{23} 个遗传上不同的配子。然而，实际上每人产生的配子种类远远超过 2^{23}。这是因为减数第一次分裂前期时发生的非姐妹染色单体间的交叉互换，为遗传信息重组的随机化提供了第二种来源。减数分裂时，人每对染色体平均交换 2~3 次。这使原本位于不同染色体上的母源和父源的基因进而定位到同一条染色体上。因为染色体随机位点上发生交换，所以每次减数分裂将产生四组全新的染色体。

重组涉及单个 DNA 分子的断裂和一个 DNA 双链分叉末端与来自同源染色体双链的分叉末端间连接。重组是一个非常精确的过程，通常在不添加或丢失单个碱基对的情况下发生。精确地发生重组取决于一条染色体的一条单链和另一条染色体同源链间互补碱基序列。DNA 修复酶参与修补交换过程中形成的缺口，从而进一步确保了重组的准确性。减数分裂过程中染色体重组及基因重组使单个个体产生配子的遗传变异具有了无限可能性。在此复杂过程中，染色体分布可能出现错误。有时同源染色体无法正确分离，这种现象称为不分离现象。结果就是产生的部分单倍体细胞缺少特定的染色体，而其他的则具有不止一个拷贝。当受精完成后，这种配子就会形成异常胚胎，其中大多数会死亡。但是，有时还会有些幸存者存在。例如，唐氏综合征（一种认知障碍和特征性身体异常相关疾病）是由于多了一条21号染色体引发的。这是由于减数分裂Ⅰ期间21号染色体对的不分离导致的，结果使配子包含两个拷贝而不是一个。当这种异常配子受精时与正常配子融合，所得受精卵则包含三份21号染色体。这种染色体失衡会产生额外剂量的21号染色体编码蛋白，从而干扰成年胚胎的正常发育以及正常生理功能。

在人类配子产生过程中，特别是在女性中，染色体错误分离频率非常高。约有10%的人类卵母细胞中减数分裂发生不分离现象，从而导致卵中染色体数目错误，这种情况称为非整倍性染色体突变。而在人类精子中非整倍性染色体突变的发生率则较低，这可能是因为精子发生比卵子发生受到更严格的质量控制。如果雄性细胞减数分裂时出现问题，则会激活细胞周期检查点，阻止减数分裂并通过凋亡使细胞死亡。无论是精子还是卵中发生分离错误，不分离都被认为是人类早期妊娠高流产（自然流产）的原因之一。

（三）受精重新形成新的二倍体基因组

男性每次性交射出的3亿个精子中，仅有约200个能够到达输卵管中受精的位置。有研究表明女性排出卵子周围的细胞能够释放化学信号以吸引精子向卵子游动，但这种引诱的本质尚不清楚。一旦找到卵子，精子必须冲破卵子周围的一层保护细胞，结合后穿过卵子的外被——透明带。最后，精子还必须与透明带下的卵子细胞膜融合。受精不仅可以通过这种正常的精卵融合来完成，也可以人为地将精子直接注射到卵子的胞质中来完成，如治疗不育症的医生可能会在患者精卵结合有问题时采用这样的治疗策略。

虽然可能有很多精子结合到同一个卵子中，但通常情况下仅有一个精子与卵子细胞膜融合并将其DNA释放到卵子的胞质中。这一过程的控制是尤为重要的，因为它确保了一个受精卵有且仅含有两套染色体。存在多种机制可以避免多个精子进入卵子。其中的一个机制表明，第一个成功进入的精子会刺激卵子细胞质释放大量Ca^{2+}，之后这些Ca^{2+}会促进一些酶的分泌而使透明带“变硬”，从而阻止其他的精子再穿过透明带，这样就确保了在这场受精的赛跑中只有一个获胜者。一旦受精完成，精子卵子就成为合子。但是，直到两个单倍体的细胞核（称为原核）彼此靠近并形成一个二倍体的细胞核，受精的过程才结束。受精的完成标志着生物学中最重要的现象之一：胚胎发生过程的开始，之后合子将会分裂产生大量的二倍体细胞并生长发育成一个新的个体。

第三节　细胞周期与医学

哺乳动物的细胞周期是高度组织和调控的过程，以确保遗传物质完全复制并准确分配到子细胞中。这个调控过程涉及调控生长的信号以及监测遗传物质完整性以确定没有任何遗传损伤的蛋白质的信号。细胞增殖取决于细胞周期发生的四个不同阶段——G_0/G_1，S，G_2和M期。细胞周期依赖性蛋白激酶（CDKs）以及相应的细胞周期蛋白伴侣等共同调控细胞周期。参与细胞周期调控的CDKs是受到严格调控的：受有丝分裂信号诱导的并通过应答DNA损伤，受细胞周期检查点激活而抑制。

一、细胞周期与组织再生

机体内细胞由于各种原因而不断死亡，需要新的细胞，这一过程就是组织再生。细胞增殖是组织再生的基础。组织再生分为生理性再生和补偿性再生两类。在机体正常生长发育过程中，一部分细胞死亡后，需要有新生细胞不断进行产生，以维持组织细胞数量的基本恒定，同时使组织处于不断更新的状态,这种维持正常生理功能的补充称为生理性再生,如消化道黏膜上皮细胞的更新,骨髓造血细胞的更新等。而由于各种原因造成机体损伤或器官移植等,也需要有新生细胞不断产生,以维持组织细胞数量的基本恒定,这种补充称之为补偿性再生。补偿性再生本质是某种原因刺激原处于 G_0 期的细胞,使其重新进入细胞周期进程。

二、细胞周期与肿瘤

癌症的特征是异常的细胞周期活动。这要么是上游信号通路突变的结果,要么是编码细胞周期蛋白的基因遗传物质发生损伤。在人类癌症中,CDKs 异常激活很常见。因此设计合成 CDKs 抑制剂可作为抗癌药物。

虽然 30 多年前就已发现了基本的细胞周期调节因子,但直到过去十年间我们对细胞周期调节因子在癌症中的作用以及它们作为癌症治疗靶点的潜力的理解才获得了显著性增长。新型化合物的开发使对细胞周期从实验研究发展到临床研究(表 12-2)。美国 FDA 批准的用于乳腺癌治疗 CDK4/6 选择性抑制剂 Palbociclib 是这一领域首个成功临床应用。其他几种 CDK4/6 选择性抑制剂也取得非常令人鼓舞的结果,并有望在未来几年内获批。将来可能会开发选择性地抑制 CDK4 但不抑制 CDK6(反之亦然)的抑制剂,因为它们或许可以在不减少治疗效果的前提下减弱副作用。

表 12-2　肿瘤化疗中常用药物在细胞周期中的作用特点

名称	细胞周期中的作用点	作用相关机制
放线菌素 D	G_1 期、S/G_2 期	抑制 DNA 聚合酶、DNA 解旋酶及组蛋白等的合成;也能抑制 rRNA 的合成
光神霉素(又称光辉霉素)	G_1 期	阻止 DNA 解链,干扰 RNA 合成
阿糖胞苷	专一作用于 S 期	抑制三磷酸核苷还原酶,使脱氧核苷酸形成受阻,进而阻止 DNA 的合成
秋水仙碱	特异性地作用于 M 期	结合微管蛋白,使纺锤体微管的解聚;阻止中期染色体向两极的移动,将有丝分裂阻断在中期
氮芥	无特异性的作用点	与 DNA 结合使其分子结构改变

此外,由于特定肿瘤亚型治疗的需要,可能会开发 CDK2 和 CDK1 选择性抑制剂。未来细胞周期靶向治疗的成功与否将取决于选择性和强效化合物的开发以及对肿瘤细胞中特定缺陷的识别。为了揭示基因组损伤和单个细胞周期蛋白选择性抑制间的相互作用,基于细胞培养的筛选方法,患者来源的异种移植以及基因工程小鼠癌症模型可能仍然是必不可少的。

值得注意的是,当前靶向治疗的患者只有少部分获得满意的长期效果。因此,基因技术将成为一个宝贵的诊断工具,以确定对特定靶向治疗反应最好的患者亚群。可以针对同一通路多个目标的成分进行治疗,如 microRNAs(miRNAs),也可能有助于实现更持久的治疗效果。

三、细胞周期与其他疾病

细胞周期的精确调控是细胞在生长发育、分化、增生及死亡中不可缺少的重要环节,近来研究发现异常的细胞周期调控与中枢神经系统疾病相关,如急性损伤和慢性神经变性疾病。在对急性中枢神经系统损伤(如脑外伤和脑卒中)的研究中发现,急性中枢神经系统损伤的神经元会重新进入细胞周期而出现凋亡,并阻滞在 G_1/S 期,但在对慢性神经变性疾病如帕金森病(Parkinson disease,PD)和阿尔茨海默病(Alzheimer's disease,AD)中的研究中发现，神经元可经 G_1/S 监测点进入 S 期，完成 DNA 复制，而阻滞在 G_2/M 期，且在凋亡之前存在较长的 G_2/M 期滞留。

知识点关联图

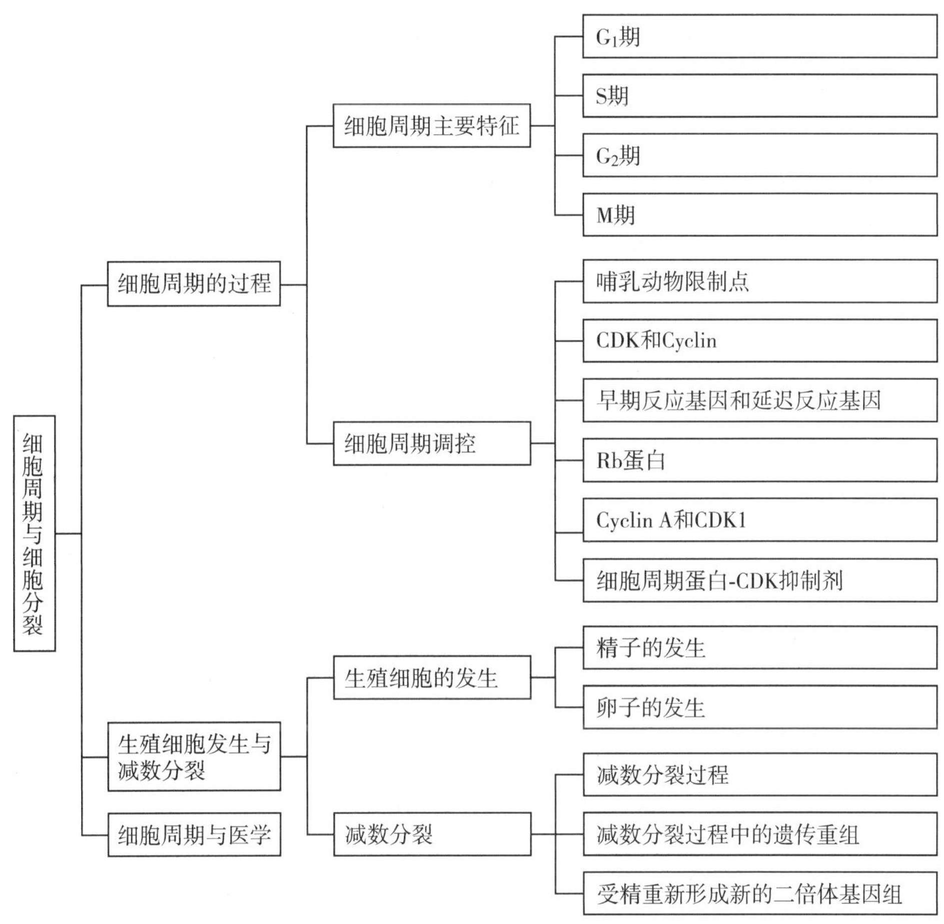

思考题

1. 细胞如何确保通过细胞周期是单向且不可逆的？这其中的分子机制是什么？

2. 所有现存细胞都由一系列不间断的细胞分裂产生，这可上溯至第一次细胞分裂。这句话正确吗？

3. 酗酒者以及肝癌患者的肝细胞都会发生过度增殖，这其中的诱发机制有何不同？

（张志坚）

第十三章 细胞分化

【导读】多细胞生物是由多种组织和器官构成的有机统一体,而每种组织和器官又是由形态各样、功能迥异的细胞构成的。人体有200多种不同类型的细胞,如神经细胞、肌肉细胞、表皮细胞、血细胞等,这些细胞均来自共同的祖先——受精卵。由一个受精卵来源的细胞为什么会变得如此多样呢?这就和细胞的分化有关。

由单个受精卵发育而成的生物体的各种细胞,在形态结构、生化组成和生理功能等方面发生明显的稳定性差异的过程称为细胞分化(cell differentiation)。细胞分化不仅发生在胚胎发育时期,还存在于个体出生至生命终结的整个过程,以补充衰老和死亡的细胞,是多细胞生物维持正常的组织器官功能、调控炎症反应、进行创伤修复等多种生理活动的基础。分化前和分化后的细胞不属于同一类型,但每一个已分化的细胞仍保存有整套基因。细胞分化的分子基础是基因的选择性表达,对其的调控主要发生在转录水平。细胞分化是多细胞有机体发育的基础与核心,也是当今发育生物学研究的热点之一,阐明细胞分化的机制,对于认识个体发育、了解基因的表达和调控以及寻找新的疾病防治措施具有十分重要的意义。

第一节 细胞分化的基本概念

一、细胞分化的概念

人类成体是由200多种不同类型的细胞组成的,这些细胞均由同一个受精卵增殖分裂和分化衍生而来,然而不同类型的细胞在形态结构、生化组成以及生理功能上都有明显的差异。在多细胞生物的个体发育过程中,来自同一受精卵的同源细胞,逐渐产生形态结构、生化组成和功能上的稳定性差异的过程称为细胞分化(cell differentiation)。细胞分化是一种持久性的变化,不仅发生在胚胎发育中,还存在于机体的整个生命过程中,在正常细胞的更新换代及机体的组织修复中也在不断进行,如多能造血干细胞可分化为不同血细胞。从本质上说,细胞分化是从化学分化到形态分化、功能分化的过程。

从分子水平上看,细胞分化意味着各种细胞开始合成各自特有的蛋白质,如表皮细胞合成角蛋白、肌肉细胞合成肌动蛋白和肌球蛋白、红细胞合成血红蛋白等,从而产生不同的功能,因此,细胞分化的关键在于特异性蛋白质的合成,而特异性蛋白质的合成是通过细胞内一定基因在一定时期的选择性表达实现的。分子杂交实验表明,在任何时间一种细胞的基因组中只有一小部分基因在活动,所以基因调控是细胞分化的核心问题。

二、细胞分化的一般特点

（一）稳定性

在正常生理条件下，经过细胞分化形成的某种稳定类型的细胞将终生不变，既不能逆转至未分化状态也不能转变为其他类型的分化细胞，且此种分化状态会在许多代子细胞中延续，这就是细胞分化的稳定性（stability）。如神经细胞终生为神经细胞，伸出长短不一的突起，在末端以突触方式和其他细胞接触，传导神经冲动；肌细胞终生为肌细胞，呈梭形，能够进行收缩和舒张；红细胞终生为红细胞，呈双凹面的圆盘状，能够携带氧气并完成气体交换，等等。当细胞受到某种因素诱导发生分化后，即使诱导分化的因素不再存在，分化仍能按照原方向进行，还可通过细胞分裂继续下去。已分化的终末细胞在形态结构和生理功能上保持稳定是生物体进行各种生命活动的基础。而细胞分化稳定性的维持是由于在个体长期进化过程中，这些细胞的内、外微环境始终保持着动态平衡与稳定。

（二）持久性

在多细胞生物中，细胞分化贯穿于整个生命进程，是一种渐进性的、长期变化的过程，其中胚胎期是最典型和最重要的细胞分化期。如果没有细胞分化，胚胎将不能发育。个体出生后，机体内的各种组织细胞伴随着个体成长也不断发生分化。如儿童长高伴随着长骨骨骺端细胞的增殖与分化，第二性征的出现伴随着乳腺上皮细胞的增殖与分化等。此外，在已发育成熟的成年人体内，一些组织器官（如血液、皮肤等）在不断进行着组织更新，也需要细胞分化；机体在发生疾病（如炎症等）或遭遇创伤时的组织修复，同样离不开细胞分化。

（三）可逆性

正常情况下，细胞分化是稳定的、不可逆的，但是在某些特殊条件的诱导下，已经分化的细胞可以发生逆转，失去已获得的特有结构和功能，从而具有未分化细胞的特性，即回复到未分化状态，这一变化过程称为去分化（dedifferentiation）或脱分化。如皮肤创面的修复过程中，在特定的条件下表皮细胞可以发生去分化以促进创面修复。去分化后往往又会发生再分化（redifferentiation）。

分化细胞还可能进行转分化（transdifferentiation），即一种类型的分化细胞在某些理化因素的作用下转变成另一种类型的分化细胞的现象。转分化后的细胞发生了形态、表型及功能的改变，获得了新的表型与功能。如女性乳房中的脂肪组织细胞在孕育期会适应生理需要转化为泌乳细胞，而泌乳细胞在孕育期过后又会重新转化为脂肪细胞。转分化的发生通常经历两个过程：①已分化的细胞首先去分化；②去分化后的细胞再分化为另一种类型的细胞。

细胞转分化的典型例子可见于肾上腺嗜铬细胞。源于神经嵴的嗜铬细胞体积较小，可分泌肾上腺素入血。在培养条件下，加入糖皮质激素可维持嗜铬细胞表型，当去除糖皮质激素并向培养基中加入神经生长因子后，嗜铬细胞转分化为交感神经元，这些神经元体积较嗜铬细胞大，并带有树突样及轴突样的突起，分泌去甲肾上腺素而非肾上腺素（图 13-1）。

需要指出的是，细胞分化的稳定性是普遍存在的，可逆性则是有条件的。

（四）时空性

一个细胞在不同的发育阶段，其形态、功能各不相同，这是时间上的分化。单细胞生物

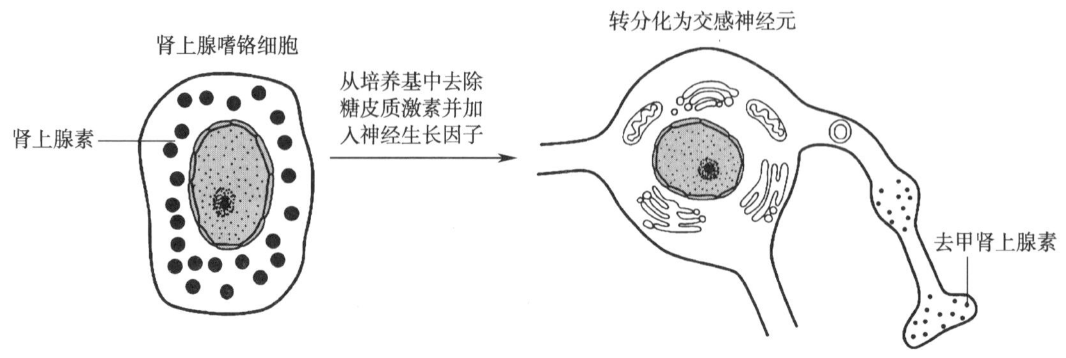

图 13-1　细胞转分化示意图

仅有时间上的分化，如噬菌体的溶菌性和溶原性。但在多细胞生物的个体发育过程中，随着细胞的不断分裂，细胞数目不断增加，同一个体的细胞由于所处的空间位置不同，微环境也存在一定的差异，故各细胞间产生不同的形态和功能，这是空间上的分化。

细胞分化的时空性造就了高等生物细胞的多样化，也为机体形成功能各异的不同组织、器官及系统奠定了基础，更有利于机体适应不断变化的外界环境。

（五）定向性

在个体发育过程中，分化方向的决定先于形态差异的出现，即细胞在发生可识别的形态变化之前，其内部的变化就已经确定了其未来的发育命运，只能向特定的方向分化，最终形成一定表型，这种细胞的发育选择，称为细胞决定（cell determination）。细胞决定是基因选择性表达的过渡阶段，也是细胞潜能逐渐受限的过程，具有高度的遗传稳定性。在胚胎早期先有外、中、内三胚层的发生，虽然在形态学上看不出有什么差异，但各个胚层却预定要按一定的规律分化成特定的组织、器官和系统：外胚层将发育为神经系统、表皮及其附属物；中胚层将分化出骨骼、肌肉、纤维组织、真皮以及泌尿系统和心血管系统；内胚层则形成消化道及其附属器官、胰腺、唾液腺、肝脏以及肺泡的上皮成分。

细胞决定现象的存在可以通过胚胎移植实验（embryo grafting experiment）来进行验证。例如在两栖类胚胎，如果将原肠胚早期预定发育为表皮的细胞（供体），移植到另一个胚胎（受体）预定发育为脑组织的区域，供体表皮细胞在受体胚胎中将发育为脑组织，而在原肠胚晚期阶段进行移植时，此供体细胞仍将按照原有的特定发育方向分化为表皮细胞。这表明，在两栖类的早期原肠胚和晚期原肠胚之间的某个时期便开始了细胞决定，一旦决定之后，即使外界的因素不复存在，细胞仍然按照已经决定的命运进行分化（图 13-2）。

目前，细胞决定的机制尚不完全清楚。一般认为，在胚胎发育过程中，有两种因素对细胞决定起到重要作用：一是细胞的不对称分裂，二是细胞间的相互作用。细胞的不对称分裂，是指存在于核酸蛋白颗粒（RNP）中的转录因子 mRNA 在细胞质中的分布不均等，当细胞分裂时，这些决定因素（mRNA）被不均匀的分配到子细胞中，结果造成两个子细胞命运的差别。细胞间的相互作用说明一种细胞的命运可以由其相邻细胞决定。如囊胚中的内细胞团可分化为胚体，而位于外表面的滋养层则只能分化为胎膜成分。可以认为是细胞的不对称分裂与细胞间的相互作用构成了细胞决定信号，这些信号左右了细胞中某些基因的开放和某些基因的永久性关闭。

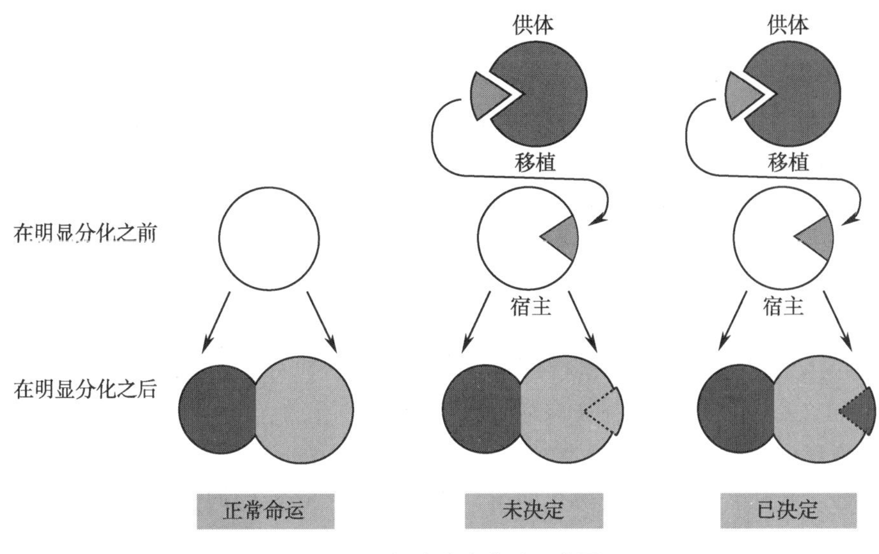

图 13-2　细胞决定实验示意图

三、细胞的分化潜能

受精卵可以分化出各种细胞、组织，形成一个完整的个体，所以将受精卵的这种分化潜能称为全能性。随着分化的进程，细胞的分化潜能逐渐丧失，从全能性（如动物早期胚胎细胞），到多能性（如原肠胚细胞），再到专能性（如造血干细胞），最后失去分化潜能成为成熟定型的细胞。

（一）细胞的全能性

细胞的全能性（cell totipotency）是指单个细胞在一定条件下所表现出的分化为各类细胞或发育为完整个体的能力，具有这种能力的细胞称为全能性细胞（totipotent cell）。在哺乳动物中，受精卵和卵裂早期的细胞属于全能性细胞。而在不同生物中，细胞的全能性表现不同。此种现象在植物和低等动物中较常见，如一个生活的植物细胞，只要有完整的膜系统和细胞核，它就会有一整套发育成一个完整植株的遗传基础，在一个适当的条件下可以通过分裂、分化再生成一个完整植株，从而可以利用细胞的全能性进行无性繁殖。

一个全能性的细胞应该具有表达其基因组中任何一种基因的能力，即可分化成该种生物体内任何一种类型的细胞。理论上，每个配备了完整基因组的细胞，包括体细胞和生殖细胞，都应该是全能的。但实际不然，往往体细胞表达基因的能力比生殖细胞要低得多。生殖细胞尤其是卵细胞，尽管分化程度很高，却仍具有较大的潜在全能性，在某些条件下可分化成各种类型的细胞。而两性生殖细胞的结合产物——受精卵，则表现出最高的全能性，个体中的每个细胞都是其分裂、分化的产物。

（二）胚胎细胞的分化潜能

哺乳动物的早期胚胎发育过程主要包括三个阶段：卵裂、胚泡形成和宫内植入。随着胚胎发育过程的进行，卵裂球细胞数目不断增多，细胞之间的差异也逐渐变大。从原肠胚细胞排列成三胚层后，各胚层的细胞在分化潜能上开始受到一定的限制，倾向于只发育为本胚层的组织器官，但其仍具有发育成多种类型细胞的能力，这时的细胞称为多能细胞（pluripotent cell）。经过器官发生，各种组织、细胞的发育命运最终决定，出现在形态上特化、功能上专一的单能细胞(unipotent cell)。胚胎发育过程中,细胞逐渐从全能局限为多能,最后成为稳定型单能细胞,这种趋向是细胞分化的普遍规律。因此,细胞分化可以被视为分化潜能逐渐受到限制的过程。

(三)体细胞的分化潜能

虽然目前无法使已分化的高等动物细胞直接再生成完整个体,但许多研究表明高等动物已分化的细胞仍然含有全套的遗传信息,在一定条件下可表现出全能性——细胞核的全能性。1962 年,英国的 J. B. Gurdon 成功地将非洲爪蟾的肠上皮细胞核移入去核的爪蟾卵细胞中,发育得到了蝌蚪。他首次证实已分化细胞的基因组可通过核移植技术重新转化为具有多能性的细胞,同时也说明分化成熟的体细胞核完整保存着全部的遗传信息,而卵细胞质则可能对细胞的决定和分化起着关键性的作用。到了 1997 年,英国爱丁堡 Roslin 研究所的科学家 S. I. Wilmut 等利用体细胞克隆技术将取自羊乳腺细胞的细胞核植入另一只羊的去核卵细胞中,培育出了世界上第一只克隆动物——“多利(Dolly)”羊,这是世界上第一只用已分化的成熟体细胞(乳腺细胞)克隆出的羊(图 13-3)。上述实验均表明,体细胞的细胞核仍保有正常个体的全部遗传信息,并在一定条件下具有发育为正常个体的潜能。

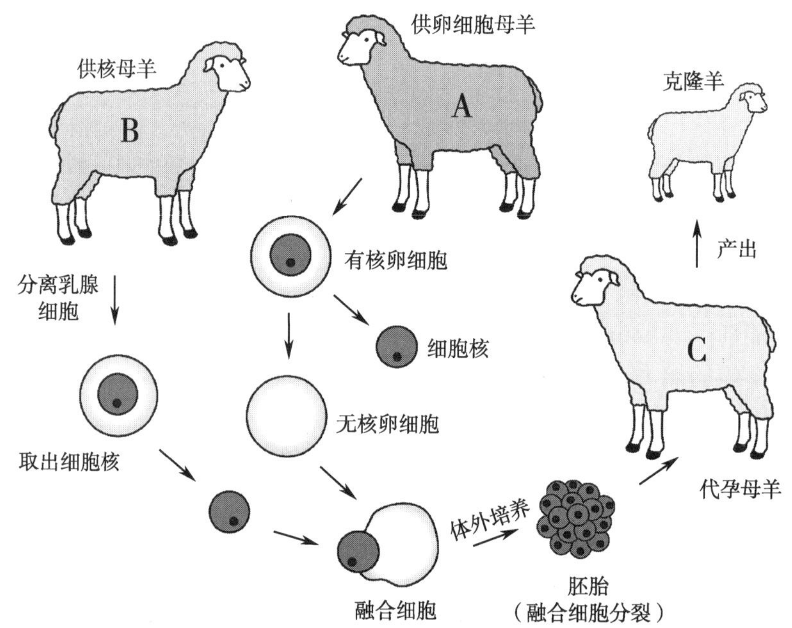

图 13-3　克隆羊多利(Dolly)的产生过程

第二节　细胞分化的分子机制

细胞分化的机制极其复杂,概括而言,其命运取决于两个方面:一为细胞的内部特性,二为细胞的外部环境。前者与细胞的不对称分裂(asymmetric division)以及随机状态有关,尤其是不对称分裂使细胞内部得到不同的基因调控成分,表现出一种与其他细胞的核质关系和应答信号不同的能力;后者表现为细胞对不同的环境信号产生应答,从而启动特殊的基因表达,产生不同的细胞行为,如分裂、迁移、黏附和凋亡等,这些行为在形态发生中具有极其重要的作用。

一、基因组活动模式与细胞分化

（一）基因差别表达是细胞分化的普遍规律

大量研究表明，多细胞生物个体发育与细胞分化的过程中，其基因组 DNA 并不全部表达，而是按照一定的时-空顺序，在同一细胞的不同发育阶段和不同分化类型的细胞之间发生差别表达（differential expression）。已分化的成体细胞中单一序列基因进行表达的比例只占基因组全部基因的 5%～10%。这些表达的基因大致可分为两种基本类型：一类是管家基因（housekeeping gene），也称为持家基因，它们在生物体的各种细胞中都处于活动状态，其产物是维持细胞存活和生长所必需的，如编码核糖体蛋白、线粒体蛋白和糖酵解酶等的基因；另一类是奢侈基因（luxury gene），或被称为组织特异性基因（tissue specific gene），它们在各种组织中有不同的选择性表达，其产物赋予各类细胞特异的形态结构特征与生理功能，如幼稚红细胞的血红蛋白基因、卵清蛋白基因、上皮细胞的角质蛋白基因和胰岛素基因等。组织特异性基因的选择性表达，合成组织专一的蛋白质产物，如表皮的角蛋白基因表达指导合成了表皮细胞特有的角蛋白、胰岛中的 α 细胞合成胰高血糖素、β 细胞合成胰岛素等。此外，有研究者还进一步分出一类调节基因（regulatory gene），其产物可调节组织特异性基因的表达，或起激活作用，或起阻抑作用。

由此说明，细胞分化的本质是细胞按照一定程序发生的差别基因表达，部分基因处于活化状态，其余大多数基因都处于抑制状态而不表达。这种差别表达不仅涉及基因转录及转录后加工水平上的精确调控，还涉及染色体与 DNA 水平、翻译及翻译后加工与修饰水平上的复杂调控过程。

（二）基因组改变是细胞分化的特例

人们对分化的细胞进行了一定的研究。发现基因组改变常见类型有以下几种：

1. **基因组扩增**　例如果蝇的卵巢滤泡细胞和腺细胞，其染色体多次复制，形成多倍体和多线体。

2. **基因组丢失**　在马蛔虫个体发育过程中，只有生殖细胞得到了完整染色体，而体细胞的染色体发生了丢失，仅剩余部分染色体片段；哺乳动物（除骆驼外）的红细胞以及皮肤、羽毛和毛发的角化细胞则丢失了完整的核。

3. **基因重排**　脊椎动物 B 淋巴细胞分化的本质是编码抗体分子的基因片段通过重组，使 DNA 序列中不同部位的部分基因片段连接起来，组成产生抗体 mRNA 的 DNA 序列。基于以上事例，人们对细胞分化的机制曾提出一些假说，如基因组扩增、染色体丢失与 DNA 重排等。然而这些基因组的改变并不是细胞分化的普遍规律，而是细胞分化的特例。

二、差别基因表达的转录水平调控

（一）顺式作用元件

顺式作用元件是指与结构基因串联的特定 DNA 序列，是转录因子的结合位点，它们通过与转录因子结合而调控基因转录的精确起始和转录效率，包括启动子、增强子和沉默子等。顺式作用元件在调节组织专一性基因表达方面有重要作用。如小鼠的弹性蛋白酶只有在胰腺中才能合成，而生长激素仅在脑垂体中才能合成。如果把分离的小鼠弹性蛋白酶基因的启动子和人的生长激素基因的编码区重组，然后将这一重组基因导入小鼠受精卵的细胞核中，并与基因组整合，结果发现由该受精卵发育而来小鼠胚胎胰腺中合成了人生长激素。这说明启动子在控制组织专一性基因表达方面起到了决定性的作用。

同样的实验也证明，增强子在指导组织专一性基因表达方面也有类似作用。如胰岛素只在胰岛 β 细胞中合成，如果把胰岛素基因的增强子同启动子一起与其他基因的编码区重组，则可指导其他任一基因的编码区在胰岛 β 细胞中表达。若启动子缺失了 TATA 盒，转录起始点将变得不稳定，即不能固定在一个位置，这使得转录产物长短不一，并最终导致翻译产物量和质的改变。在这方面研究较多的是人类的血红蛋白基因，如果人 β 珠蛋白基因在 -30bp 处的 TATA 盒内发生了点突变，会导致基因转录活性明显减弱，临床表现为 β 珠蛋白生成障碍性贫血。除上述启动子内部和周围的 DNA 序列外，大多数的基因表达还受到远处增强子的调控。增强子大多具有组织或细胞特异性。如免疫球蛋白基因的增强子，只有在 B 淋巴细胞中活性最高。

（二）转录因子

转录因子是调节基因表达转录中的另一类关键成分，其通过与特异的顺式作用元件结合并相互作用，激活另一基因的转录，故又被称为反式作用因子。按功能可将其分为两类：一类是通用转录因子，为大量基因转录所需并存在于许多细胞类型中，可与结合 RNA 聚合酶的核心启动子结合，是启动转录的一组蛋白质因子；另一类是组织细胞特异性转录因子，为特定基因或一系列组织特异性基因所需，只存在于一种或很少几种细胞类型中，可与特异基因的各种调控位点结合，决定该基因的时空特异性表达，并对这些基因的转录起促进或阻抑作用。对于组织专一性调控来说，转录起始复合物除了有通用转录因子外，还需要另一些特异转录因子参加，这些蛋白质因子与 DNA 的某些位点结合，共同控制基因的转录活动。基因激活的另一个机制涉及转录因子的乙酰化。研究表明，组蛋白去乙酰化酶抑制剂可通过改变组蛋白或转录因子的乙酰化状态，诱导肿瘤细胞的生长、分化及凋亡。

组成人体的细胞有 200 多种，若每种类型的细胞分化都需要一种基因表达的调控蛋白的话，那么至少需要 200 种调控蛋白，而实际却是有限的调控蛋白最终完成了这 200 多种不同类型细胞的分化调控。其机制就是组合调控（combinational control），即多种调控蛋白协同调控，完成每种类型的细胞分化。按照这种理论，如果调控蛋白的数目是 n 个，那么通过不同调控蛋白组合，理论上就可以完成 2^n 种以上类型的细胞的分化。如当有 3 种调控蛋白存在时，通过不同组合就可启动 8 种不同类型的细胞分化，而在细胞分化的过程中，往往只有一两种调控蛋白起决定性作用。这样，单一的调控蛋白就有可能启动整个细胞分化过程。

在成肌细胞分化为骨骼肌细胞的过程中，如果将一种关键性调控蛋白 myoD 通过表达载体转入体外培养的成纤维细胞中表达，结果能使来自皮肤结缔组织的成纤维细胞表现出骨骼肌细胞的特征，表达出大量的肌动蛋白和肌球蛋白，在质膜上产生对神经刺激敏感的受体蛋白和离子通道蛋白，并融合成肌细胞样的多核细胞等。这说明可能在成纤维细胞中，本身已经具备了肌细胞特异性基因表达所需要的其他必要调控蛋白，一旦加入 myoD，即形成了启动肌细胞分化的特异的调控蛋白组合。*myoD* 基因是生肌基因家族成员之一，也是肌肉分化的关键调控基因，其一旦表达即会导致肌肉专一基因的激活，引起某一级联反应，包括 *MRF4*、*myogenin* 基因的顺序活化，导致肌细胞分化（图 13-4）。*myoD*、*MRF4* 和 *myogenin* 基因都编码一个含有碱性的螺旋-环-螺旋的 DNA 结合域的转录因子。

借助于组合调控，一旦某种关键性基因调控蛋白与其他调控蛋白形成适当的调控蛋白组合，不仅可以将一种类型的细胞转化成另一种类型的细胞，甚至可以诱发整个器官的形成。这种仅靠一种关键性调节蛋白对其他调节蛋白的级联启动，是一种高效而经济的细胞

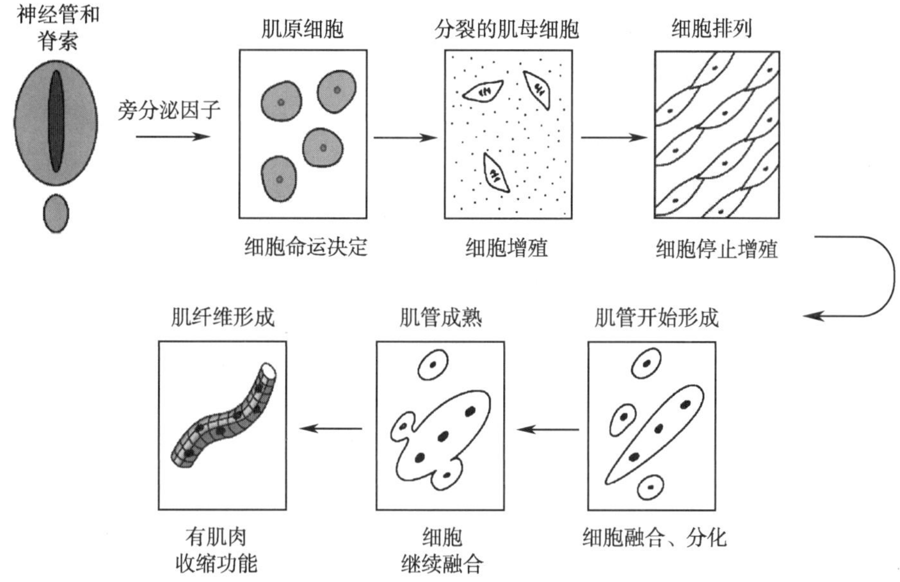

图 13-4　脊椎动物骨骼肌细胞分化机制

外部信号激活 myoD 和 myf-5 基因启动肌肉分化，这两个基因中哪一个优先表达取决于物种的不同，且它们的基因活动形成交互抑制并维持自身状态，其编码蛋白进一步激活 MRF4 和 myogenin 基因，进而激活肌肉专一性基因的表达

分化启动机制。复杂的有机体正是通过这一机制逐渐完成形态建成的。

真核生物基因的转录调控包括转录激活和转录阻抑两个方面。目前已经发现一些负调控蛋白，它们通过与特异启动子元件结合，阻断启动转录之前起始复合体的装配，或者是与上游的 DNA 序列结合，抑制转录激活子的结合及功能。

（三）DNA 甲基化

DNA 甲基化（DNA methylation）的修饰现象广泛存在于多种有机体中，可导致某些区域的 DNA 发生构象变化，从而影响蛋白质与 DNA 的相互作用，抑制了转录因子与启动区 DNA 的结合。

DNA 甲基化是指真核基因中有 2%～7%的胞嘧啶残基在甲基转移酶催化下转变成 5′-甲基胞嘧啶，这种甲基化常见于富含 CG 二核苷酸的某些基因 5′连接区的 CpG 序列位点（又称 CpG 岛），主要分布于异染色质区，其余则散在分布于基因组中。甲基化是脊椎动物基因组的重要特征之一，它可通过 DNA 复制直接遗传给子代 DNA。哺乳动物的 DNA 中有 70%～80%的 CpG 序列位点是甲基化的，而转录活化区则只有 30%～40%的 CpG 序列位点被甲基化。研究结果表明，DNA 的甲基化位点会阻碍转录因子的结合，即甲基化程度与基因表达程度呈负相关，甲基化程度越高，则 DNA 转录活性越低，而持续表达的管家基因大多处于非甲基化状态。有实验表明，在人和鸡的红细胞中，与珠蛋白合成有关的 DNA 序列几乎完全未甲基化，但在不合成珠蛋白的细胞中，这些基因则高度甲基化。

甲基化作用导致基因失活/沉默的可能机制：①直接干扰转录因子对启动子中特定的结合位点的识别；②特异的转录抑制因子直接与甲基化 DNA 结合；③染色质构象发生改变。在生物发育的某一阶段或细胞分化的某种状态，原先处于甲基化状态的基因，也可以被诱导去甲基化（demethylation）而出现转录活性。

（四）组蛋白共价修饰

组蛋白的共价修饰可通过影响组蛋白与 DNA 双链的亲和性，改变染色质的松散或凝集状态，使 DNA 双链可以与基因调控蛋白相互作用，从而调节基因的表达。组蛋白中被修饰的氨基酸的种类、位置和修饰类型称为组蛋白密码（histone code），决定了染色质转录沉默或者活跃的状态。所有这些组蛋白密码组合变化极多，因此，组蛋白共价修饰可能是更为精细的基因表达形式，包括甲基化、磷酸化、乙酰化、腺苷酸化、泛素化和 ADP 核糖基化等，目前研究较为深入的是组蛋白甲基化和乙酰化。

组蛋白甲基化一般发生在赖氨酸残基和精氨酸残基上。赖氨酸残基能够单、双、三甲基化，而精氨酸残基能够单、双甲基化，这极大地增加了组蛋白修饰调节基因表达的复杂性。一系列研究表明，H3 的精氨酸甲基化是一种相对动态的标记，精氨酸甲基化与基因激活相关，而 H3 与 H4 中精氨酸甲基化的丢失与基因沉默相关。相反，赖氨酸甲基化似乎是基因表达调控较为稳定的标记。

组蛋白乙酰化是指在组蛋白乙酰基转移酶的作用下，于组蛋白 N-端尾部的赖氨酸加上乙酰基。组蛋白乙酰化呈多样性，核小体上有多个位点可被乙酰化，但特定基因部位的组蛋白乙酰化和去乙酰化以一种非随机的、位置特异的方式进行。如干扰素-β 的基因启动子附近组蛋白的赖氨酸乙酰化，参与了 IFN-β 转录激活作用的调节。在大多数情况下，组蛋白乙酰化有利于基因转录，低乙酰化的组蛋白通常位于非转录活性的常染色质区域或异染色质区域。

三、差别基因表达的转录后水平调控

（一）hnRNA 加工及选择性剪接

RNA 转录产物分为两种类型：一种为简单转录单元，只能加工形成一种 mRNA；另一种为复杂转录单元，它可加工形成多种 mRNA，进而合成几种蛋白质。简单转录单元的加工主要是切除内含子。在复杂的转录产物加工中，经不同剪接产生不同的成熟 mRNA，表达不同的产物。有时某一基因的内含子在一种类型的细胞中是要被切除的内含子，而在另一种类型的细胞中却是外显子。

转录后调控有两个基本途径：一是选择性地将 mRNA 移出细胞核；二是通过外显子的不同剪接或使用不同的多聚腺苷位点，从初级转录体产生两种以上的 mRNA，由此在同一细胞系的不同时间或不同的细胞类型中产生不同的蛋白质。这种通过对一个基因的转录产物进行不同的剪接，从而产生不同的成熟 mRNA，翻译出不同的蛋白质的过程称为选择性剪接（alternative splicing）。选择性剪接是在 RNA 加工水平上调节基因表达的重要机制，通过这种方式，一个基因能编码两个或多个相关的蛋白质。如 β 原肌球蛋白的前 mRNA 含有 11 个外显子，其中外显子 1~5、8 和 9 是表达这一基因的所有 mRNA 共有的，外显子 6 和 11 出现在成纤维细胞和平滑肌细胞中，而外显子 7 和 10 则出现在骨骼肌的 β 肌球蛋白的合成中（图 13-5）。因此，选择性剪接在细胞分化的基因调控中起重要作用。

（二）翻译水平调控

翻译的起始过程中有大量翻译起始因子参与，它们的活性变化与基因表达调控密切相关。翻译起始因子 eIF-2 的 α 亚基的活性可因磷酸化而降低，导致蛋白质合成受到抑制。如血红素对珠蛋白合成的调节就是由于血红素能抑制 cAMP 依赖性蛋白激酶的活化，从而防止或减少 eIF-2 的失活，促进了蛋白质的合成。帽结合蛋白 eIF-4E 与 mRNA 的帽结构结合

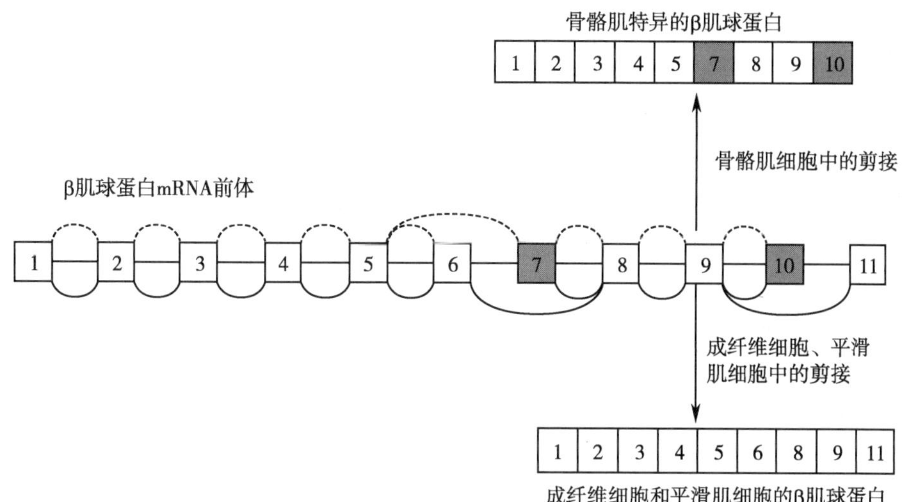

图 13-5　β 肌球蛋白 mRNA 前体的选择性剪接

在骨骼肌细胞中，外显子 6 和外显子 11 被当成内含子剪切了，而在成纤维细胞和平滑肌细胞中，外显子 7 和外显子 10 被当成内含子剪接掉了

是翻译起始的限速步骤，磷酸化的 eIF-4E 与帽结构的结合力是非磷酸化的 eIF-4E 的 4 倍，因而可提高翻译的效率。胰岛素及其他生长因子都可增加 eIF-4E 的磷酸化从而加快翻译速率，促进细胞的分化和生长。

四、差别基因表达的转录前水平调控

DNA 分子通过断裂重接或转座等方式使得基因顺序发生改变的现象称为基因重排（gene rearrangement）。通过基因重排调节基因活性的典型例子是免疫球蛋白结构基因的表达。人类免疫细胞发育过程中，执行抗体分泌功能的 B 淋巴细胞分化的本质是由于编码抗体分子的基因片段发生了重排。如 Ig 重链基因在胚系中由可变区（V）、多样性区（D）、连接区（J）和恒定区（C）4 组 DNA 片段组成。人的 *V* 基因片段为 100～150 个，*J* 基因片段有 9 个，其中 6 个是有功能的，*D* 基因片段约有 30 个；这些基因片段在同一条染色体上，间隔不一。B 淋巴细胞分化和成熟过程中，在特异性重组酶作用下，胚系时 4 个相隔较远的无功能基因片段经重排连接成一个完整的、有转录功能（产生抗体 mRNA）的活性基因（DNA 序列）。*Ig* 基因重排时，H 链基因首先重排，第一步发生 *D* 基因片段与 *J* 基因片段的连接，形成 *D-J* 基因片段，然后 *V* 基因片段与 *D-J* 基因片段连接，形成 *V-D-J* 基因片段，最后和 *C* 基因片段相连，形成一个完整的功能性 H 链基因。由于 *V-D-J* 重排和 *V-D*、*D-J* 接头处的灵活性，可产生 5.0×10^6 种重链活性基因。H 链和 L 链组合起来能够产生 4.0×10^6 种不同的 Ig 分子。

转录前水平的调控除基因重排外，还有基因扩增和染色体丢失等，但这些现象并不是细胞分化的普遍规律。

五、小 RNA 在细胞分化中的作用

小 RNA（small RNA）是近年来发现的长度为 20～30 个核苷酸（nt）的非编码 RNA（non-coding RNA，ncRNA），包括 20～25nt 的微小 RNA（microRNA，miRNA）、21～23nt 的小干扰

RNA(small interference RNA,siRNA)及 26~31nt 的 piRNA(piwi-interacting RNA)。小分子 RNA 可能代表了一个新层次上的基因表达调控方式。

miRNA 是由具有发夹结构、70~90 个碱基大小的单链 miRNA 前体(pre-miRNA)经过具有核糖核酸酶性质的 Drosha 和 Dicer 酶加工而成的。这些成熟的 miRNA 与其他蛋白质一起组成 RNA 诱导的沉默复合体(RNA-induced silencing complex,RISC),主要通过与靶 mRNA 不完全互补结合(5′端非编码区域互补配对),进而抑制翻译(而不影响 mRNA 的稳定性,不改变 mRNA 的丰度)或促进 mRNA 聚腺苷酸尾巴的去除等方式调控靶基因的表达。在不同组织、不同发育阶段中 miRNA 的水平有显著差异,这种 miRNA 表达模式具有分化的位相性和时序性(differential spatial and temporal),提示 miRNA 有可能作为参与调控基因表达的分子,调控着细胞分化、增殖、凋亡等多种重要的生命活动过程,推测 miRNA 调控着人类大约 1/3 的基因。

siRNA 是一类外源性双链 RNA(double-stranded RNA,dsRNA),在细胞内特定环境下通过 Dicer 酶的酶解,降解成 21~23nt 的特异长度和序列的小片段双链 RNA。siRNA 通过完全互补配对的方式与靶 mRNA 结合,引起 mRNA 降解,从而导致靶基因的沉默。siRNA 可以高效、特异地阻断体内特定基因的表达。这种由 siRNA 介导的基因表达抑制作用被称为 RNA 干扰(RNA interference,RNAi),RNAi 导致转录后基因沉默(post-transcriptional gene silencing,PTGS),极低浓度的 dsRNA 就能完全抑制基因表达。

piRNA 是最近从哺乳动物睾丸组织中发现的,长度分布在 26~31nt 的一类新型小分子单链 RNA,其通过与 PIWI 蛋白家族成员相结合形成 piRNA 复合物(piRC)来调控基因沉默途径,调节减数分裂及减数分裂后事件的发生。虽然 piRNA 的功能仍然需要研究,但是生殖细胞中的 piRNA 富集现象和 *PIWI* 突变导致的男性不育表明 piRNA 在配子形成的过程中起了一定作用,并且有可能参与配子发生过程中基因表达模式及染色体组结构的调节。

第三节　细胞分化的影响因素

一、细胞质

卵细胞的细胞质在细胞决定中起着重要作用,即卵细胞的胞质中含有不同的物质组分且形成一定的区域分布,故胞质成分是不均质的。在卵裂期,胞质呈不等分配,不同的胞质组分被分配到不同类型的细胞内,这些特殊的组分称为形态发生的决定子(determinant),由它们支配细胞分化的途径。胚胎发育的细胞分化包括两个步骤:首先是细胞决定,然后是细胞分化。细胞质对基因组的影响引导细胞决定的方向。成熟卵细胞中储存有 20 000~50 000 种 RNA,其中大多是 mRNA,这些 mRNA 到受精后才指导蛋白质的合成。其中部分 mRNA 在卵细胞的胞质中分布不均匀,它们在细胞分化的命运决定中起着十分重要的作用。通常将这些来自母体,在卵细胞的胞质中呈极性分布,于受精后被翻译为在胚胎发育中起重要作用的转录因子和翻译前调节蛋白的 mRNA 分子,称作母源效应基因(maternal effect gene,MEG)产物。实验表明在卵细胞受精后加入 RNA 合成抑制剂并不会影响蛋白质合成,这说明合成蛋白质的 mRNA 是卵细胞所带来的。这些由卵细胞带来的信息分子称为母体信息。

前面所提及的细胞核移植实验是卵细胞的细胞质对细胞分化产生影响的最好例证。E. M. Robertis 和 J. B. Gurdon(1977)将培养的爪蟾肾细胞的细胞核注入蝾螈的卵母细胞内，分别测定肾细胞、正常卵母细胞以及接受肾细胞核的卵母细胞的蛋白质合成。结果发现，肾细胞的细胞核在卵母细胞的细胞质影响下，所合成的蛋白质与正常卵母细胞合成的完全相同，而没有肾细胞合成的蛋白质。这种由细胞质中的成分直接或间接作用于基因组，使特定基因选择性表达的现象，称为胞质记忆(cytoplasmic memory)。

在细胞分化的过程中，越来越多的基因产物生成并加入细胞质成分中，同时外来的某些因素(如激素和细胞间信号)作用于细胞，也使细胞质产生新的成分。因此，基因表达的细胞内环境处于不断变化之中，细胞核内基因的表达状态也不断调整，这种核-质的相互作用持续在整个细胞的分化过程中。

二、细胞相互作用

在多细胞生物个体发育过程中，随着胚胎细胞的数目不断增加，细胞间的相互作用对细胞分化的影响越来越大，通常包括诱导和抑制两个方面。

(一) 细胞诱导和抑制

1. 细胞诱导　胚胎发育过程中，一部分细胞对邻近细胞的形态产生影响，并决定其分化方向的现象称为诱导或胚胎诱导(embryonic induction)。胚胎诱导主要是通过细胞旁分泌产生的信号分子——旁泌素来实现的。起诱导作用的细胞或组织称为诱导细胞或诱导组织，接受诱导而分化的细胞或组织称为反应细胞或反应组织。胚胎诱导是由细胞内的一些化合物引起的，如把蛙胚的背唇干燥或煮沸后，仍可产生诱导作用。

胚孔背唇移植实验是证明胚胎诱导现象的典型实验，该实验是将一只蝾螈的胚孔背唇细胞移植到另一只蝾螈的腹部外胚层下面，最终发育出具有两个神经系统的双头畸胎(图13-6)。这一结果表明脊索中胚层诱导外胚层分化为神经组织。

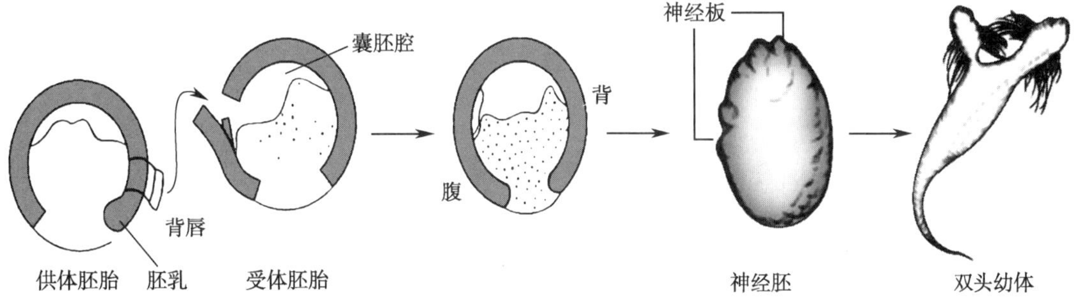

图 13-6　胚孔背唇细胞移至受体腹部形成双头幼体

胚胎细胞间的相互诱导作用是有层次的，可分成 3 级，即初级诱导、次级诱导和三级诱导。在三个胚层中，中胚层首先独立分化，该过程对相邻的胚层有很强的分化诱导作用。如眼球发育过程中的多级诱导作用，脊索中胚层首先诱导其表面覆盖的外胚层向神经系统方向分化，发育形成神经板，这是初级诱导；神经板卷成神经管后，神经管的前端膨大成原脑，原脑两侧突出的视杯再诱导其上方的外胚层形成晶状体，此为次级诱导；晶状体又可进一步诱导覆盖在其表面的外胚层形成角膜，这是三级诱导(图 13-7)。脊椎动物所有器官的形成均是多级诱导的结果。

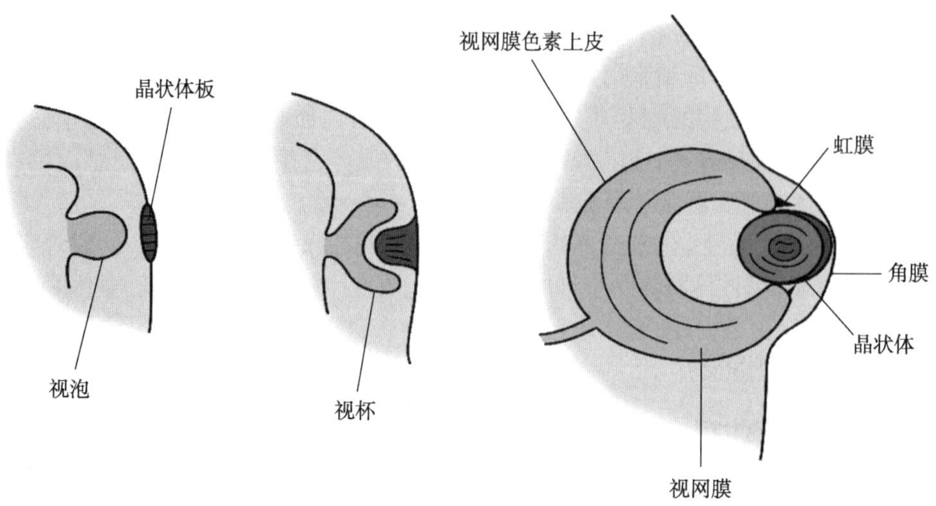

图 13-7　眼球发育过程中的多级诱导作用

2. **细胞抑制**　细胞抑制（cellular inhibition）是指在胚胎发育过程中，已分化的细胞抑制邻近细胞朝相同的方向分化而产生的负反馈调节作用，以避免器官的重复形成或过度发育。如将发育中的蛙胚置于含成体蛙心组织碎片的培养液中时，蛙胚受到抑制，不能发育出正常的心脏；同样，如果用含有成体蛙脑组织碎片的培养液培养蛙胚，也不能发育出正常的脑。这说明抑制效应的分子基础是已分化的细胞可产生某种物质，抑制邻近细胞向与其相同的方向分化，我们将这种物质称为抑素（chalone）。

在具有相同分化命运的胚胎细胞中，若一个细胞"试图"向某个特定的方向分化，则该细胞在启动分化指令的同时也会发出另一个抑制邻近细胞分化的信号，这种现象称为侧向抑制（lateral inhibition）。见于脊椎动物的神经板细胞向神经前体细胞分化的过程中。

（二）细胞黏附因子

有研究者将早期蛙胚的中胚层细胞、神经板细胞与表皮细胞分离，然后将其任意混合在一起培养，结果发现这些细胞具有自我挑选、相互黏着的能力，最终依然可形成一个正常的胚胎，神经管在内，表皮在外，中胚层居中。相似的两种细胞之间的识别能力，依赖于其表面存在的细胞黏附分子（cell adhesion molecule，CAM），不同组织的 CAM 各不相同，如肝细胞含 L-CAM，神经细胞含 N-CAM。在个体的发育过程中，细胞通过调节钙黏着蛋白表达的种类和数量来决定胚胎细胞间的相互作用（黏合、分离、迁移和再黏合等），从而影响细胞的分化，参与组织器官的形成；免疫球蛋白超家族可通过同亲型黏着机制与相邻细胞的同类分子黏附在一起，这与神经系统的发育、轴突的生长和再生以及突触的形成密切相关；整联蛋白与细胞外基质之间相互作用可产生各种各样的信号，包括 Ca^{2+} 向细胞质的释放、胞内蛋白质和磷酸肌醇第二信使酪氨酸磷酸化等，从而调节细胞的运动、生长、增殖和分化。

三、细胞微环境

细胞生存的周围邻近外环境称为细胞微环境（cell microenvironment）或小生境（niche），一般包括细胞外基质、直接接触的相邻细胞、细胞因子、生长因子及激素等可溶性因子和细胞所处位置的间质组织。在胚胎发育过程中，微环境中的成分与细胞之间的相互作用决定

了细胞分化的命运。目前研究表明,微环境主要通过以下几个方面对细胞分化产生影响:

1. **细胞外基质可引起特定细胞的增殖、分化**　细胞外基质通过与细胞表面的整合素相互作用,激活黏着斑激酶,从而启动相应的信号途径。

2. **微环境中直接接触的相邻支持细胞影响分化**　在微环境中,周围相邻细胞构成了一个精细的空间结构,为细胞生存及进行生命活动提供场所,这些相邻细胞可通过分泌信号分子调节细胞的增殖、分化,共同保持微环境的动态平衡。

3. **微环境中可溶性信号分子的作用**　这些因子在传递细胞与细胞之间、细胞与细胞外基质之间的信号中起着重要作用,且信号作用与因子的浓度有一定关系。

四、位置信息

在多细胞生物的个体发育过程中,某些细胞向特定方向分化以前,其在机体中的空间分布就已被决定了。换言之,即这些细胞开启并保留了特定基因的表达,这些基因表达被认为是细胞在机体内空间位置的标志。细胞所具有的这种位置特异性称为细胞的位置信息(position value)。细胞所处位置不同将对细胞分化的命运产生明显影响,改变细胞所处位置可导致细胞分化方向发生改变。

鸡胚肢体的形态发生为我们提供了一个典型例子。发育完成的鸡的翅膀与下肢均由肌肉、骨骼及皮肤等组织构成,它们所含的组织分化程度也几乎相同。而翅膀与下肢之间的差别不在于其所含组织类型不同,而是组织所在的空间位置的排布方式不同。在鸡胚发育过程中,其胚胎长轴两侧生发出凸起状肢芽,肢芽发育成腿和翅。最初这两对肢芽外形相似,且均处于未分化状态,但这种外形上的相似极具欺骗性。在下肢胚芽的原基处取一小块未分化组织(正常情况下会发育为大腿部分),将这块组织移植至翅芽的顶端,移植物最终并未形成翅尖,也未形成大腿的错位组织,而是形成了一个趾。该实验表明,早期的肢芽细胞已经决定了会发育为下肢,但还没决定会形成下肢的哪一部分。它们若被移植至翅芽的部位,则可对翅芽发出的信号做出反应,最后形成与下肢肢端相对应的结构——趾,而非下肢根部。对于鸡的下肢和翅膀发育来说,控制肢体(下肢和翅膀)组成部分发育的信号系统很显然是相同的,而下肢和翅膀的发育方向不同主要原因是处于这两种肢体发育初始阶段的细胞的内部状态是不相同的。

五、激素

在胚胎发育的早期,邻近细胞之间的相互作用可诱导细胞分化。随着机体的发育,细胞数目不断增加,机体体积增大,结构趋于复杂,细胞的相互作用就不仅限于近邻之间,对远距离细胞的分化调节出现了一种新的方式——激素作用方式,是个体发育晚期的细胞分化调控方式。激素是某些细胞分泌的多种信息分子的总称,它们携带着特定的生物信息,经过血液或淋巴液的运输到达一定距离外所作用的靶细胞,经过一系列的信号传递过程,对靶细胞的发育与分化起到十分重要的作用。

典型例子是动物发育过程中的变态效应。所谓变态(metamorphosis),即动物从幼体变为在形态结构与生活方式上有极大差异的成熟个体的过程。两栖类动物的幼体临近变态时,垂体会分泌促甲状腺激素,促进甲状腺的生长与分化。甲状腺激素启动其靶细胞分化,合成包括多种酶在内的新蛋白质,使得细胞的结构和功能发生变化,引起变态发生。

激素可分为甾类激素和肽类激素两大类,通过两种不同途径对靶细胞产生作用。甾类激素，如类固醇激素、性激素和昆虫的蜕皮激素等为脂溶性，分子小，可穿过靶细胞的细胞膜扩散进入细胞质，与细胞质内的特异性受体结合形成受体-激素复合物，该复合物进入核内，作为转录调控物直接结合到 DNA 调控位点上，激活（或在一些情况下抑制）特异基因的转录。肽类激素如促甲状腺素、肾上腺素、生长激素等为水溶性，分子量较大，不能直接穿过细胞膜，而是作为第一信使与靶细胞表面的受体结合，并经过细胞内信号转导过程将信号传递到细胞核，影响核内 DNA 转录。如同许多其他细胞内信号转导途径一样，该过程包括蛋白激酶的顺序激活。

六、环境因素

环境因素对细胞分化的影响正逐渐受到人们的重视。目前已了解到环境中的多种因子，物理、化学、生物因素均可对细胞分化和有机体发育产生重要影响。如某种蜥蜴的性别受环境温度影响，温度较低（24℃）的条件下发育为雌性，温度在 32℃时则发育为雄性。在人类，高温可引起胎儿神经系统发育异常；妊娠时感染风疹病毒可引起胎儿先天性白内障及心脏畸形；于胚胎发育早期接受大剂量的 X 射线照射可引起 50%的婴儿先天畸形等。

在人类胚胎发育的不同阶段，由于细胞的分裂速度及分化程度不同，对环境（致畸）因子的敏感性也存在很大差异。若受精后的前 2 周受致畸因子作用，可干扰胚泡植入，引起胚泡早期死亡或流产；此期致畸因子若只损伤少量细胞，则可能通过胚胎未分化细胞的调整而完全恢复，故此期较少引起先天畸形。受精后的第 3～8 周是胚胎细胞分裂和分化的高潮阶段，大部分器官原基在此期间形成，若致畸因子干扰原基将造成胚胎严重畸形甚至死亡，故此期为致畸敏感期。从孕第 9 周到出生，胚胎步入胎儿期，对致畸因子敏感性也逐渐降低，但受致畸因子作用仍会发生相对较轻的微观结构异常或功能障碍。

畸胎瘤的产生是证实细胞的外环境对细胞分化方向产生影响的典型例子。受精卵正常情况下在子宫内发育，在其他环境中无法正常发育。而畸胎瘤就是在异常环境下形成的一种畸胎，即动物的卵细胞偶尔可以未经排卵就被激活，在卵巢中进行异位发育，这时的细胞增殖和分化失控，已分化的毛发、牙、骨、腺上皮等和未分化的干细胞杂乱聚集成无组织的肿块，称为畸胎瘤（teratoma）。畸胎瘤的产生表明环境可影响早期胚胎细胞的决定和分化。各种途径所产生的畸胎瘤相似，都是异常环境干扰的结果。由此可见环境在细胞有序分化中的重要性。关于环境因素对细胞分化与生物发育的影响是当今生物医学研究的热点领域之一，希望该领域的深入研究能为人类的出生缺陷和发育畸形提供有效的干预手段。

第四节　细胞分化与医学

细胞分化是多细胞生物个体发育的核心。若分化过程中的某个环节出现了异常，将给机体带来严重的后果，如肿瘤的发生、胎儿发育畸形等。但正因细胞分化过程具有可塑性，即可改变细胞分化的状态，也为这些疾病的治疗带来希望。

一、细胞分化与肿瘤

从发育生物学的角度，多细胞生物的实质是胚胎细胞通过严格有序的细胞分化发育成具有特定形态结构和生理功能的细胞，进而组成各种组织和器官而形成的生物体。正常情况下，终末分化的细胞不再具有增殖能力，而肿瘤细胞属于细胞的恶性分化，其在不同程度上缺乏成熟的形态和完整的功能，且往往对正常的分化调控机制缺乏反应。因此，有观点认为，肿瘤是细胞分化和胚胎发育过程中的一种异常表现，其基本特征是细胞失控性生长，包括细胞增殖的增加和凋亡的减少，以及细胞的去分化等多个细胞生命活动。

（一）异常分化与肿瘤细胞

分化异常是肿瘤细胞的一个重要特征。与正常细胞相比，它除了仍具有其来源细胞的部分特性（如上皮癌仍可合成角蛋白）外，主要表现出低分化和高增殖、具有浸润性和扩散性、细胞间的相互作用改变、蛋白表达谱系及蛋白活性改变、mRNA 转录谱系改变、染色体非整倍性等特点。恶性程度高的肿瘤细胞，其形态结构呈现增殖迅速细胞的特征，细胞核大、核形态不规则、核仁数目多、细胞质以大量的游离核糖体为主，这些均与活跃地合成细胞增殖所必需的结构物质有关。肿瘤细胞还有另外一个重要特征，即缺乏接触抑制或密度依赖性抑制（density-dependent inhibition）。一般情况下，正常细胞在体外培养条件下生长时，需黏附于固定的表面，当细胞增殖达到一定密度时，汇合成单层后即停止分裂增殖，这种现象被称为接触抑制或密度依赖性抑制。而肿瘤细胞缺乏这种能力，其生长不需要依附于固定表面，也不受密度限制，可持续分裂增殖，堆聚成立体细胞群。在体内，肿瘤细胞除了增殖失控外，还可浸润其他正常组织，进入血管和淋巴管，转移到身体的其他部位形成肿瘤转移灶，再继续侵袭和破坏周围的组织，最终导致患者死亡。肿瘤细胞的这些特征与胚胎细胞极其相似。一般情况下，人类正常细胞在体外培养传代不能超过 50~60 代，而高度恶性的肿瘤细胞却可以无限传代，成为“永生性”（immortality）的细胞系，如 HeLa 细胞。

分化程度低或未分化的肿瘤细胞缺乏正常分化细胞的功能，如胰岛细胞瘤不能合成胰岛素，结肠肿瘤不能合成黏蛋白，肝癌细胞不能合成血浆蛋白等。但肿瘤细胞分化特征的消失与功能缺陷并不表示其分化能力的永久丧失，更非去分化现象，而是分化异常（disdifferentiation）。临床上常使用肿瘤的分化程度来衡量肿瘤恶性程度的高低。肿瘤的分化程度是肿瘤细胞接近于正常细胞的程度。一般认为，肿瘤细胞的分化程度越低，其恶性程度越高；反之，分化程度越高，肿瘤的恶性程度就越低。分化程度高的肿瘤一般生长较慢，且在治疗后不易复发。但对于不同的肿瘤，其细胞的分化程度和肿瘤的治疗并不一定都有直接关系。从治疗的角度看，某些分化程度低的肿瘤细胞对于放射治疗（放疗）和化学治疗（化疗）更敏感，换言之，这些肿瘤的分化程度越低，则越容易通过放疗、化疗来治疗。因此，并非高分化肿瘤的预后都比低分化肿瘤好。对于不同的肿瘤，细胞分化程度的意义是不同的。肿瘤细胞的分化程度虽是肿瘤诊断和治疗中一项重要的参考指标，但最终的治疗效果则需要结合肿瘤的种类、分期及治疗方法进行综合判断。

（二）诱导分化与肿瘤治疗

肿瘤细胞最显著的生物学特性是不良分化和无限增殖。通常认为肿瘤的发生与细胞的异常分化有关，因此，肿瘤细胞有可能被诱导分化，使之向正常细胞的方向转变。近年来，对于使用诱导分化治疗肿瘤的研究非常活跃，可以说诱导分化治疗为肿瘤的治疗开辟了新途径。

肿瘤细胞的诱导分化（inductive differentiation of tumor cells）是指去分化或低分化的肿瘤细胞在诱导分化剂的作用下可被诱导而重新向正常细胞的方向转变，表现为细胞的形态、生长速度、生长方式、基因表达等生物学行为逐渐接近正常细胞，甚至完全转变为正常细胞。采用诱导分化的方法治疗肿瘤称为诱导分化治疗，其特点是不直接杀伤肿瘤细胞，而是诱导肿瘤细胞向高分化方向转变。20 世纪 70 年代，B. Pierce 首先发现了肿瘤细胞的诱导分化现象，即恶性肿瘤细胞在某些物质的作用下改变了其生物学特性，使恶性增殖得到控制。他发现小鼠睾丸畸胎瘤细胞可自发地分化成良性或正常细胞。基于这一发现，有人用微量注射法将小鼠睾丸畸胎瘤细胞注入小鼠的囊胚,经培养后植入假孕的雌性小鼠子宫内,结果生出了正常的小鼠,可见畸胎瘤细胞移植至适宜环境下可被诱导正常分化。20 世纪 80 年代,有研究发现维生素 A 衍生物具有诱导分化作用,并证明维 A 酸能使人急性早幼粒性白血病细胞(acute promyelocytic leukemia,APL)成熟分化,之后利用原代细胞培养再次证明维 A 酸对人急性早幼粒性白血病具有诱导分化作用,并在两例患者中观察到疗效。目前,维 A 酸治疗急性早幼粒细胞白血病已成为诱导分化疗法的典范。与放化疗相比,诱导分化治疗有其明显的优势,其不仅治疗效果优于放化疗,同时还避免了放化疗杀伤正常分裂细胞的副作用。

通过诱导肿瘤细胞向正常细胞方向分化来改变肿瘤细胞的恶性生物学行为,达到治疗肿瘤的目的,是肿瘤临床治疗的新途径。目前,肿瘤的诱导分化疗法已经在若干肿瘤(如结肠癌、胃癌、膀胱癌及肝癌等)的治疗中取得了显著疗效,并在诱导分化的机制研究中获得了一定的进展。随着肿瘤诱导分化研究的深入,将会有更多的肿瘤可通过诱导分化得到治疗。

二、细胞转分化与组织损伤修复及疾病

(一) 上皮细胞转分化与组织器官纤维化

研究发现,许多慢性疾病直接导致脏器组织的纤维化,纤维化疾病的特征性改变为器官组织内的细胞外基质过度沉积、实质细胞减少,持续发展可致器官结构破坏、功能减退乃至衰竭,严重威胁人类健康和生命。发生纤维化的原因有多种,最常见原因是炎症、毒素、免疫、缺血等损伤,诱导上皮细胞经过上皮细胞-间充质细胞转化(epithelial-mesenchymal transition,EMT)的过程而转分化为成纤维细胞和肌纤维母细胞,这些细胞具有很强的分泌细胞外基质及胶原蛋白的能力,导致组织器官纤维化。

例如,肾脏纤维化的病理特点为肾单位结构损毁,肾脏固有细胞消失,细胞外基质成分堆积。高血压、糖尿病、药物中毒、感染等致病因素都会造成肾小球毛细血管内皮细胞损伤,内皮受损后,一方面引起血小板聚集、促凝血物质释放及局部微血栓形成,另一方面,炎症细胞浸润、黏附,释放炎症介质(包括生长因子、肿瘤坏死因子等),炎症介质诱导肾脏固有细胞(如系膜上皮细胞、肾小球上皮细胞、肾小管上皮细胞等)转分化为肌成纤维细胞。这一时期虽然肾脏的结构和功能已发生了变化,但受损细胞仍能行使部分原有功能,此时可通过治疗使受损的细胞向正常细胞逆转,恢复原来的功能,因此,这个阶段称为纤维化形成与进展的可逆阶段。而转化形成的肌成纤维细胞不断增殖,分泌不易被降解的Ⅰ型、Ⅲ型胶原蛋白,使细胞外基质异常积聚与沉积,最终导致肾小球硬化,肾小管、肾间质、肾血管纤维化,并形成持久瘢痕。在这一阶段,有效功能性肾单位数量逐渐消失,肾功能进行性衰竭。所以肾脏实质细胞转分化为肌成纤维细胞是纤维化并导致肾衰竭的关键。其他脏器纤维化也主要是细胞发生转分化形成间质细胞的结果。

(二) 血管内皮细胞转分化与动脉粥样硬化

动脉粥样硬化的发生虽然涉及多种原因,但血管内皮细胞向间充质细胞的转分化是重要原因之一。间充质细胞是一种分化程度较低的细胞,可转分化为平滑肌细胞,虽然这种转分化对血管的再生重塑起着重要作用,但过度持续的转分化可导致动脉粥样硬化的形成。动脉壁脂肪硬化斑块形成又促使平滑肌细胞向巨噬细胞样转分化,进一步加重局部炎症损害。此外,平滑肌细胞可向软骨细胞转分化,使血管壁钙化,从而导致动脉粥样硬化。

三、细胞分化与再生

再生(regeneration)是指生物的整体或器官因创伤而发生部分丢失,在剩余部分的基础

上又长出与丢失部分在形态与功能上相同的结构的修复过程。在生物界中普遍存在再生现象,如壁虎的尾、蝾螈的肢在失去后又可重新形成,海参可以形成全部内脏,水螅、蚯蚓等低等动物的每一段都可以形成一个完整的个体。而人类的再生能力十分有限,仅能对肝脏及血液进行再生。对肝脏的再生是通过诱导已分化的肝细胞进行分裂增殖所致,而对血液的更新则可能是通过激活细胞巢中的成体干细胞——造血干细胞来完成的。

再生医学的最终目标是代替损伤或失去的细胞或器官。而细胞或器官的再生离不开细胞的去分化、转分化或细胞重编程等生物学过程。目前的研究已表明,某组基因的植入不仅可使终末分化的细胞重新获得多能分化的潜能,还可诱导其重获增殖的能力,或促使其向其他类型的细胞方向进行分化。

再生的形式主要有三种:第一种是成体组织通过去分化形成未分化的细胞团,然后重新分化,这种形式的再生称为微变态再生(epimorphosis regeneration),是两栖动物断肢再生的主要方式;第二种是变性再生(morphallaxis regeneration),这种再生是通过已存在组织的重组分化,即组织中的多能未分化细胞再分化和部分细胞转分化来进行的,如水螅的再生;第三种是补偿性再生(compensatory regeneration),为一种中间形式,表现为细胞分裂产生与自己相似的细胞,保持原有的分化功能,哺乳动物肝脏再生就属于这种方式。

目前研究最深入的就是蝾螈肢体的再生。蝾螈能在其肢体任何节段被截断后,通过完全再生的方式,完成准确位置关系的结构和功能再生。如当其手腕被切除后,它会长出一只新的手腕而非新的肘。蝾螈的身体"知道"远-近端轴何处受了伤,并能够准确地从受伤部位开始再生(图 13-8)。重建蝾螈的附肢再生过程可分为伤口愈合、去分化和再发育 3 个阶段。

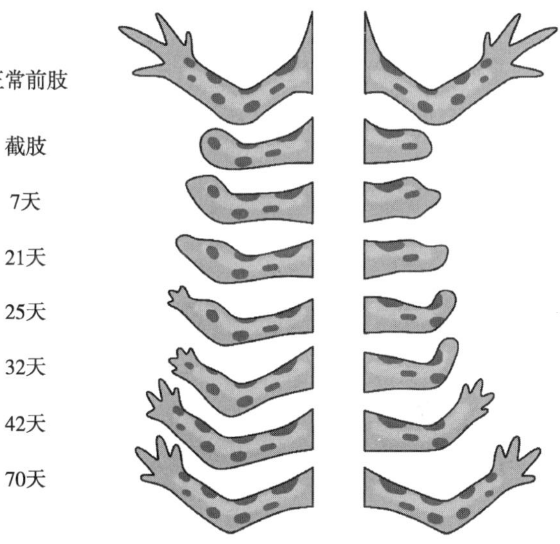

图 13-8 蝾螈的断肢再生

当蝾螈附肢(前肢或后肢)被切除后,创口周边的表皮细胞向创口表面迁移,并在 24 小时内快速覆盖创面,形成单细胞层表皮,再通过细胞增殖形成顶端外胚层帽(apical ectodermal cap)。在随后的几天里,顶端外胚层帽下软骨细胞、肌细胞、神经髓鞘细胞等发生去分化而成为间质细胞,它们构成再生胚基(regeneration blastema)。再生胚基间质细胞通过增殖、再分化、断肢末端逐渐伸长重构新的断肢组织,并且准确调节完成血管神经的再支配,最终发育形成一个具有完整构造及功能的新肢体。

在这一过程中有一个著名的实验,德国德累斯顿大学再生医学治疗中心和 Max Planck 研究所细胞生物与遗传学研究中心的 E. Tanaka 等首先将 *GFP* 基因转到墨西哥蝾螈能再生的细胞内,然后将另一没有 *GFP* 标记的蝾螈进行截肢术,将带有 *GFP* 基因的细胞移植到蝾螈断肢上,通过荧光追踪蝾螈再生的过程。研究发现,蝾螈断肢创口周围的皮肤、肌肉、骨骼等各种细胞会聚集到一起,从成体细胞转分化为分化程度低的间质细胞,进而形成具有再生能力的芽基细胞群。尽管这些芽基细胞看起来形态类似,但是它们各自记住了其来源,从肌肉细胞来源的仍再生为肌肉细胞,从神经鞘细胞来源的仍再生为神经鞘细胞。

知识点关联图

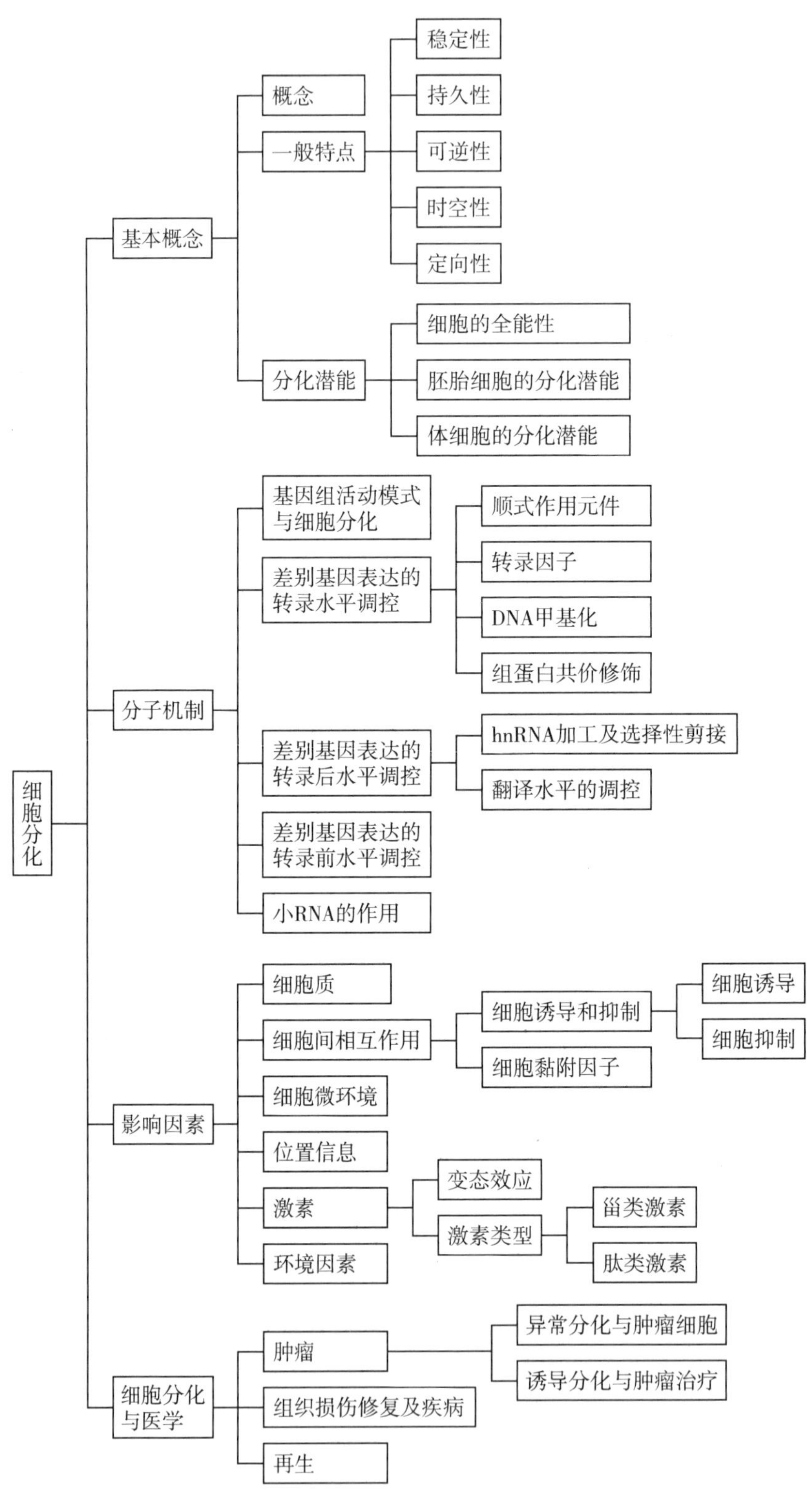
细胞分化
基本概念
概念
一般特点
稳定性
持久性
可逆性
时空性
定向性
分化潜能
细胞的全能性
胚胎细胞的分化潜能
体细胞的分化潜能
分子机制
基因组活动模式与细胞分化
差别基因表达的转录水平调控
顺式作用元件
转录因子
DNA甲基化
组蛋白共价修饰
差别基因表达的转录后水平调控
hnRNA加工及选择性剪接
翻译水平的调控
差别基因表达的转录前水平调控
小RNA的作用
影响因素
细胞质
细胞间相互作用
细胞诱导和抑制
细胞诱导
细胞抑制
细胞黏附因子
细胞微环境
位置信息
激素
变态效应
激素类型
甾类激素
肽类激素
环境因素
细胞分化与医学
肿瘤
异常分化与肿瘤细胞
诱导分化与肿瘤治疗
组织损伤修复及疾病
再生

思考题

1. 细胞分化的特点是什么？细胞分化的可逆性表现在哪几个方面？
2. 细胞分化的转录水平调控途径有哪些？
3. 细胞质是通过什么途径影响细胞分化的？
4. 什么是胚胎诱导？举例说明不同级别的胚胎诱导过程。

（李铁臣）

第十四章　细胞衰老与细胞死亡

【导读】 衰老与死亡的原因一直是人类积极探索的主题。2002 年，H. R. Horvitz 因在细胞死亡研究中的贡献，获得了诺贝尔生理学或医学奖。2021 年，刘光慧等负责的“器官衰老的机制及调控”项目入选 2020 年度“中国生命科学十大进展”。那么，细胞在衰老与死亡时有哪些改变，细胞衰老与死亡的分子基础是什么？细胞衰老与死亡对疾病的发生发展有什么影响？

衰老与死亡是所有生物都存在的生命现象，其可以从机体、器官、组织、细胞等不同层面表现出来。细胞是生命结构和功能的基本单位，因此，衰老和死亡首先是在细胞水平上以不同形式表现出来。阐明细胞衰老与死亡的机制，对于延缓个体衰老、提升生命质量具有重要的意义。

第一节　细胞衰老

近些年来，随着研究的深入，人们对于细胞衰老有了更深层次的了解。细胞衰老是一个复杂的生物学过程，涉及多种生理和病理学过程，包括胚胎发育、再生与修复、肿瘤抑制与促进、老化以及疾病等。

一、细胞衰老的概念与特征

细胞衰老（cell aging，cell senescence）是指细胞不可逆地丧失增殖能力，细胞的形态结构和功能发生改变，对环境变化的适应能力以及维持内环境稳定的能力降低。除胚胎干细胞以外，大多数细胞，甚至包括部分肿瘤细胞都可以在一定的条件下发生衰老。

1. **细胞核的变化**　衰老细胞的核膜出现内折凹陷，而且细胞衰老程度越高内折越明显，核的整个体积变大，核中染色质凝聚、破碎，甚至出现异常多倍体。

2. **线粒体的变化**　细胞衰老时线粒体数目减少，体积增大，嵴排列紊乱，呈萎缩状，ATP 生成减少。在低氧或缺氧的条件下，衰老细胞的线粒体更早地出现肿胀，接着形成空泡，最终破裂崩解。

3. **内质网的变化**　细胞衰老过程中，粗面内质网数量减少，排列不规则，呈弥散状分散在核周胞质中。此外，膜电子密度增高、结构变厚。

4. **细胞膜的变化**　衰老细胞的细胞膜流动性降低，脆性增加。细胞膜的选择通透性降低，对一些离子或分子进出细胞的控制力减弱。细胞膜上的受体分子减少，受体与配体的亲和力、受体与配体结合后应答信号的转导都发生一定程度的变化，不能有效地接收和转导胞外信号。细胞膜的变化还影响到细胞间的连接和细胞间的相互作用,而这些对于细胞的正常生存是必不可少的。

5. **色素聚集** 衰老细胞中出现色素聚集,主要是脂褐素的堆积。脂褐素可源于细胞中的多种膜相结构,如溶酶体、线粒体等。这些细胞器膜结构中的不饱和脂肪酸与自由基反应生成过氧化物,产生醛基和羧基,导致大分子交联,然后形成不溶性的脂褐素。不同的细胞在衰老过程中脂褐素堆积的量和速度是不同的,脂褐素颗粒的大小也有一定的差异。

二、细胞衰老的学说与机制

近些年来对细胞衰老的机制研究不断深入,但由于不同的研究是从不同的角度和不同的侧面探索细胞衰老的机制,因而诞生出不同的学说,一些学说之间又有重叠和交叉,概括起来,可以归纳为差错学派(error theories)和遗传学派(genetic theories)两大类,前者强调衰老是由于细胞中的各种错误积累引起的,后者强调衰老是遗传决定的自然演进过程。

(一) 差错学派

这一学派统一的观点是各种细胞成分在受到内外环境的损伤作用后,未得到完善的修复,出现“差错”,随着“差错”的积累,引起细胞衰老。对导致“差错”的原因的探索研究产生了以下几种观点:

1. **代谢废物积累**(waste product accumulation) 细胞代谢产物积累至一定量后会危害细胞,引起衰老,哺乳动物脂褐素的沉积是一个典型的例子。由于脂褐素结构致密,不能被彻底水解,又不能排出细胞,结果在细胞内沉积增多,进而阻碍细胞的物质交流和信号传递,最后导致细胞衰老。

2. **大分子交联**(cross linking) 过量的大分子交联是衰老的一个主要因素,如 DNA 交联和胶原交联均可损害细胞功能,引起衰老。在临床方面,胶原交联与动脉硬化和微血管病变等疾病有密切关系。

3. **自由基学说**(free radical theories) 自由基是一类瞬时形成的含不成对电子的原子或功能基团。主要包括:氧自由基[如羟自由基(·OH)]、氢自由基(·H)、碳自由基、脂自由基等,其中·OH 的化学性质最活泼。人体内自由基的产生有两方面:一是外源性的,环境中的高温、辐射、光解、化学物质等可造成细胞内自由基增加;二是内源性的,由细胞内各种代谢反应产生,如由过氧化物酶体的多功能氧化酶催化底物羟化产生、由线粒体内膜上的呼吸链电子泄漏产生等。内源性自由基是细胞内自由基的主要来源。

自由基含有未配对电子,具有高度反应活性,可引起 DNA、蛋白质、脂类,尤其是多不饱和脂肪酸变性、交联,损伤生物膜、DNA、重要的结构蛋白和功能蛋白,从而引起细胞衰老。

正常细胞内存在清除自由基的防御系统,包括酶系统和非酶系统。前者如:超氧化物歧化酶(superoxide dismutase,SOD)、过氧化氢酶(catalase,CAT)、谷胱甘肽过氧化物酶(glutathione peroxidase,GSH-PX);非酶系统有维生素 E、醌类物质等电子受体。1994 年,研究人员将铜锌超氧化物歧化酶(copper-zinc superoxide dismutase)基因导入果蝇,结果转基因的果蝇寿命比野生型延长 1/3。这个实验为衰老的自由基学说提供了有力的证据。

4. **线粒体 DNA 突变**(mitochondrial DNA mutation) 线粒体是自由基浓度最高的细胞器,mtDNA 裸露于线粒体基质中,缺乏结合蛋白的保护,易受自由基伤害。此外,催化 mtDNA 复制的 DNA 聚合酶 γ 不具有校正功能,因而 mtDNA 复制错误频率高,加上缺乏有效的修复酶，故 mtDNA 最容易发生突变。mtDNA 突变使呼吸链功能受损，进一步引起自由基堆积。衰老个体细胞中 mtDNA 缺失突变明显，并随着年龄的增加而增加。

5. **体细胞突变与 DNA 修复**（somatic mutation and DNA repair）　外源的理化因子、内源的自由基均可损伤 DNA。正常机体内存在 DNA 的修复机制，可修复损伤的 DNA，但随着年龄的增加，这种修复能力下降，导致 DNA 的错误累积，最终导致细胞衰老死亡。

6. **重复基因失活**　真核生物基因组 DNA 重复序列不仅可以增加基因的信息量，也可以避免基因遭受偶然性分子损伤。主要基因的选择性重复是基因组的保护性机制，而这也可能是决定细胞衰老速度的一个因素。重复基因的一个拷贝受损或选择关闭后，其他拷贝被激活，直到最后一份拷贝用完，细胞因缺少某种重要产物而衰亡。实验证明小鼠肝细胞重复基因的转录灵敏度随年龄增加而降低，哺乳动物 rRNA 基因的数量随年龄增加而减少。

（二）遗传学派

遗传学派认为衰老是遗传决定的自然演进过程，一切细胞均有内在的预定程序决定其寿命，外部因素只能使细胞寿命在限定范围内变动。

1. **程序性衰老**（programmed senescence）　程序性衰老理论认为，生物的生长、发育、衰老和死亡都是由基因控制的，衰老实际上是某些基因依次开启或关闭的结果。例如在胚胎发育早期，小鼠肝脏中表达的胞质丙氨酸转氨酶（cytosolic alanine aminotransferase，cAAT）为 A 型，随后 cAAT 停止表达，当细胞衰老时则表达 B 型 cAAT。

2. **复制性衰老**（replicative senescence）　有研究人员发现体外培养的人的成纤维细胞增殖次数是有限的。Hayflick 等人的研究证明，正常的动物细胞无论是在体内生长还是在体外培养，其分裂次数总存在一个“极限值”，此极限值被称为“Hayflick”界限，亦称为最大分裂次数。

细胞增殖次数被发现与端粒 DNA 的长度有关。研究人员在 1991 发现体细胞染色体的端粒 DNA 会随细胞分裂次数增加而不断缩短。细胞每复制一次端粒就缩短一段，当缩短到一定程度时，可能会启动 DNA 损伤检测点（DNA damage checkpoint），激活 p53，进而诱导 p21 表达，使细胞不能从 G1 期进入 S 期，最终走向衰亡。

端粒的长度还与端粒酶（telomerase）的活性有关。端粒酶是一种反转录酶，能以自身含有的 RNA 为模板，逆转录出 DNA 复制时母链末端的端粒 DNA，从而避免每次复制时子链端粒序列的缩短。在精原细胞、干细胞和肿瘤细胞中有较高的端粒酶活性，而正常的体细胞中端粒酶处于失活状态。

3. **衰老相关基因**　在人和动物细胞内发现了多个与衰老有关的基因。如在 Werner 早衰症的患者中发现 8 号染色体上的 *WRN* 基因发生了突变，该基因编码 DNA 解旋酶，参与 DNA 的修复、复制、转录和端粒的维持，对于维持基因组的稳定性具有重要的作用。

第二节　细胞死亡

多细胞生物的生长，发育和维持不仅取决于细胞的产生，还取决于破坏它们的机制。例如，维持组织大小要求细胞以与产生细胞相同的速率死亡。在发育过程中，精心设计的细胞死亡模式有助于确定肢体和其他组织的大小和形状。当细胞受到损坏或感染时，它们也会死亡，从而确保在威胁到生物体健康之前将其清除。在这些以及大多数其他情况下，细胞死亡不是随机过程，而是通过分子事件程序化发生的。目前发现的细胞死亡方式有细胞凋亡、细胞坏死和细胞自噬。

一、细胞凋亡

1885 年,德国生物学家 Flemming 观察到卵巢滤泡细胞死亡时染色质发生水解。1965 年澳大利亚病理学家 J. Kerr 发现大鼠肝细胞在缺血的情况下,包膜内陷,包裹细胞内容物,形成小的圆形的囊状结构,这些结构被吞噬细胞吞噬,不引起炎症反应,这种死亡现象不同于细胞坏死,后来被命名为细胞凋亡(apoptosis)。

由于凋亡细胞被迅速地吞噬和消化,因此即使有大量细胞凋亡,通常也很少见到死亡细胞,这可能是细胞凋亡这一死亡方式多年来一直被生物学家忽视的原因。

(一) 细胞凋亡的形态学特征

在细胞凋亡的起始阶段,细胞表面的一些特化结构如微绒毛以及细胞间连接消失。线粒体增大,核糖体逐渐从内质网脱离,内质网腔膨胀。细胞核内染色质凝集并沿核膜分布,形成新月形结构。随后染色质进一步聚集,核膜在核孔处断裂形成核碎片。核碎片及一些细胞器被内陷的质膜包裹,形成球形结构,称为凋亡小体(apoptotic body)。凋亡小体逐渐被吞噬细胞或邻近细胞所吞噬,最终在溶酶体内被消化分解。在整个细胞凋亡过程中,没有细胞内容物泄露到细胞外,故不引起炎症反应。

(二) 细胞凋亡的检测方法

1. **形态学观测**　形态学检测是鉴定细胞凋亡最常用也是最可靠的方法之一。可利用各种方法对组织或细胞进行染色,然后在光学显微镜或电子显微镜下观察其形态特征。如可用 4′,6-二脒基-2-苯基吲哚(4′,6-diamidino-2-phenylindole,DAPI)染细胞核,然后在荧光显微镜下观察细胞核的形态变化。

2. **DNA 电泳**　凋亡细胞由于 DNA 降解,导致从其细胞中提取的 DNA 在进行常规的琼脂糖凝胶电泳时,出现梯状条带。

3. **脱氧核糖核苷酸末端转移酶介导的 dUTP 缺口末端标记法**　凋亡细胞的核 DNA 由于断裂产生 3′-OH 末端,脱氧核糖核苷酸末端转移酶介导的 dUTP 缺口末端标记法(terminal deoxynucleotidyl transferase mediated dUTP nick end labeling,TUNEL)是在脱氧核糖核苷酸末端转移酶的作用下,将荧光素标记的 dUTP 连接到凋亡细胞中断裂 DNA 的 3′-OH 末端,并与连接辣根过氧化酶(horse-radish peroxidase,HRP)的荧光素抗体特异性结合,HRP 与底物二氨基联苯胺反应产生很强的颜色反应(呈深棕色),因而在光学显微镜下即可观察凋亡细胞。

4. **彗星电泳法**　彗星电泳法(comet assay)是在在单细胞水平检测有核细胞 DNA 断裂的技术。这一方法是将单个细胞悬浮于琼脂糖凝胶中,经裂解处理后,在电场中短时间电泳,并用荧光染料染色。细胞核中的 DNA 双链以组蛋白为核心,盘旋而形成核小体。当用去污剂破坏细胞膜和核膜,用高浓度盐提取组蛋白后,残留的 DNA 形成类核。如果类核中的 DNA 有断裂,将引起 DNA 的超螺旋结构松散,在类核外形成一个 DNA 晕圈。将类核置于电场中电泳,DNA 断片可从类核部位向阳极迁移,经荧光染色后,在阳极方向可见形似彗星的特征性图像,故称“彗星试验”。彗星尾部即为迁移出类核的 DNA 片段。DNA 断片越多,彗星尾部的长度、面积和荧光强度越大,而正常的无 DNA 断裂的细胞核在泳动时保持圆球形。

5. **流式细胞仪分析**　流式细胞仪检测细胞凋亡的原理主要是凋亡细胞在细胞形态、亚细胞水平以及分子水平发生改变导致荧光染料的可染性以及散射光的特性发生改变。与正常的二倍体细胞相比,凋亡细胞固缩,体积变小,染色体降解,从而造成散射光的改变。此外,细胞凋亡早期,正常主要存在于细胞膜内侧的磷脂酰丝氨酸(phosphatidylserine,PS)转移到细胞膜外侧,暴露在细胞膜外表面。一种 Ca^{2+} 依赖的磷脂结合蛋白 Annexin V 对 PS 有高度的亲和性,可与 PS 结合。用标记了荧光染料的 Annexin V 作为荧光探针,利用流式细胞仪可检测出凋亡细胞。

(三)细胞凋亡的分子机制

细胞凋亡是细胞在凋亡信号的刺激下启动一系列级联反应,最终导致凋亡现象发生的过程。细胞凋亡信号可来自于细胞外,如细胞微环境中的细胞因子,也可以来自细胞内,如不可修复的 DNA 的损伤。迄今为止,已经发现凋亡信号至少通过两种途径传导并引起细胞凋亡,即依赖于 caspases 的信号转导通路和不依赖于 caspases 的信号转导通路。

1. 依赖于 caspases 的信号转导通路　对秀丽隐杆线虫细胞凋亡的研究导致了凋亡相关基因的发现。秀丽隐杆线虫从胚胎到成体的发育过程中共 131 个细胞发生凋亡。1986 年,美国科学家 Robert Horvitz 研究发现,当秀丽隐杆线虫细胞中的 *ced-3* 和 *ced-4* 突变后,本该凋亡的 131 个细胞存活下来,*ced-3* 和 *ced-4* 主要在胚胎发生期表达,此期也是凋亡多发期,说明 *ced-3* 和 *ced-4* 是线虫细胞凋亡的必需基因。而另一个基因 *ced9* 突变后则导致所有的细胞在胚胎期死亡,提示其为细胞凋亡的抑制基因。Robert Horvitz 与另两位线虫研究模型的建立者共同获得了 2002 年诺贝尔生理学或医学奖。线虫凋亡基因的发现促进了对哺乳动物细胞凋亡基因的研究。人们发现哺乳动物细胞内存在 *ced-3* 的同源物 caspase 家族。该家族编码蛋白是一种活性位点包含半胱氨酸残基的蛋白酶,能特异性的切割靶蛋白天门冬氨酸残基后的肽键。现已发现的 caspase 家族成员有十余种。caspases 依赖性细胞凋亡可通过两条途径引发:死亡受体起始的外源途径和线粒体起始的内源途径。

(1)死亡受体起始的外源途径:细胞外的许多信号分子可以与细胞表面相应的死亡受体结合,前者被称为死亡配体,如肿瘤坏死因子(tumor necrosis factor,TNF)、Fas 配体(FasL)等;后者有 TNF-R1、Fas、DR3、DR4、NGF-R 等。以 Fas 为例,FasL 与 Fas 结合后,诱导 Fas 在胞质中的死亡结合域(death domain,DD)结合 Fas 结合蛋白(Fas-associated death domain,FADD),FADD 在氨基酸端的死亡效应结合域再结合 caspase-8 前体,形成死亡诱导复合物(death inducing signaling complex,DISC)。caspase-8 前体在复合物中被激活,进而激活执行死亡功能的效应蛋白 caspase-3、caspase-6、caspase-7 等,后者水解其底物包括细胞核内、细胞质中的结构蛋白和调节蛋白,使其失活或活化,导致细胞凋亡。

(2)线粒体起始的内源途径,当线粒体受到凋亡信号刺激时,线粒体外膜通透性发生改变,向胞质释放凋亡因子如 Cytc,导致细胞凋亡。Cytc 与另一个凋亡因子 Apaf-1 结合,后者再激活胞质中的 caspase-9,由 caspase-9 再激活 caspase-3 和 caspase-7,引发细胞凋亡。

2. 不依赖于 caspases 的信号转导通路　一些研究表明当使用 caspases 的抑制剂,或者敲除 *caspases* 后,细胞仍然可以发生凋亡,提示细胞内存在不依赖于 caspases 的凋亡途径,但与 caspases 依赖性信号转导通路相比,caspases 非依赖性凋亡途径的机制尚不明确。

(四)细胞凋亡的医学意义

在许多人类疾病中,过多的细胞发生凋亡,从而导致组织损伤。其中最引人注目的例子是心脏病发作和脑卒中。在这些急性情况下,由于缺血(血液供应不足),许多细胞会因坏死而死亡,但受影响较小的一些细胞会因凋亡而死亡。此外,多种急性或慢性疾病如急性肝损伤、亨廷顿病,以及神经退行性疾病如阿尔茨海默病(AD)、帕金森病(PD)等均与细胞的过度凋亡有关。自身免疫性淋巴增生综合征(ALPS)患者体内的 Fas 配体和 Fas 蛋白均发生突变,使得增生的淋巴细胞无法正常凋亡,造成淋巴细胞增殖性的自身免疫疾病。

二、细胞坏死

细胞坏死是区别于细胞凋亡的又一种细胞死亡形式，在某些外界的因素，如极端的化学、物理因素或严重的病理性刺激的情况下发生。与细胞凋亡不同，坏死的细胞细胞膜不完整、细胞肿胀溶解、胞质内容物外泄、膜完整性快速丧失、染色质呈絮状、无凋亡小体形成、周围组织发生炎症反应。在细胞坏死过程中，也不会产生有规律的200bp的DNA降解片段，而是被随机降解。虽然长久以来人们认为细胞坏死是一种被动的死亡方式，但近年的研究发现，细胞坏死可能并非被动的，而是主动的，是细胞程序性死亡的另一种形式。

三、细胞自噬

细胞自噬（autophagy）最早在1962年通过电子显微在人的肝细胞中被观察到，是生物进化过程中被优先保留下来的一种维持细胞稳态的生理机制，其异常与许多疾病的发生发展密切相关。

（一）细胞自噬的定义与分类

1. 细胞自噬的定义　自噬这一概念最早是在1963年一次溶酶体研讨会上提出的。"autophagy"一词源于古希腊语，是"auto"（自我）与"phagy"（吞噬）的结合，顾名思义就是细胞的自我消化。

在自噬过程中，部分或整个细胞质、细胞器被包裹进双层膜的囊泡，形成自噬泡或自噬体。自噬体形成后很快变成单层膜，然后与溶酶体结合形成自噬溶酶体（autophagolysosome or autolysosome）。在自噬溶酶体中，待降解的物质在多种酶的作用下分解成氨基酸和核苷酸等，进入三羧酸循环，产生小分子和能量，再被细胞所利用。

2. 自噬的分类　根据细胞内底物运送到溶酶体腔方式的不同，哺乳动物细胞自噬可分为3种主要类型：巨自噬（macroautophagy）、微自噬（microautophagy））和分子伴侣介导的自噬（chaperone-mediated autophagy，CMA）。巨自噬即通常所指的自噬，是自噬中最普遍的一种，可分为以下几步：①刺激信号诱导自噬启动；②胞质中出现双层膜结构；③双层膜逐渐扩展延伸将受损物质及细胞碎片包裹，形成自噬小体；④自噬小体与溶酶体融合；⑤溶酶体释放溶酶体酶将被包裹的物质降解并循环利用。微自噬是指溶酶体或液泡膜直接内陷包裹胞质物质或者细胞器进行降解的过程。分子伴侣介导的自噬（CMA）是一种具有高度选择性的降解途径，整个过程分为3步：①细胞胞质中的分子伴侣特异性识别底物，并与之结合形成分子伴侣-底物复合物；②复合物与溶酶体膜上的受体结合，结合后底物去折叠，并在另一种分子伴侣的介导下完成在溶酶体膜上的转位；③底物在水解酶的作用下水解。

（二）细胞自噬的发生过程与调控

1. 细胞自噬的发生过程　细胞自噬的发生过程主要包括4个阶段，即底物诱导自噬前体（pro-autophagosome，PAs）的形成、自噬体形成、自噬体与溶酶体融合和自噬体内容物被降解。在即将发生自噬的细胞胞质中会出现许多游离双层膜结构，称为自噬前体。自噬前体逐渐形成杯状凹陷，包裹细胞质或损伤/衰老的细胞器（如线粒体、内质网等），形成自噬体。然后与溶酶体融合成自噬溶酶体。在自噬溶酶体中，其内含物被水解酶重新降解成各自底物，如氨基酸、核苷酸等，供细胞重新利用。自噬体双层膜的起源尚不清楚，有人提出来源于粗面内质网，也有人认为来源于晚期高尔基复合体及其膜囊泡，也有可能是重新合成的。因此，尚有待进一步研究证实。

2. 细胞自噬的调控　自噬的调控机制非常复杂，参与自噬体形成或自噬发生的新的信号调控机制在不断地被发现。自噬体的形成依赖于Ⅲ型磷脂酰肌醇三磷酸激酶（Class Ⅲ PI3K）的作用。Class Ⅲ PI3K可磷酸化磷脂酰肌醇（PtdIns），生成3磷酸磷脂酰肌醇（PtdIns 3p）。PtdIns 3P募集胞质中含-FYVE-或-PX-基序的蛋白质，用于自噬体膜的形成，由此参与对细胞自噬的正向调控。此外，Class Ⅲ PI3K还可与Beclin1形成复合物参与自噬体的形成。自噬反应调控路径的mToR信号途径，对细胞生长具有重要调节作用，可抑制自噬反应的发生，是重要的自噬反应直接负反馈调节分子。肿瘤抑制因子PTEN（一种磷酸酶）可促使PIP3去磷酸化，从而解除Class I PI3K/Akt（PKB）途径对自噬反应的抑制，是自噬反应的间接正反馈调节蛋白。p53作为重要的肿瘤抑制因子在多种生理和病理状态下参与自噬反应的正、负向调控，提示自噬反应在肿瘤的发生发展过程中起着重要作用。由于对细胞自噬研究时间不长，许多自噬相关基因的调控机制尚有待进一步深入研究。

（三）细胞自噬的生理学意义

自噬在细胞生命活动中发挥着重要作用。在真核细胞生物中普遍存在，在机体营养充足时，自噬通常维持在较低水平。当细胞受到某些不利刺激时，自噬水平迅速上调。正常情况下，自噬参与细胞发育、分化，促进胚胎正常发育，清除错误折叠蛋白质及多余蛋白质、细胞器，维持内环境稳定，维持干细胞处于静止状态，抵抗衰老。在应激状态下，可以调整细胞新陈代谢和耗氧量，清除受损蛋白质及细胞器，保护细胞免受损伤，其产物（如氨基酸、核苷酸、游离脂肪酸等）可作为细胞及时更新的原料，达到物质及能量的优化处理，以应对不利刺激，为细胞存活创造条件。自噬参与先天性免疫及获得性免疫机制形成，抵御感染因子，调节免疫及炎症。

（四）细胞自噬与肿瘤的发生发展

细胞自噬对于肿瘤的发生和转归具有双重作用。在肿瘤发生前或发生早期，自噬通过清除被破坏的细胞器和自身错误折叠的蛋白质抑制炎症反应并保持基因组的稳定性，从而降低肿瘤发生的风险。然而，当肿瘤形成之后，自噬会对肿瘤细胞产生保护作用。自噬通过消化功能障碍的细胞器及无用的生物大分子，产生营养物质和能量，为肿瘤的生存提供物质保障。同时还可通过诱导血管生成，帮助肿瘤细胞可逆性休眠等，增强肿瘤细胞对抗应激环境的能力。

知识点关联图

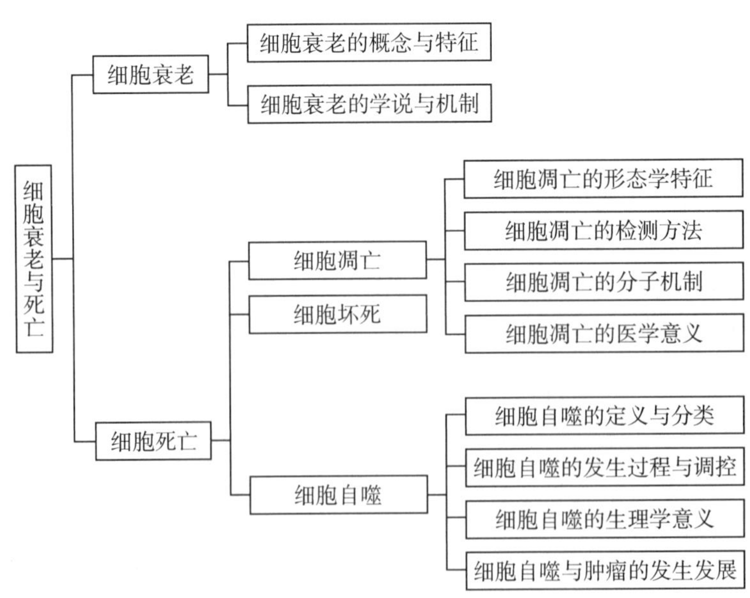

思考题

1. 哪些形态学特征可区分程序性细胞死亡和坏死性细胞死亡？TNF 和 Fas 配体结合细胞表面受体以触发细胞死亡，死亡信号是在细胞外部产生的，但为什么我们认为这些分子诱导的死亡是凋亡的而不是坏死呢？

2. 什么是“Hayflick 界限”？

3. 如果可以将细胞色素 c 微注射到野生型哺乳动物细胞以及 Bax 和 Bak 双重缺陷的细胞的细胞质中。两种细胞是否会发生凋亡？说明你的推理。

（张志坚）

参考文献

[1] 陈誉华,陈志南. 医学细胞生物学[M]. 6 版. 北京:人民卫生出版社,2018.

[2] 陈元晓,陈俊霞. 医学细胞生物学[M]. 北京:科学出版社,2013.

[3] 何玉池,刘静雯. 细胞生物学[M]. 武汉:华中科技大学出版社,2014.

[4] 胡火珍,税青林. 医学细胞生物学[M]. 7 版. 北京:科学出版社,2015.

[5] 韩贻仁. 分子细胞生物学[M]. 4 版. 北京:科学出版社,2012.

[6] 刘佳,周天华. 医学细胞生物学[M]. 北京:高等教育出版社,2014.

[7] 刘健康,王学敏. 线粒体医学与健康[M]. 北京:科学出版社,2017.

[8] 桑建利. 细胞生物学[M]. 北京:科学出版社,2016.

[9] 宋金丹. 医学细胞分子生物学[M]. 北京:人民卫生出版社,2003.

[10] 王金发. 细胞生物学[M]. 北京:科学出版社,2017.

[11] 邬玲仟,张学. 医学遗传学[M]. 北京:人民卫生出版社,2016.

[12] 杨保胜,李刚. 医学遗传学[M]. 北京:高等教育出版社,2019.

[13] 杨抚华. 医学细胞生物学[M]. 6 版. 北京:科学出版社,2011.

[14] 杨恬. 细胞生物学[M]. 3 版. 北京:人民卫生出版社,2010.

[15] 杨建一. 医学细胞生物学[M]. 3 版. 北京:科学出版社,2012.

[16] 杨保胜,丰慧根. 医学细胞生物学[M]. 北京:科学出版社,2013.

[17] 左伋,刘艳平. 细胞生物学[M]. 3 版. 北京:人民卫生出版社,2015.

[18] 翟中和,王喜忠,丁明孝. 细胞生物学[M]. 4 版. 北京:高等教育出版社,2011.

[19] Becker W M, Klein smith L J, Hardin J. The World of the Cell(细胞世界,影印版)[M]. 北京:科学出版社,2012.

[20] Bruce A, Alexander J, Julian L, et al. Molecular biology of the cell [M]. 6th ed. New York: Garland Science, Taylor & Francis Group, 2015.

[21] Bruce A, Dennis B, Karen H, et al. Essential cell biology [M]. 4th ed. New York: Garland Science, Taylor & Francis Group, 2014.

[22] Cooper J A, Schafer D A. Control of actin assembly and disassembly at filament ends [J]. Curr. opin. cell Biol, 2000, 12(1): 97-103.

[23] George P, David S, Eric S. Lewin's cells [M]. 3rd ed. Burlington: Jones & Bartlett Learning, 2015.

[24] Weave R F. Molecular biology. 5 th ed. New York: McGraw-Hill Companies Inc, 2011.

中英文名词对照索引

A

B

C

D

E

F

G

H

J

K

L

M

N

O

P

Q

R

S

T

W

X

Y

Z